AF327965

MÉDECINE LÉGALE

PRATIQUE.

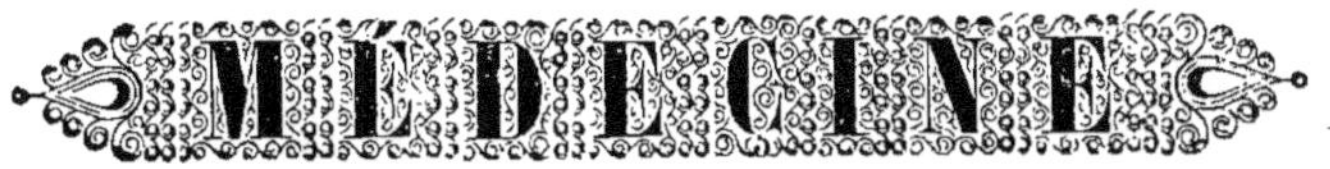

MÉDECINE

LÉGALE PRATIQUE,

CONSIDÉRÉE

DANS SES RAPPORTS AVEC LA LÉGISLATION ACTUELLE

DES ÉTATS SARDES;

OUVRAGE PARTICULIÈREMENT DESTINÉ

AUX MÉDECINS ET AUX AVOCATS;

PAR L.-P. FLEURET,

Docteur en Médecine de l'Université de Turin.

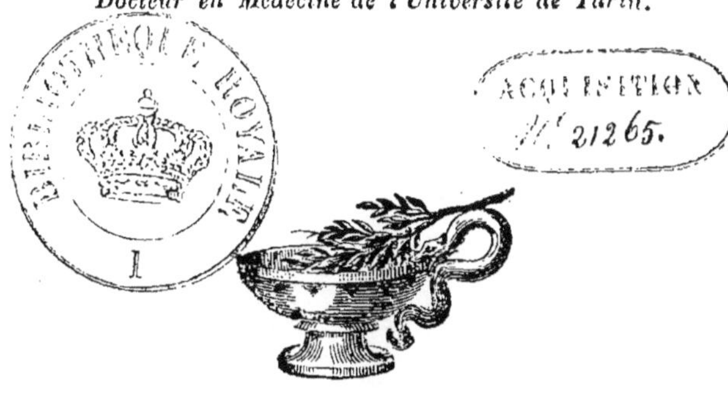

ANNECI,

IMPRIMERIE DE AIMÉ BURDET.

1842.

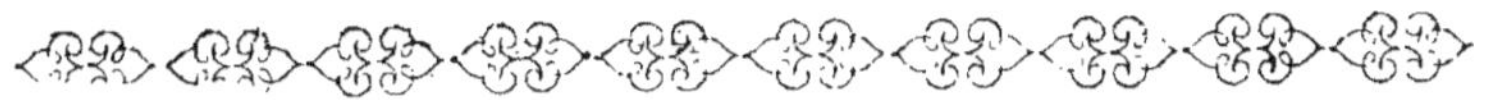

INTRODUCTION.

*Medici propriè non sunt testes, sed est
magis judicium quàm testimonium* (Digeste).

On peut définir la Médecine Légale, l'application des documens que nous fournissent les sciences médicales, aux différentes questions de droit civil, criminel et canonique, pour les éclaircir et les interpréter convenablement.

La Médecine Légale n'est pas une partie de la Médecine, mais la Médecine toute entière, appliquée à ce double but : l'institution des lois et l'administration de la justice.

Science fort importante, puisque son interprète exerce sur la société la même influence que les pouvoirs auxquels il fournit le secours de ses lumières.

Science fort étendue, car les questions qui réclament pour leur solution une application des connaissances médicales, sont fort nombreuses. Chaque jour même en voit naître de nouvelles ; leur nombre change comme la législation et la civilisation des peuples ; il augmente avec l'une, se modifie avec l'autre.

Science fort difficile, car non seulement elle exige l'universalité des connaissances médicales, mais souvent ce qu'il y a de plus transcendant dans la science : ce qui n'est pas nécessaire pour la pratique ordinaire de la Médecine.

En effet, plusieurs questions de Médecine Légale sont en dehors de la Médecine et de la Chirurgie proprement dites. L'expertise d'un corps de délit en matière de viol ou d'infanticide est toute spéciale ; il en est de même des questions qui se rattachent à l'exposition, à la supposition, à la substitution ou à la suppression d'enfant ; de celles qui se rapportent à la viabilité, à l'asphyxie, à l'empoisonnement, etc.

Dans les mêmes circonstances, auprès du même malade, le médecin et l'expert auront des devoirs différens à remplir. Par exemple : s'agit-il d'une blessure ? le médecin légiste, laissant de côté tout ce qui a rapport au traitement, examine d'abord l'aspect, la forme et la direction qu'elle présente, dans le but de savoir l'espèce d'arme qui l'a produite, dans quelle direction elle a pénétré; quelle était la position respective du blessé et du meurtrier; il la mesure pour connaître la largeur de l'instrument vulnérant; il la sonde, afin de donner la mesure de la profondeur à laquelle il a pénétré; il recherche, d'après le nombre de hachures que présentent les lèvres de la plaie, combien de coups ont été portés; il en examine avec soin chacun des angles, afin de savoir si l'instrument employé était à un ou à deux tranchants; et il parvient ainsi à déterminer si la plaie a été le fait d'un suicide, d'une simulation de meurtre ou d'un homicide. Il passe ensuite aux résultats matériels de la blessure, et juge des conséquences qu'elle pourra avoir par rapport au malade. Ces recherches toutes spéciales ne sont pas même abordées par le chirurgien qui est chargé de soigner le blessé.

Il est donc évident que, dans un cas de ce genre, une expertise faite isolément par un chirurgien et un médecin légiste, également habiles et expérimentés, sera plus utile à la justice, si elle sort des mains du dernier , que de celles du premier.

Cependant cette branche de la médecine, dont on ne peut contester la difficulté et l'importance , et sur laquelle tout homme de l'art devrait avoir des notions exactes et précises , parce qu'il peut être incessamment appelé à en faire des applications , surtout en matière criminelle , n'est étudiée et approfondie que par un bien petit nombre de médecins. Le plus grand nombre oublie trop que des premières informations , et par conséquent du premier rapport , dépend souvent la bonne ou mauvaise direction d'une procédure criminelle , et que , si le rapport est mal fait , si l'ouverture du cadavre est incomplète , les inductions qu'on en tire sont erronées ou inutiles , et le bras de la justice est paralysé ou égaré.

La promulgation récente des Codes civil et pénal m'a paru une occasion favorable à la publication d'un traité élémentaire de Médecine Légale , en rapport avec la législation nouvelle.

J'ai écarté de celui que je présente au public , tout ce qui est étranger à cette branche de la Médecine ; mais aussi je crois avoir abordé , et , autant que possible résolu toutes les questions qui s'y rattachent. J'ai pensé qu'il était inutile de citer les auteurs que j'ai mis à contribution , mais je puis assurer que j'ai puisé dans les ouvrages les plus estimés et les plus modernes ; j'en ai extrait ce que j'ai cru y voir de bon et de plus élémentaire. Tantôt j'ai cité mot à mot , tantôt j'ai abrégé , étendu ou modifié les textes ; le plus souvent je me les suis appropriés , en les fondant avec mes propres pensées.

J'ai exposé les faits avec le plus de clarté , de précision et de suite qu'il m'a été possible ; j'ai tâché de ne pas employer un langage trop scientifique ; j'ai pensé que mon travail était non seulement destiné à de jeunes élèves , à ceux qui débutent dans la pratique , mais qu'il pourrait encore être consulté par les magistrats et les avocats ; les premiers, pour leur aider à diriger une procédure criminelle , apprécier les rapports d'experts , les faire rectifier et provoquer des explications ; les avocats, afin de connaître par eux-mêmes une partie essentielle de la défense d'un accusé.

Je ne parle pas du plan de mon ouvrage ; j'ai adopté l'ordre suivi par M. Dévergie , en observant que les questions qui y sont traitées sont indépendantes les unes des autres ; en sorte qu'il est tout-à-fait indifférent de commencer leur étude par quel point que ce soit.

vj

J'ai pensé qu'il était indispensable de citer le texte de la loi au commencement de chaque cha-pitre ; bien pénétré des peines qu'elle inflige, le médecin mettra plus de circonspection dans les conclusions de ses rapports.

Comptant sur les lumières et l'indulgence des personnes auxquelles cet ouvrage s'adresse , je le publie avec confiance. En le composant , je n'ai eu d'autre but, d'autre prétention que d'être utile; heureux s'il peut mériter et obtenir le suffrage de mes compatriotes.

MÉDECINE LÉGALE

PRATIQUE

CHAPITRE PREMIER.

DES CERTIFICATS, DES RAPPORTS ET DES CONSULTATIONS MÉDICO-LÉGALES.

Un Médecin peut être appelé à faire trois genres d'actes : des certificats, des rapports et des consultations médico-légales.

DES CERTIFICATS.

Un certificat est une attestation écrite donnée par un médecin ou par un chirurgien, dans le but de constater les maladies qui peuvent dispenser un individu de faire des choses dont il serait légalement tenu, s'il jouissait d'une santé parfaite. On l'appelle également *exoine*, ou certificat d'excuse ou de dispense.

Les certificats sont de deux espèces : *juridiques*, quand ils sont demandés par l'autorité compétente ; *privés* ou *officieux* quand ils le sont par les individus qui réclament.

Les cas où l'on réclame des certificats de dispense, sont

relatifs aux institutions civiles, criminelles, religieuses et militaires.

En matière civile, ils peuvent être réclamés, lorsqu'il s'agit de dispenser quelqu'un d'une fonction publique ou d'une charge particulière ; par exemple, des fonctions de syndic, conseillers, etc., ou bien de la charge de tuteur ou de témoin.

Art. 293 *du Code Civil.* — Toute personne atteinte d'une infirmité grave et dûment justifiée, est dispensée de la tutelle. Elle pourra même s'en faire décharger, si cette infirmité est survenue depuis sa nomination.

En matière criminelle, les certificats d'excuse sont fréquemment demandés.

Un mandat d'arrêt ou d'amener ne peut être exécuté qu'autant qu'il ne compromet pas la santé ou la vie de celui qui en est l'objet.

Un témoin ou un prévenu ne peuvent obéir à une assignation, s'ils sont affectés d'une maladie qui les empêche de se transporter auprès du juge.

Des certificats sont demandés, lorsqu'il s'agit d'élargir, de resserrer ou de transférer un prisonnier, ou bien de retarder l'exposition au carcan.

D'après l'article 74 du Code Pénal, les condamnés aux travaux forcés, qui seraient reconnus physiquement incapables de supporter les travaux auxquels ils sont soumis, en seront dispensés et employés à des travaux moins pénibles.

Enfin l'article 14 du même Code ordonne d'ajourner l'exécution de la peine de mort portée contre une femme enceinte, jusqu'après sa délivrance.

En matière religieuse. Les certificats sont réclamés pour obtenir des dispenses concernant l'exercice de certaines fonctions ecclésiastiques, l'observation des lois canoniques, l'exécution des vœux de toute espèce, la sécularisation d'un religieux, l'exemption de faire maigre et d'observer le jeûne.

En matière militaire. Non seulement toutes les infirmités qui sont considérées comme causes de réforme , toutes les maladies qui empêchent un soldat de se rendre à son poste , peuvent donner occasion de délivrer des certificats d'excuse ; mais encore certains délits peuvent trouver, dans un état maladif , une excuse auprès des tribunaux militaires.

Il resterait maintenant à parler des maladies qui excusent ou exemptent ; mais il faudrait passer en revue toutes les affections auxquelles l'espèce humaine est exposée, et appliquer chacun de ces cas aux nombreuses occasions où des certificats sont exigibles.

Comme le médecin doit toujours être informé du motif pour lequel on lui demande un certificat , il devra subordonner sa décision aux cas individuels. Une santé faible et vacillante peut , par exemple, dispenser d'un service public un peu pénible , mais elle ne doit pas empêcher de se charger d'une tutelle ou de comparaître comme témoin. Telle infirmité qui exclut l'aptitude au service militaire , peut fort bien ne pas être de nature à suspendre ou à faire modifier l'application d'une peine afflictive , etc.

Un certificat doit contenir l'énumération claire et précise des faits ; il doit surtout ne jamais s'écarter de la vérité. Si un médecin pouvait être tenté de se laisser influencer par des considérations d'intérêt personnel , par les suggestions de l'amitié ou par la crainte de déplaire à des hommes puissants , qu'il ait présentes à la mémoire les peines graves auxquelles il s'exposerait.

Art. 373 *du Code Pénal.* Tout médecin , chirurgien ou autre officier de santé qui, dans le seul but de favoriser quelqu'un , aura délivré un faux certificat de maladie ou d'indisposition propre à le dispenser d'un service public dont il était légalement tenu ou requis , sera puni d'une amende de cent livres à mille livres.

Si les personnes de l'une des qualités ci-dessus exprimées , ont été mues à commettre le délit dont il s'agit , par dons ou promesses , elles seront en outre condamnées à un emprisonnement de six mois au moins. Les corrupteurs seront, en ce cas , punis de la même peine.

DES RAPPORTS.

Un rapport est un acte d'un médecin assermenté, dans lequel il expose des faits par lui observés , desquels il déduit des conséquences propres à éclairer sur l'application des lois civiles et criminelles.

Différences entre un rapport et un certificat. 1.° Tout le monde n'a pas qualité pour requérir ou faire un rapport : hors le cas où la loi prescrit au médecin d'instruire la justice sur certains faits qui se sont présentés à son observation , il faut toujours une réquisition d'un magistrat pour rapporter. 2° Un rapport ne peut être valable qu'autant que le médecin aura prêté serment , entre les mains d'un magistrat , de remplir en homme d'honneur et de probité , la mission qui lui est confiée. 3° Un certificat n'a toujours , aux yeux de la loi , qu'une valeur secondaire ; un rapport au contraire est un acte dont les conclusions sont acceptées par les magistrats , à l'instar d'un jugement porté sur des faits qu'ils ne peuvent apprécier.

Des espèces de rapports. D'après notre législation , et en considérant ou la qualité des fonctionnaires qui les requièrent , ou l'objet des rapports eux-mêmes , on n'en admet que deux sortes : les rapports *judiciaires* et les rapports *administratifs ;* les rapports d'estimation étant réservés au proto-médicat.

On nomme *judiciaires* ceux qui ont pour but d'éclairer les magistrats sur l'existence d'un crime ou d'un délit.

Les rapports *administratifs* , sont ceux qui , faits en vertu d'un mandat de l'Autorité administrative , ont pour objet une enquête sur les avantages ou les inconvénients des plans à adopter pour construire un établissement public ; ou bien les inconvénients qui peuvent résulter pour la salubrité publique, de la création d'un établissement industriel dans un lieu donné, etc.

Les rapports *judiciaires* sont divisés en *judiciaires proprement dits*, *officieux* et *dénonciatifs*. Les premiers sont faits sur la réquisition d'un magistrat, et sont obligatoires d'après l'Art. 235 du code pénal.

Quiconque, étant légitimement requis à raison de l'art ou de la profession qu'il exerce publiquement, refuse, sans de justes motifs, de se présenter et de donner son avis, ou de prêter son ministère, sera puni d'une amende qui pourra être portée à cent livres : il pourra même être suspendu de l'exercice de son art ou de sa profession.

Les rapports *officieux* sont exécutés d'après les instances d'un blessé ou d'un malade. Il n'est pas nécessaire qu'ils soient faits sur papier timbré, et ils n'ont de valeur qu'autant qu'ils ont été affirmés par serment devant un magistrat.

Les rapports *dénonciatifs* sont ceux qui sont la conséquence obligée de l'article 236 du code pénal.

Tout médecin, chirurgien ou officier de santé qui, dans les vingt-quatre heures, n'aura point dénoncé au juge, ou, à défaut, au syndic du lieu, l'empoisonnement, les blessures ou toute autre lésion corporelle, à raison desquels il aurait été dans le cas d'administrer les secours de l'art, sera puni d'une amende qui pourra être portée à cent livres. On pourra, dans les cas graves, ajouter à cette peine, la suspension de l'exercice de sa profession, et même l'emprisonnement.

De la forme des rapports. Un rapport judiciaire doit toujours comprendre trois parties distinctes, et placées dans un ordre constant ; savoir le *préambule* ou préliminaire ; *l'historique* ou la description des faits ; enfin, la *conclusion*, ou le jugement que l'examen des faits détermine à porter

Dans le préambule , on place dans l'ordre suivant :

L'indication de l'année et du jour de l'expertise ;

Les nom , prénoms , titres et demeure de l'expert ;

La nature de la réquisition qui a été faite ;

Le nom et la qualité du magistrat par lequel on a été requis;

Le lieu où l'on s'est transporté ;

Le but dans lequel on s'y est rendu.

L'on y ajoute une courte exposition des circonstances ac-cidentelles ou accessoires que l'on a pu recueillir , en se bor-nant à celles qui sont essentiellement relatives à l'état actuel des choses , et qui peuvent servir à déterminer le jugement, à en faire connaître les motifs. S'il s'agit , par exemple, d'un rapport *officieux* , le médecin devra indiquer si le blessé ou autre plaignant est venu le trouver pour être visité ou pansé , ou s'il a été requis de se transporter chez lui pour le vi-siter ou lui donner des soins. Dans ce dernier cas , il doit dé-clarer si le malade a été trouvé couché ou debout , vaquant à ses affaires ou dans l'impuissance de le faire.

Cette partie du préambule doit être simple , courte , et ne doit jamais faire mention de ces propos vagues , ces plaintes exagérées , ces conjectures hasardées que font si souvent et si facilement les personnes intéressées et les assistans.

Dans les rapports judiciaires proprement dits, le préambule est écrit par un greffier , au nom du magistrat, et l'expert passe de suite à la description des faits que le greffier écrit sous sa dictée.

L'*historique* , qui est le rapport proprement dit , doit com-prendre la description , la reconnaissance de l'état du sujet et des diverses altérations qu'il présente. Le médecin doit entrer dans tous les détails et décrire tout ce qu'il a pu voir et découvrir : *quod visum et repertum*. Il doit indiquer la ma-nière dont il a procédé aux recherches et les moyens qu'il a employés. S'il s'agit d'une blessure , il doit noter la position du corps , la présence de l'instrument vulnérant , la situation de la plaie , sa direction , sa longueur , sa profondeur , etc. S'il s'agit de déterminer le poids et les dimensions d'un corps de délit , il ne doit jamais se permettre des approximations vagues ; mais il doit les indiquer d'une manière exacte , en les rapportant toujours à une mesure fixe et connue.

Cette seconde partie du rapport exige de l'ordre , de la clarté , de la précision ; on doit éviter avec soin toute expression équivoque , ne rien dire de superflu , ne rien omettre d'essentiel. Tous les faits dont on voudra tirer des conséquences , seront , autant que possible , annotés par un numéro d'ordre , de manière à appuyer les conclusions sur chacun d'eux.

La troisième partie, ou *conclusion,* doit présenter le résultat de la visite , c'est-à-dire les conséquences directes que l'on peut et que l'on doit déduire de l'exposition et de la description des circonstances que l'on a observées.

C'est dans cette partie et d'après les signes commémoratifs, que l'on porte son pronostic , fondé sur les accidens et sur les lésions de fonctions ; qu'on prévoit les conséquences et qu'on estime approximativement la durée de la maladie et le temps que le malade sera empêché de vaquer à un travail personnel.

Le pronostic ne saurait être porté avec trop de précaution , parce que les résultats des maladies et des blessures sont souvent imprévus et incertains ; il vaut mieux , dans les faits importants , suspendre son jugement , que d'être décisif , particulièrement quand il s'agit de prédire la mort ou d'assurer la guérison. Cependant il faut , autant que possible , prendre des conclusions définitives, pour ne pas jeter les magistrats dans une incertitude d'autant plus fatigante , qu'ils ne peuvent apprécier les motifs sur lesquels est fondé le doute de l'expert.

La perfection d'un rapport dépend de sa simplicité, de sa précision et de la grande exactitude dans la vérité des faits; il ne doit être ni trop long, ni trop court; par trop de briéveté, on pourrait oublier des faits qui fourniraient encore quelques éclaircissements utiles; par trop de longueur, il peut perdre de sa clarté, surtout si l'on s'égare dans une longue suite de raisonnements, pour avoir occasion de faire étalage d'un prétendu savoir. Si l'on peut rendre sa pensée, sans employer les termes techniques, on doit les éviter avec soin, afin de se faire comprendre de tout le monde.

DES RAPPORTS ADMINISTRATIFS.

Les règles que je viens de tracer sont applicables à la confection des rapports administratifs, et l'on doit y attacher la même importance. Pour faire ces rapports avec vérité et conscience, l'expert doit examiner tous les projets de construction; il doit pénétrer dans tous les détails des opérations qui constituent la fabrication; sa conviction doit être établie, non pas sur les explications des personnes qui l'entourent, mais sur ses observations particulières.

DES CONSULTATIONS MÉDICO-LÉGALES.

On donne ce nom à un examen approfondi de tous les rapports médicaux faits en justice, à l'occasion d'une affaire criminelle, duquel on tire des conséquences qui confirment, infirment ou modifient celles qui ont été déduites des faits observés par les premiers experts. La loi n'en parle nulle part; elles sont comprises dans la dénomination générale de *rapports*.

Elles sont exigées lorsque la justice n'est pas suffisamment éclairée par les rapports des médecins qui ont examiné le corps de délit, ou bien lorsqu'il y a dissidence dans la manière de voir des experts. Elles se font avant un jugement prononcé, et ce sont toujours des affaires très-graves qui y donnent lieu. Elles peuvent être demandées ou par le ministère public ou par les prévenus.

Dans tous les cas, on met à la disposition du médecin consulté : 1° les différents rapports des médecins qui ont déjà été appelés à donner leur avis ; 2° toutes les pièces de l'instruction qui peuvent l'éclairer sur l'opinion à émettre ; ou seulement un résumé, dans le cas où des motifs appréciés par le magistrat ne permettraient pas la communication des pièces.

Après avoir examiné avec attention les faits de la procédure, le médecin doit apprécier leur valeur respective et les coordonner pour en tirer des conclusions ; il doit comparer les motifs de ses conclusions avec celles des premiers experts ; et si cet examen le conduit à des résultats différents, il doit suivre l'impulsion de sa conscience, sans se laisser influencer par l'autorité d'un nom ou par son obscurité ; il doit admettre qu'un homme d'un mérite supérieur peut se tromper, et qu'un médecin ignoré peut avoir raison.

Une consultation médico-légale est donc un acte dont les limites sont beaucoup plus étendues que celles d'un rapport ; elle comprend quatre parties distinctes :

Le préambule, l'exposition des faits, la discussion des faits et les conclusions.

Le *préambule* est le même que dans un rapport ; seulement il faut tenir compte des pièces qui ont été confiées et de leur espèce.

L'exposition des faits consiste dans un extrait méthodique de tous les faits puisés dans les pièces de l'instruction. Il faut les coordonner et les classer par numéros, dans l'ordre des évènemens qui se sont succédés ou des observations qui ont été faites. Ainsi, ce sera un résumé succinct des circonstances dans lesquelles le crime aura été commis. Parmi ces faits on souligne ceux dont on veut tirer des inductions.

La partie qui comprend la *discussion des faits* est la plus difficile ; elle exige beaucoup d'ordre et de sagacité. Le médecin doit commenter les faits , soit isolément , soit réunis ou groupés deux à deux , trois à trois , etc. Pour éclairer la discussion, il peut s'appuyer sur des faits étrangers à la cause, mais qui offrent quelque similitude avec elle ; il peut se livrer à des expériences nouvelles, à des recherches physiques ou chimiques ; faire valoir l'autorité des médecins légistes qui ont été appelés à résoudre des questions semblables. En un mot, dans cette discussion , il n'y a pas de bornes tracées , pas de limites posées à l'expert.

Enfin , les *conclusions* qui sont la conséquence de la discussion , seront exposées avec clarté ; elles doivent être *indispensablement* motivées ; aussi faut-il y rappeler les numéros d'ordre qui ont été apposés à chacun des faits notés et soulignés dans les parties précédentes. Elles ne resteront pas isolées ; il faudra les faire suivre d'un commentaire qui fasse ressortir en quoi elles diffèrent de celles des premiers experts.

Les différents actes dont je viens de tracer les règles générales , étant une analyse fidèle des circonstances qui peuvent être constatées dans chaque question , j'ai cru devoir en réunir des modèles que j'ai placés à la fin de ce volume, pour qu'ils puissent être consultés plus facilement , et qu'ils présentent ainsi un résumé rapide de la Médecine Légale.

CHAPITRE II.

MÉDECINE LÉGALE RELATIVE AUX DÉCÈS EN GÉNÉRAL.

Législation.

Aucune sépulture ne sera faite avant l'expiration des vingt-quatre heures après le décès ; et, dans le cas de mort subite arrivée par cause interne, l'inhumation n'aura lieu qu'après les quarante-huit heures, sauf, dans tous les cas, l'exécution des règlements de police, et spécialement de ceux qui prohibent l'inhumation des personnes que l'on présume être décédées de mort violente, tant que le juge n'a pas accompli les actes et procédures qui appartiennent à son ministère.

Article 21 des Lettres patentes en date du 20 juin 1837, relatives à la tenue des Registres de l'État Civil.

D'après cet article de loi, le médecin peut être appelé à constater la réalité, la cause et l'époque de la mort ; ce qui me conduit à traiter successivement : 1° des moyens de distinguer si la mort est réelle, ou si elle n'est qu'apparente ; 2° des moyens de déterminer quelle est l'époque de la mort, ce qui mène à tracer l'histoire de la putréfaction ; 3° des règles à suivre dans les ouvertures des cadavres ; 4° des exhumations judiciaires.

MOYENS DE DÉTERMINER SI LA MORT EST RÉELLE OU SI ELLE N'EST QU'APPARENTE.

Il existe un grand nombre de faits authentiques qui prouvent que des erreurs sur la mort ont été commises, que des personnes ont été enterrées vivantes. Les délais ordonnés par la loi que je viens de citer sont suffisants pour prévenir des erreurs si funestes ; cependant , il serait à désirer que , dans le cas de mort subite , on ajoutât la précaution de visiter le cadavre de temps en temps et de ne l'ensevelir qu'à l'expiration du délai. On doit surtout redoubler de surveillance dans les cas d'apoplexie , d'asphyxie , de catalepsie , d'épilepsie , d'hystérie et de lypothymie ; car ce sont ces maladies qui ont le plus souvent simulé la mort.

Il existe trois signes certains de la mort : *l'absence de contractions musculaires* sous l'influence des stimulants , *la rigidité ou raideur cadavérique et la putréfaction.*

Il est d'observation que les muscles possèdent encore après la mort et pendant un temps qui varie entre deux et douze heures , la propriété de se contracter. Cette faculté s'éteint beaucoup plus vite dans les muscles de la vie organique que dans ceux de la vie animale. Pour la constater, on met à nu un muscle quelconque , on l'excite avec un instrument aigu , ou mieux au moyen d'un stimulant électrique ou galvanique ; si l'irritabilité se tait , on a la certitude que la mort est réelle.

La rigidité cadavérique est un effet constant de la mort ; elle en est un des signes les plus caractéristiques. Elle consiste dans un endurcissement de tous les organes musculaires , qui imprime à tout le corps une raideur considérable. Elle se développe en général à mesure que la chaleur naturelle diminue , et elle survient plus promptement quand le corps est exposé aux influences atmosphériques , surtout si la température est basse. Elle commence par le tronc et le cou , gagne les membres thorachiques et s'étend de là aux membres abdominaux ; elle disparaît dans le même ordre ; son énergie et sa durée sont toujours en raison du degré de développement et de conservation des muscles au moment de la mort.

La raideur peut être dûe à la congélation , ou bien à des convulsions. Dans le premier cas, si on fléchit un membre , il se produit un bruit particulier , et qui est dû à la rupture des petits glaçons accumulés dans le tissu cellulaire. Le membre dont on a surmonté la rigidité cadavérique devient très-souple ; tandis que , dans la raideur convulsive , il revient brusquement à sa position.

Le troisième signe certain de la mort est la *putréfaction*. Elle se reconnaît à la coloration bleuâtre , verdâtre ou brunâtre de la partie qu'elle affecte , au ramollissement des tissus et à l'odeur particulière qu'elle développe. Pour peu que l'on ait eu l'occasion de voir des cadavres , il n'est guère possible de confondre la coloration avec des vergetures , des ecchymoses , et encore moins avec la gangrène ou la pourriture d'hôpital. Elle paraît ordinairement dans le délai de trois à six jours ; elle commence toujours par l'abdomen et la poitrine.

On a indiqué beaucoup d'autres caractères ou expériences propres à reconnaître la mort ; mais ils sont loin d'offrir la certitude des trois précédents ; voici les principaux :

1° La *face cadavéreuse*. Rien n'est plus variable que l'aspect de la face après la mort ; la rigidité musculaire conserve presque constamment à la figure les impressions qu'elle a reçues de la pensée dans les derniers moments de la vie.

2° Le *refroidissement complet du corps*. Phénomène constant , après une époque plus ou moins rapprochée de la mort, mais qui peut exister à un degré presque aussi élevé dans quelques affections nerveuses. Il est presque toujours complet au bout de quinze ou vingt heures.

3° La *décoloration de la peau*. Elle varie en raison de l'état de plénitude ou de vacuité du système capillaire ; d'ailleurs, dans l'asphyxie par le charbon , la peau peut offrir une teinte rosée très-prononcée , malgré la réalité de la mort.

4° La *perte de transparence de la main et des doigts.* On la constate en rapprochant les doigts les uns des autres, en plaçant la main du cadavre entre l'œil et la lumière , et en observant si elle présente une diaphanéité.

5° L'*affaissement des yeux* et la *formation d'une toile glaireuse très-fine sur la cornée transparente.* La réunion de ces caractères a été considérée par Louis , Winslow et Verdier comme un signe certain de la mort.

6° L'*absence de la respiration et de la circulation.* Il existe des individus qui peuvent suspendre ces deux fonctions à volonté ; d'ailleurs ce signe est toujours plus ou moins prononcé dans la mort apparente.

MOYENS DE DÉTERMINER L'ÉPOQUE DE LA MORT.

On peut établir deux périodes principales dans la succession des phénomènes que présente un cadavre depuis l'instant de la mort jusqu'à ce qu'il soit réduit à l'état terreux ; Ces deux époques d'une durée très-inégale sont séparées par l'époque du développement de la putréfaction.

Première période.

Pendant cette période , on observe successivement l'extinction de la chaleur , le développement de la rigidité et la rentrée de tous les liquides et solides de l'économie sous l'empire des lois physiques. C'est de cette dernière circonstance que résultent la pâleur cadavérique , les vergetures , les lividités cadavériques, la coloration des anses intestinales placées dans les parties les plus déclives , l'engorgement de la partie la plus déclive des poumons et des vaisseaux de la tête.

1° La chaleur est plus ou moins conservée ; les muscles

sont souples et relâchés , soit généralement , soit partielle-
ment ; ils se contractent sous l'influence du fluide électrique
et quelquefois même des stimulants les plus simples. *La mort
peut dater de deux à vingt heures.*

2º La chaleur est éteinte et la rigidité cadavérique est développée ; les muscles ne se contractent plus sous l'influence
des stimulants. *La mort peut dater de dix heures à trois
jours.*

3º Les parties molles sont souples et flasques ; la couleur
de la peau est naturelle. *La mort date de trois à huit jours.*

4º Le corps a augmenté de volume ; toutes les parties sont
élastiques et rénitentes ; l'abdomen présente une teinte bleuâtre ; c'est l'origine de la putréfaction. *La mort date de six
à douze jours.*

C'est ainsi que les choses se passent , si le cadavre est resté
exposé à l'air libre et dans une température moyenne. Toutefois ces diverses époques ne présentent que des approximations. C'est au médecin à tenir compte de l'état d'obésité
ou de maigreur du sujet , de son âge , du genre de mort auquel il a succombé , et surtout des influences atmosphériques
auxquelles le cadavre a été soumis.

Deuxième période.

Elle comprend tous les phénomènes de la putréfaction ;
mais malheureusement leur apparition est soumise à de si
grandes variations qu'il est difficile d'assigner à chacun d'eux
une époque précise.

La *putréfaction* est une espèce de décomposition spontanée qu'éprouvent les substances animales privées de vie , et
de laquelle il résulte divers produits nouveaux.

Elle ne peut s'établir sans le contact de l'air et le concours
de l'humidité et de la chaleur ; elle est favorisée par l'élec-
tricité et par le mélange de matières déjà putréfiées.

Elle est toujours plus lente à se développer dans l'eau qu'à l'air libre ; elle est d'autant plus prompte que l'eau est plus chaude ; il n'est pas certain qu'elle se manifeste plus rapidement dans l'eau stagnante que dans l'eau courante ; il paraît cependant que la décomposition qui a pour résultat la formation de gaz et la réduction en putrilage, a lieu beaucoup plus vite dans l'eau stagnante ; tandis que celle qui produit la saponification est plus rapide dans l'eau renouvelée.

L'eau des fosses d'aisance retarde encore plus la putréfaction ; ce liquide favorise la saponification.

La putréfaction dans la terre est plus ou moins prompte suivant la nature, l'humidité et la température du terrain, et suivant la profondeur à laquelle le cadavre est placé. Elle est lente, si le terrain est sablonneux et sec ; elle est un peu plus prompte, si le terrain est argileux et humide ; très-rapide dans la terre végétale un peu humide et chaude ; elle est d'autant plus tardive que la fosse est plus profonde.

La décomposition putride donne naissance à des gaz hydrogènes carboné, sulfuré et phosphoré, acide carbonique et ammoniaque ; à des acides acétique et nitrique ; à de l'eau qui se dégage en vapeurs et qui entraîne avec elle une certaine quantité de matière animale très-divisée, ce qui donne lieu à une odeur particulière, infecte, qualifiée du terme général d'*odeur putride*.

Un autre produit de la putréfaction consiste dans une matière savonneuse à laquelle on donne le nom de gras de cadavre, et qui ne peut se former qu'autant que la graisse est en contact avec une matière azotée. Le gras de cadavre se présente sous la forme d'une substance onctueuse, savonneuse, légèrement jaune, plus ou moins colorée, suivant le milieu dans lequel il est formé. M. Chevreuil le regarde comme un margarate et un oléate d'ammoniaque unis à une matière colorante orangée, à un peu de substance amère et à un principe odorant ; il est susceptible de se combiner avec des sels calcaires , si la transformation a lieu dans de l'eau ou de la terre contenant du carbonate et du sulfate de chaux.

La saponification est très-prompte chez les sujets très-jeunes , chez ceux qui sont très-gras , et dans l'eau des fosses d'aisance ; elle est un peu moins prompte dans l'eau stagnante que dans l'eau courante ; facile dans les terrains humides et gras , très-rare dans les terrains secs. La durée du temps qu'elle nécessite est très-variable ; un enfant nouveau-né peut être saponifié en six ou huit semaines dans l'eau d'une fosse d'aisance ; la totalité d'un noyé se saponifiera dans un an environ , tandis qu'il faudra trois ans dans la terre pour arriver au même résultat.

Enfin le dernier produit de la putréfaction est une substance grasse , particulière , noire , en laquelle se résolvent les parties molles ; sorte de cambouis que l'on a considéré comme du terreau animal , que l'on retrouve placé le long de la colonne vertébrale et qui finit par disparaître peu-à-peu pour laisser les os à nu.

DE LA PUTRÉFACTION A L'AIR LIBRE.

Aussitôt que la vie est éteinte , les fluides tendent à s'accumuler , sous l'influence de la pesanteur , dans les parties les plus déclives du corps ; de là ces marbrures ou taches bleuâtres , séparées par des intervalles incolores et auxquelles on donne le nom de lividités cadavériques. Lorsque la rigidité a disparu , les parties solides se ramollissent et les liquides deviennent plus fluides. Il se manifeste une coloration verte de la peau qui se développe d'abord au centre de l'abdomen et qui envahit successivement la poitrine , la face , le cou et les membres supérieurs et inférieurs.

A ce premier phénomène succède la putréfaction gazeuze;

elle prend sa source dans le tissu cellulaire sous-cutané , soulève la peau , arrondit les membres , en fait disparaître les saillies et augmente considérablement le volume du corps. Bientôt la peau se couvre de phlyctènes , l'épiderme se détache et u n liquide brunâtre transsude par les ouvertures naturelles et par les pores mêmes de la peau. C'est alors que le cadavre se couvre de vers et qu'il exhale une odeur insupportable.

Les yeux s'affaissent de plus en plus ; la surface de la peau prend une teinte br une qui suit la marche de la coloration en vert ; l'abdomen s'ouvre et il s'en échappe des matières putrides et des gaz. Les parties molles de la poitrine et du cou tombent peu-à-peu en putrilage ; la matière cérébrale s'échappe par les orbites ; les parties molles des membres se désorganisent , et les os sont successivement mis à nu dans tous les points ; enfin il reste sur le sol un détritus bourbeux , noirâtre , épais , analogue au cambouis , et répandant une odeur presque aromatique. Cette matière disparaît en totalité , et il ne reste plus que les os ; à la longue ceux-ci s'altèrent et tombent en poussière.

DE LA PUTRÉFACTION DANS LA TERRE.

Première phase. Le cadavre prend un odeur infecte ; les yeux , le nez et les parties molles de la face s'affaissent ; l'abdomen, ensuite les membres se colorent en vert ou jaune-vert ; les parties qui sont appuyées conservent plus longtemps leur couleur. L'épiderme se ramollit , il se soulève dans quelques points , se plisse , s'épaissit , blanchit aux pieds ; les ongles se ramollissent et s'arrachent avec facilité. La peau prend une teinte rosée ; puis verdâtre , bleuâtre ou jaune sâle , tout en conservant la résistance de son tissu ; le tissu cellulaire semble se dessécher en avant ; il devient de plus en plus humide dans les parties latérales du tronc, tandis que ses points les plus déclives sont remplis par un liquide rosé.

Les muscles se ramollissent, perdent de l'intensité de leur couleur ou prennent une teinte verte.

Le cerveau se ramollit et prend une teinte grisâtre; les poumons sont emphysémateux et remplissent les cavités de la poitrine. Le cœur se ramollit et sa surface interne devient d'autant plus noirâtre qu'il contient plus de sang. Suivant le genre de mort, l'estomac conserve sa couleur naturelle, ou se colore en rose, en rouge, en brun ou en vert, soit par places, soit uniformément; en même temps son tissu se ramollit. Ces diverses altérations se remarquent sur les intestins, et plus particulièrement sur l'iléon; le duodenum et le jejunum sont les portions d'intestins qui conservent le plus long-temps leur état normal. Les épiploons sont grisâtres ou rosés; le foie se ramollit, devient brun ou verdâtre et tend à se désorganiser; il en est de même du tissu de la rate. Quant aux organes de la génération, ils résistent plus long-temps à la putréfaction.

Deuxième phase. Le cadavre est couvert d'une couche d'un aspect graisseux, d'un jaune rougeâtre ou brun, souvent recouvert de moisissures. Les parties molles du front, des paupières, du nez, des lèvres, sont amincies et presque détachées; tandis que les parties molles postérieures sont le siége d'une infiltration souscutanée de sérosité sanguinolente. Le sternum se rapproche de la colonne vertébrale; quelques côtes commencent à se séparer de leurs cartilages; une matière grisâtre remplit les espaces intercostaux. Les parois abdominales s'affaissent, s'amincissent et se dessèchent. Les membres se déforment; la peau conserve son épaisseur et se déchire facilement; elle est d'une teinte jaunâtre, recouverte de petites granulations comme sablonneuses de phosphate de chaux ; décollée au dos, aux membres et sur beaucoup de points du tronc, où elle forme poche. Les ongles sont tombés ou ramollis ; le tissu cellulaire souscutané est transformé en savon chez les sujets gras, et présente le toucher et la consistance du suif.

Les muscles sont amincis, d'une couleur verdâtre, se déchirant facilement, partout humectés par un liquide séro-sanguinolent, qui, sur quelques points, leur donne l'aspect de la gelée. Les aponévroses et les tendons prennent une teinte bleuâtre ; les ligaments et les cartilages jaunissent et se ramollissent. Le cerveau diminue de volume et prend une teinte d'un gris verdâtre. Les poumons ont diminué de volume ; leur couleur est ardoisée et leur tissu plus facile à déchirer. Le cœur est plus aplati et plus mince ; l'estomac considérablement ramolli, d'un gris blanchâtre, parsemé de taches bleuâtres. Les intestins réduits à un petit volume, accolés les uns aux autres et commençant à se dessécher dans leur surface libre. La surface du foie couverte de granulations de phosphate de chaux ; la rate réduite en bouillie noirâtre.

Troisième phase. Toute trace d'épiderme a disparu ; les ongles sont tombés ; la peau est desséchée, amincie, d'une couleur jaune fauve, jaune orangée ou brune, recouverte de moisissures ; percutée, elle donne un son analogue à celui du carton ; elle tend à se saponifier. Les parties molles de la face sont détruites ; les côtes sont décharnées ; le sternum en est entièrement détaché ; les espaces intercostaux sont à jour ; les parois abdominales sont fortement appliquées sur la colonne vertébrale. Les muscles peuvent alors être saponifiés ou détruits ; dans le premier cas, il est rare qu'ils le soient en totalité ; dans le second, ils sont réduits à un très-petit volume, et ils ont pris une teinte plus ou moins brune et noirâtre. Les poumons ne sont plus que deux membranes aplaties et collées le long de la colonne vertébrale ; leur situation seule les fait reconnaître. Le diaphragme est desséché, olivâtre, en partie détruit dans ses parties musculeuses. L'estomac ne consiste plus que dans un petit cylindre offrant une cavité. Le foie est réduit à une masse aplatie, d'un brun noirâtre, légèrement desséchée. Coupé, il se divise en feuillets dans l'intervalle desquels il y a une matière bitumineuse.

Quatrième phase. Les os de la tête sont presque entièrement à nu ; on peut voir l'apophyse basilaire. Les parois abdominales sont réduites à quelques débris tégumentaires, d'une couleur bistre, olivâtre ou noirâtre, qui tiennent encore aux dernières côtes, au pubis et à la partie postérieure des crêtes iliaques.

Les parties molles consistent en quelques débris filamenteux qui maintiennent seulement les os dans leurs rapports. La peau est jaunâtre, amincie et desséchée, là où elle existe encore ; excepté en arrière où elle conserve plus d'humidité, et où on la voit perforée dans beaucoup de points par des vers. Où le tissu cellulaire contient de la graisse, il est saponifié ; ailleurs il est desséché ou détruit. Les muscles sont transformés en feuillets membraneux grisâtres ou d'un jaune brunâtre ; ils ressemblent çà et là à des feuilles sèches de tabac. Les ligaments ont presque entièrement disparu. Le cerveau ne consiste plus que dans une très-petite masse analogue à une terre argileuse. Les poumons ne se reconnaissent plus qu'à leur position, et la masse intestinale est presque détruite.

Cinquième phase. Les os de la tête sont complètement désarticulés ; la cage du thorax est détruite ; les os des membres sont à nu, séparés et détachés les uns des autres, par suite de la destruction des ligaments. On ne trouve à l'abdomen et sur les côtés du rachis qu'une matière noire, humide,

avec le luisant du cambouis, adhérente aux os, ne formant
en quelques endroits que des masses d'un demi-pouce d'é-
paisseur, et qui sont les restes de toutes les parties molles.
La peau, les muscles, les ligaments et les tendons ont disparu ; il en est de même des poumons, du cœur, du foie et
de la rate. Le cerveau est un des organes qui laissent quelques traces de leur existence, pendant plus de temps ; les os
exceptés. Ceux-ci restent très-long-temps avant de se trans-
former, soit en prenant l'état graisseux, soit en perdant
toute la gélatine qu'ils renferment et en tombant en poussière.

On voit qu'en résumé : dans la première phase, les tissus
se ramollissent ; dans la seconde, ils se dessèchent ; dans la
troisième, ils passent au gras ; dans les deux dernières, ils
se détruisent peu à peu.

M. Orfila, des ouvrages duquel j'ai extrait le tableau que
je viens de tracer, pense que la nature présente, dans la
succession des phénomènes de la putréfaction, des variations
tellement nombreuses, qu'il est impossible de leur assigner
des époques même approximatives.

Les causes de ces différences se rapportent particulièrement
aux circonstances individuelles et locales suivantes.

En général la putréfaction est d'autant plus rapide que
les tissus contiennent plus de liquides ; par conséquent, les
cadavres des enfants, des femmes, des sujets lymphatiques,
de ceux en état d'obésité ou qui ont succombé à une maladie aiguë, à une anasarque, etc., pourrissent plus vite que
ceux qui sont dans des conditions opposées.

Un cadavre qu'on aura enterré après le développement de
la putréfaction ; celui sur la peau duquel des mouches auront
déposé des œufs, pourriront très-rapidement.

Toutes choses égales d'ailleurs, la décomposition putride
marche d'autant plus lentement que le corps est moins ex-

posé à l'action des agents extérieurs. Ainsi , un cadavre enterré nu sera plus vite décomposé , dans le même terrain , que celui qui est enveloppé de vêtements, d'un drap ou d'une serpilière ; celui-ci le sera plus vite que s'il était enfermé dans une bière. On observera encore une différence suivant l'épaisseur de la bière , et suivant qu'elle sera en sapin , en chêne ou en plomb.

Enfin la putréfaction peut être puissamment modifiée par les influences atmosphériques , la nature du terrain et la profondeur de la fosse.

DE LA PUTRÉFACTION DANS L'EAU.

Elle présente une succession de phénomènes nombreux , mais qui ne sont pas tellement isolés , qu'ils ne puissent être réunis plusieurs ensemble , sur le même cadavre.

1° *Putréfaction en vert.* Elle commence par la peau du sternum et par celle de la face ; elle s'étend de là au cou , à l'abdomen , aux épaules ; puis elle va rejoindre de semblables plaques développées isolément aux aines ; enfin , elle gagne les membres supérieurs , ensuite les inférieurs.

La couleur verte est d'abord claire , puis elle devient de plus en plus foncée ; elle est uniforme ou parcourue par des lignes bleuâtres ou noirâtres ; elle affecte la peau et quelques muscles superficiels ; elle envahit rarement les muscles profonds. En été , elle débute vers le troisième jour , et en hiver, du douzième au quinzième.

2° *Production gazeuse.* Peu après , le tube digestif , les poumons et les cavités du cœur sont ordinairement le siége d'un développement de gaz. L'estomac et les intestins distendent légèrement l'abdomen ; l'écume contenue dans la trachée-artère est chassée au dehors ; ce qui détruit un des principaux signes de submersion pendant la vie ; le cœur se vide et le sang reflue dans les troncs vasculaires et surtout dans les vaisseaux superficiels et capillaires ; d'où résulte une coloration en rouge de presque tous les tissus , phénomène qui pourrait être pris pour des traces d'inflammation.

Presque en même temps , le développement de gaz apparaît dans les tissus cellulaires sous-cutané et intermusculaire , et produit une augmentation très-grande dans le volume du corps , la forme arrondie de toutes les parties , l'écartement des bras et des jambes ; il semble que l'individu ait été insufflé. Ces gaz diminuent la pesanteur spécifique du corps, ce qui le fait surnager.

Cet état n'est bien complet en hiver qu'à un mois et demi ou deux mois ; en été , il s'opère avec une rapidité extrême , et il commence du quatrième au sixième jour.

3° *Putréfaction en brun.* Elle débute dans les points où la coloration en vert s'est montrée , c'est-à-dire , à la poitrine et à la face ; mais elle envahit moins rapidement les parties voisines ; il est rare qu'elle occupe une grande surface, et elle est presque toujours limitée à la peau. Cette période peut se rattacher à un mois d'eau en hiver, et à dix ou douze jours en été.

4° *Réduction en putrilage.* Les parties qui ont subi la putréfaction en vert et en brun , tombent en déliquium et se réduisent en une matière putride qui se dissout dans l'eau, et est entraînée par elle ; de là la destruction du nez , des lèvres et des paupières ; de la peau du front , de celle qui recouvre les clavicules , le sternum , etc. Elle a lieu à une époque et dans une étendue variables ; mais en général , elle s'opère du deuxième au troisième mois. Ces destructions de téguments facilitent la sortie des gaz , qui a lieu en même temps que celle d'un fluide brun extrêmement fétide.

5° *Saponification.* Toute la peau qui n'a pas été détruite , prend une teinte opaline ; elle acquiert de la densité et devient grasse au toucher. La fonte putride s'arrête, et les parties détruites, au lieu d'être fétides, brunes, à bords mâchés, à fond tombant en déliquium, offrent des bords durs, consistants, volumineux, à fond jaunâtre. Sous la peau, le tissu cellulaire est plus ou moins saponifié ; les muscles s'amincissent, prennent une teinte plus claire et tirant sur le rose ; les os ou portions d'os qui sont à nu prennent quelquefois une couleur rouge vif. Tous les organes intérieurs diminuent de volume ; les intestins, l'estomac et le foie sont décolorés et blancs. Cette période commence du troisième au quatrième mois ; elle est souvent accompagnée d'une augmentation de densité et d'une coloration en jaune de la peau qui prend l'aspect du parchemin.

6° *Dessication.* A peu près au quatrième mois, tous les tissus et organes semblent avoir perdu la presque totalité des fluides qu'ils contiennent ; ils acquièrent une solidité remarquable. Pendant ce temps, la saponification a fait des progrès, elle s'est étendue aux tissus cellulaires sous-cutané et intermusculaire.

7° *Destruction des parties.* Enfin, dans une dernière période dont la limite ne s'arrête qu'à la destruction complète du cadavre, et qui a été précédée de corrosions de la peau et d'incrustations calcaires, les parties saponifiées s'altèrent peu-à-peu, finissent par disparaître, laissent à nu les os qui se disjoignent et se perdent dans la rivière. Cette destruction des parties molles d'abord, puis des parties dures, commence par la tête, se continue à la poitrine et à l'abdomen, et se termine aux extrémités.

La marche de la putréfaction peut être influencée par plusieurs circonstances accessoires. Ainsi une partie se putréfie plus lentement, lorsqu'elle est garantie du contact de l'eau par un vêtement serré. La différence de température que présentent l'été et l'hiver, peut déterminer une différence d'un mois entre l'apparition des mêmes phases de la putréfaction. En été, les cadavres se saponifient rarement dans les rivières ; le développement des gaz étant tellement abondant, qu'ils surnagent dès les premiers jours de la submersion.

On ne peut déterminer d'une manière positive le temps nécessaire pour le développement de chacune des périodes de la putréfaction dans l'eau ; cependant M. Devergie , appuyé d'observations nombreuses, faites à la Morgue de Paris , en a tracé le tableau suivant , en supposant que la submersion ait eut lieu en hiver.

1° *De trois à cinq jours.* — Rigidité cadavérique ; refroidissement du corps ; pas de contractions musculaires sous l'influence du fluide électrique ; l'épiderme des mains commençant à blanchir.

2° *De quatre à huit jours.* — Souplesse de toutes les parties ; pas de contractions sous l'influence du fluide électrique ; couleur naturelle de la peau ; épiderme de la paume des mains très-blanc.

3° *De huit à douze jours.* — Flaccidité de toutes les parties ; épiderme de la face dorsale des mains commençant à blanchir ; face ramollie et présentant une teinte blafarde , différente de celle de la peau du reste du corps.

4° *Quinze jours environ.* — Face légèrement bouffie , rouge par places ; teinte verdâtre de la partie moyenne du sternum ; épiderme des mains et des pieds totalement blanc , et commençant à se plisser.

5° *Un mois environ.* — Face rouge brunâtre , paupières et lèvres vertes ; plaque rouge-brune , environnée d'une teinte verdâtre à la partie antérieure de la poitrine ; épiderme des mains et des pieds blanc , développé et plissé comme par des cataplasmes.

6° *Deux mois environ.* — Face généralement brunâtre , tuméfiée ; cheveux peu adhérents ; épiderme des mains et des pieds en grande partie détaché ; ongles encore adhérents.

7° *Deux mois et demi.* — Epiderme et ongles des mains détachés ; épiderme des pieds détaché, ongles encore adhérents. Chez la femme, coloration en rouge du tissu cellulaire sous-cutané du cou, de celui qui environne la trachée et les organes contenus dans la cavité de la poitrine ; saponification partielle des joues, du menton, superficielle des mamelles, des aines, de la partie antérieure des cuisses.

8° *Trois mois et demi.* — Destruction d'une partie du cuir chevelu, des paupières, du nez ; saponification partielle de la face, de la partie supérieure du cou et des aines ; corrosion et destruction de la peau sur diverses parties du corps ; épiderme des mains et des pieds complètement enlevé ; ongles tombés.

9° *Quatre mois et demi.* — Saponification presque totale de la graisse de la face, du cou, des aines et de la partie antérieure des cuisses ; commencement d'incrustations calcaires sur les cuisses ; commencement de saponification de la partie antérieure du cerveau ; état opalin de la plus grande partie de la peau ; décollement et destruction de presque tout le cuir chevelu ; calotte osseuse dénudée, commençant à être très-friable.

Pendant les fortes chaleurs de l'été, les phénomènes de la putréfaction sont les mêmes ; toute la différence consiste dans le temps qu'ils mettent à se développer. Cinq à huit heures de séjour dans l'eau correspondent à la période d'hiver N° 1 ; en vingt-quatre heures la période N° 2 est survenue ; quarante-huit heures se rapportent à peu près à la troisième ; quatre jours équivalent à la quatrième. Pendant le printemps, la succession de ces phénomènes n'est pas aussi rapide.

Lorsqu'il s'agira de rechercher l'époque de la submersion, l'expert devra tenir compte des changements survenus au cadavre, par son exposition à l'air, après sa sortie de l'eau.

Ainsi, un cadavre qui a été retiré de l'eau dans un état d'intégrité parfaite, présentera, après quatre à cinq heures, tous les signes de la putréfaction gazeuse la plus avancée ; l'état seul des mains et des pieds n'aura pas été modifié. Ces changements sont toujours en raison de la température élevée de l'atmosphère ; ils sont moins prononcés chez les corps très-récemment noyés et chez ceux qui ont séjourné pendant longtemps dans l'eau.

La coloration de la peau, par suite de la putréfaction, peut simuler l'aspect d'une contusion ; le médecin n'affirmera rien à cet égard avant d'avoir incisé la partie. S'il y a eu ecchymose pendant la vie, il trouvera dans les tissus environnants du sang en partie liquide, en partie coagulé, ce qui n'arrive pas dans les ecchymoses cadavériques.

DES RÈGLES A SUIVRE DANS L'OUVERTURE DES CADAVRES.

Le médecin légiste est souvent appelé à faire des ouvertures de cadavres. Dans les cas d'homicide, cette opération forme la base nécessaire de toute recherche médico-légale ; sans elle, il est impossible de constater le corps de délit. Aussi les recherches doivent être faites avec méthode et attention ; une simple négligence pouvant avoir en justice des conséquences très-graves.

Lorsqu'un homicide est découvert, le magistrat chargé de l'instruction de la procédure, se transporte sur les lieux, accompagné d'un greffier, d'un et le plus souvent de deux docteurs en médecine, et fait procéder, en sa présence, à l'autopsie cadavérique. Ordinairement, il consigne dans une ordonnance et sous forme de questions, les points sur lesquels il désire que les experts s'expliquent ; ceux-ci doivent, avant tout, peser les termes de cette ordonnance, et diriger leur opération dans le sens des questions qu'elle leur soumet.

Le médecin doit prêter serment entre les mains du magistrat, de procéder à ses recherches, et de faire son rapport en homme d'honneur et de probité. Il ne doit pas faire l'autopsie avant que le magistrat ait fait faire la reconnaissance du sujet par des témoins et quelquefois même par la personne soupçonnée être l'auteur du crime.

Il faut aussi qu'il observe avec soin les lieux et les objets qui s'y trouvent, lorsqu'ils peuvent avoir quelques rapports avec l'opération qu'il va faire. Il ne doit jamais déranger les meubles, ustensiles ou objets qui environnent le corps, avant qu'ils n'aient été décrits ou au moins vus par le magistrat. Il décrira ce qui environne le corps, les machines ou instruments placés aux environs, les traces ou marques qui se trouvent à la surface du sol. Il examinera si le cadavre n'a point été déplacé, si sa position est en rapport avec les circonstances que l'on présume avoir précédé ou accompagné la mort.

Le corps est-il trouvé sur une grande route, dans un champ, dans un bois, il décrit son attitude, il tire tout le parti possible de l'examen extérieur, et ensuite il le fait porter avec précaution dans un endroit commode pour l'autopsie.

Le médecin présidera lui-même au transport, et quelle que soit la distance à parcourir, il devra prendre les mesures nécessaires pour que le corps n'éprouve pas de violences. Le transport sur une civière est toujours préférable à celui sur un chariot ; et quand on ne peut faire autrement, celui-ci doit être bien garni de paille et n'aller qu'au pas ; il faut avoir soin de boucher les orifices par lesquels pourraient s'écouler des matières dont l'analyse serait nécessitée par des soupçons d'empoisonnement ; il faut surtout assujettir la tête de manière qu'elle ne puisse pas balloter. Le médecin ne doit pas quitter un instant le convoi.

Le local destiné à l'ouverture cadavérique est ordinairement désigné par le magistrat, qui requiert au besoin l'autorité locale de le fournir. Il doit être bien éclairé et aéré ; il sera, autant que possible, disposé de manière à pouvoir en éloigner les curieux et autres personnes dont la présence, non seulement est inutile, mais peut en outre devenir quelquefois gênante et nuisible.

Si l'on n'y est pas forcé par des circonstances impérieuses, on ne doit jamais entreprendre d'inspection cadavérique à la lumière, pas même à l'approche de la nuit ; on doit être assuré de pouvoir terminer les recherches anatomiques de jour et sans désemparer.

Avant de faire son opération, le médecin devra s'être procuré tous les instruments et ustensiles nécessaires. Ces instruments sont : des scapels droits et des convexes, des ciseaux, des pinces à disséquer, des stylets, une sonde cannelée, des érignes, une scie, un compas, un pied, un marteau, du fil, des éponges, de l'eau, du linge, une rugine.

Après avoir exposé l'état général du cadavre, et donné son signalement, âge, sexe, stature, embonpoint, taches ou marques extérieures que l'on incise pour en constater la nature ; on procède à l'examen spécial de chacune des parties qui se trouvent à la surface du corps ; on indique leur degré de rigidité, l'état des yeux, de la bouche, du nez, des oreilles ; la putréfaction et ses caractères.

On fait ensuite dépouiller le cadavre de ses vêtements ; on recherche s'ils sont salis, tachés, ou s'ils présentent quelques traces de coupure, de déchirure, etc. ; s'il existe des plaies, excoriations ou contusions qu'il ne faut pas confondre avec les lividités cadavériques ; si les os sont fracturés ou luxés ; si, en comprimant le thorax, on ne fait pas sortir du nez ou de la bouche, des fluides mêlés de gaz ; si les mamelles comprimées ne donnent pas du lait ; si, dans leur repli inférieur il n'existe pas une blessure. On examine l'abdomen, l'anus, les parties génitales, pour savoir s'il n'y a pas quelque indice de maladies vénériennes, etc.

Après avoir fait toutes ces observations et en avoir pris note , on procède à l'examen des différentes parties du corps , dans l'ordre suivant : la tête, le cou , la poitrine , l'abdomen, les membres et le rachis.

Quelques médecins ont le grand tort de limiter leur autopsie à l'ouverture de la cavité splanchnique , où l'on soupçonne l'existence des lésions. On ne saurait trop recommander d'ouvrir toutes les cavités. C'est un moyen de prévenir les objections du défenseur du prévenu , qui ne manque jamais de tirer parti de cette omission ; et d'ailleurs il arrive quelquefois que l'on trouve dans une seconde cavité des altérations plus graves que dans la première.

Examen de la tête. Après avoir coupé les cheveux et s'être assuré de l'état des téguments , on pratique une incision cruciale sur toute l'étendue du cuir chevelu ; l'une des lignes s'étend d'avant en arrière, de la racine du nez à la partie postérieure et supérieure du cou ; l'autre coupant la première à angle droit , commence à la conque d'une oreille , et se termine à celle du côté opposé. On détache les quatre lambeaux triangulaires qui en résultent et on les renverse. On enlève le péricrâne , en le décollant des os avec le manche d'un scapel. — On examine attentivement la surface externe des os du crâne , et l'on en fait l'ouverture à l'aide d'un trait de scie pratiqué circulairement. Lorsque la calotte osseuse est enlevée, on recherche si , à la surface des os , il n'existerait pas quelque lésion qui n'aurait pu être appréciée à l'extérieur. On incise la dure-mère d'avant en arrière , à droite et à gauche du sinus longitudinal ; on abaisse les lambeaux en dehors et de chaque côté ; la presque totalité de la surface du cerveau est à nu. — On note l'état de plénitude ou de vacuité de ses vaisseaux , la couleur de sa surface , la consistance de son tissu. — On coupe , avec des ciseaux introduits en avant , entre les deux hémisphères , l'insertion de la faux de la dure-mère à l'apophyse *crista galli* de l'eth-moïde ; on renverse ce repli en arrière. — On soulève le cerveau, en coupant successivement tous ses nerfs ; on ouvre la tente du cervelet, en suivant les bords postérieurs du rocher et l'on détache tout l'encéphale, en incisant la moëlle transversalement. — On abaisse la tête, afin de voir s'il s'écoule du canal vertébral un liquide quelconque. — On examine le cerveau, à l'aide de sections pratiquées horizontalement dans son épaisseur ; on explore sa substance, ses ventricules, les liquides qu'ils peuvent contenir, l'état des replis de l'arachnoïde et de la pie-mère qu'ils renferment, et l'on poursuit la dissection jusqu'au cervelet.

Examen du cou et de la poitrine. Le cou du cadavre étant tendu et allongé, on pratique : 1° une section transversale qui suit le contour de la base de l'os maxillaire inférieur ; 2° une section qui divise la lèvre inférieure à sa partie moyenne, et se prolonge jusqu'au sternum ; 3° une incision qui longe toute l'étendue des deux clavicules, de manière à couper la précédente à angle droit, à sa partie inférieure ; 4° deux incisions qui partent du tiers interne de chaque clavicule, et se rendent obliquement en dehors à la base de la poitrine, vers l'extrémité antérieure de la quatrième fausse côte. On découvre par la dissection des lambeaux, la base de l'os maxillaire inférieur et les muscles du cou ; on prolonge la dissection sur les parties latérales de la poitrine, et l'on enlève dans cette partie les muscles avec la peau, afin d'explorer leur état et de mettre les côtes à nu. On dissèque aussi, de haut en bas, le lambeau de peau qui recouvre le sternum, et on le renverse sur l'abdomen. — On scie l'os de la machoire à sa partie moyenne ; la cavité de la bouche et la langue sont examinées avec soin ; — on détache de bas en haut les muscles du cou ; la trachée-artère, le larynx et les vaisseaux sont mis à nu. — Alors on pratique la section de la clavicule

et des côtes, à l'aide d'un trait de scie commencé au tiers-
interne de chaque clavicule, et se prolongeant sur toutes les
côtes, dans la direction des incisions qui ont été faites aux
parties molles de la poitrine. — On renverse en bas et sur
l'abdomen le sternum avec les parties des clavicules et des
côtes qui ont été coupées. La cavité de la poitrine est largement ouverte, les poumons et le cœur sont à nu. — On incise
le péricarde ; s'il contient un liquide, on en mesure de l'œil
la quantité, ou on l'absorbe avec une éponge que l'on exprime dans un vase, où cette appréciation peut être faite
avec plus d'exactitude. La même opération est pratiquée à l'é-
gard des cavités des plèvres. — On note l'aspect extérieur des
poumons, leur volume, la densité de leur tissu. — On ouvre
chaque cavité du cœur isolément ; on note leur état de plénitude ou de vacuité ; on presse légèrement sur le ventre,
afin d'observer si le sang reflue en plus ou moins grande
quantité par la veine cave inférieure. — On soulève le cœur
de bas en haut ; on coupe, à leur origine, les vaisseaux qui
en partent. — On dissèque la trachée-artère jusqu'à l'entrée
des bronches dans les poumons ; on suit même quelques-unes
de leurs ramifications dans leur tissu ; on incise alors le larynx en avant et le long de sa partie moyenne et antérieure;
on fend la trachée-artère et ses divisions pour noter ce qu'elle
contient, ainsi que l'état de sa membrane muqueuse. On
incise le tissu pulmonaire pour l'observer.

Examen de l'abdomen. La surface abdominale doit être
d'abord examinée avec soin ; toute tumeur doit être décrite
sous le rapport de son aspect, de son volume, de sa densité,
de sa couleur, de sa mobilité et de son siège. On doit noter
les rides de l'abdomen chez les femmes, les plicatures des
aines, les gerçures de la peau. — On pratique la section des
parois abdominales, dans toute leur circonférence, en continuant les incisions faites sur les côtés du thorax, et en lon-

geant l'épine antérieure et supérieure de l'os des iles et les branches du pubis ; on relève ce large lambeau ; de cette manière, le diaphragme est conservé dans son intégrité, et il n'existe pas entre la cavité de la poitrine et celle de l'abdomen, de communication qui puisse faire craindre le mélange des fluides qui peuvent y être contenus. — On examine ensuite les divers organes qui sont renfermés dans le ventre, en passant successivement en revue l'estomac, les épiploons, les intestins, le mésentère, le foie, la rate, les reins, la vessie, la matrice et ses dépendances chez la femme. Il ne faut pas omettre d'explorer les organes génitaux, non seulement sous le rapport des altérations qu'ils présentent, mais encore sous celui de leurs vices de conformation. — En cas de grossesse, on décrira avec le plus grand soin la matrice, le fœtus et ses annexes. Souvent il est nécessaire, pour étudier avec fruit l'état de ces parties, de pratiquer la section des branches horizontales du pubis et ascendantes de l'ischion.

Examen des membres. Des incisions profondes doivent être pratiquées dans l'épaisseur des membres, pour examiner les muscles et s'assurer s'ils ne renferment pas des ecchymoses et même des épanchements sanguins et purulents.

Examen du rachis. S'il est nécessaire de procéder à cet examen, on pratique des incisions nombreuses sur toute la surface du dos, afin de constater les lésions qui pourraient y exister, et aussi pour reconnaître les lividités et vergetures cadavériques. Faisant ensuite deux incisions qui, partant de l'occiput, longent les gouttières vertébrales jusqu'au sacrum, on découvre le rachis en disséquant à droite et à gauche et en enlevant les muscles. Alors, à l'aide d'un trait de scie pratiqué de chaque côté sur les lames postérieures des vertèbres et le plus près possible des apophyses transverses, on enlève toute leur partie postérieure et l'on met la moëlle à nu. Il ne reste plus qu'à inciser le prolongement de la dure-mère, fendre la moëlle sur place ou couper les racines antérieures et postérieures des nerfs pour l'enlever au dehors du canal rachidien.

Enfin, on procède à la rédaction du rapport en présence des magistrats, qui peuvent l'exiger, au moins en ce qui concerne la description des faits ; car, pour les conclusions, le médecin a le droit de se recueillir pour leur rédaction, et il peut les donner plus tard.

L'autopsie terminée, le rapport rédigé et les conclusions prises, tous les faits doivent être gardés par le médecin sous le sceau du secret, jusqu'au moment où l'instruction de la procédure est terminée.

DES EXHUMATIONS JUDICIAIRES.

Un cadavre inhumé depuis un temps plus ou moins long, peut devenir l'objet d'une expertise médico-légale, susceptible dans quelques circonstances, d'amener des résultats plus ou moins positifs. C'est principalement dans les cas d'empoisonnement par les substances métalliques, que les exhumations peuvent être utiles ; parce que, quelle que soit l'époque de l'inhumation, si l'on parvient à recueillir les débris du canal digestif, on doit y retrouver le métal qui formait la base du poison. Quand des blessures ont été faites et qu'elles ont intéressé des os, on peut aussi en constater les traces ; mais alors, il s'élève le plus souvent la question de savoir si la blessure a été faite pendant la vie ou après la mort ; car les effets vitaux d'une division des parties, opérée par l'instrument vulnérant, peuvent disparaître sous l'influence de la putréfaction, ou se confondre avec des phénomènes putrides. Néanmoins si les traces de blessures coïncident avec la cause indiquée par l'accusation, elles deviennent une présomption bien forte en faveur d'un corps de délit. On pourra également reconnaître les déchirements du foie, de la rate, des muscles; la destruction d'un œil; les plaies d'armes à feu, surtout si l'on découvre le projectile.

Dans les cas de suspension et de strangulation, une exhumation peut faire retrouver le lien encore appliqué autour du cou, ou tout au moins des traces plus ou moins certaines de son application.

Les exhumations peuvent être utiles dans les cas d'infanticide, soit pour déterminer l'âge du fœtus, soit même pour rechercher s'il a respiré ou non; car les poumons des enfants nouveaux-nés résistent plus long-temps que les autres organes à la putréfaction.

Les exhumations judiciaires ont été entreprises avec succès, même après plusieurs années d'inhumation, et lorsque le corps était arrivé à l'état de squelette, dans le but de constater si un cadavre avait été inhumé dans un lieu donné, et pour éclairer la question d'identité.

Une exhumation peut être dangereuse en raison du nombre de cadavres que l'on met à découvert, suivant la saison, et suivant l'époque de l'inhumation. Toutefois, elle offrira moins d'inconvénients, si l'on prend les précautions suivantes : 1° Ne jamais procéder à cette opération à jeun; prendre même une petite quantité de liqueur spiritueuse; 2° faire l'exhumation de grand matin, surtout en été; 3° se munir d'éponges, de linges, d'eau et de trois ou quatre livres de chlorure de chaux solide; en mettre une livre dans deux seaux d'eau environ; agiter pour opérer le mélange et la dissolution; 4° faire préparer une table large dans un lieu exposé à un courant d'air et plus élevé que le sol, si c'est possible; 5° faire enlever rapidement la terre de la fosse; quand la bière est mise à nu, répandre à sa surface, sans l'ouvrir, une livre de chlorure de chaux qui permet aux fossoyeurs de la déblayer et de passer leurs cordes pour l'enlever; 6°

faire ouvrir la bière auprès de la fosse ; en retirer le corps et le laisser exposé à l'air pendant quinze ou vingt minutes ; 7° le placer sur la table et répandre *autour du corps,* environ une demi-livre de chlorure de chaux solide , lequel sera remplacé trois ou quatre fois pendant l'autopsie ; 8° avoir soin d'opérer en se plaçant dans la direction du courant d'air et de se laver fréquemment les mains dans la dissolution de chlorure de chaux.

Telles sont les précautions indiquées pour éviter , ou , tout au moins , diminuer les dangers que présente une exhumamation ; cependant , il est facile de sentir que ces détails sont fort incomplets et qu'ils doivent être modifiés en raison des circonstances dans lesquelles on se trouve placé.

Une exhumation doit toujours être faite d'après un ordre et en présence d'un magistrat. Un médecin se rendrait coupable si , emporté par son amour pour la science , il faisait faire une exhumation sans autorisation. Cet acte pourrait être considéré comme une violation de tombeaux , et être puni comme tel , en vertu de l'Art. 567 du Code pénal ainsi conçu.

» Quiconque aura outragé un cadavre , ou se sera rendu
» coupable de violation de tombeaux ou de sépultures , sera ,
» suivant la gravité des cas , puni de la réclusion ou d'em-
» prisonnement , ou d'une amende que l'on pourra porter à
» trois cents livres. »

CHAPITRE III.

DES ATTENTATS A LA PUDEUR.

Législation.

Code Pénal. ART. 433. Quiconque aura commis un outrage public à la pudeur, ou offensé publiquement les bonnes mœurs, sera puni d'un emprisonnement d'un mois à un an.

Lorsque l'outrage à la pudeur aura été commis dans un lieu particulier, et que la partie offensée en aura porté plainte, le coupable sera puni d'un emprisonnement qui pourra s'étendre à six mois.

Dans l'un et l'autre cas, on prononcera une amende qui pourra être portée à deux cents livres.

ART. 530. Quiconque abuse d'une personne d'un autre sexe, soit en lui ôtant tout moyen de défense, soit en lui inspirant une crainte grave, se rend coupable de viol. Ce crime sera puni de la réclusion pendant sept ans au moins, ou même des travaux forcés pendant dix ans.

ART. 531. Il y a toujours viol :

1º Lorsque la personne dont on a abusé n'avait pas douze ans accomplis.

2º Lorsque, par l'effet d'une maladie, par l'altération de ses facultés, ou par toute autre cause accidentelle, la personne dont on a abusé avait perdu l'usage de ses sens, ou en avait été privée par quelque artifice.

ART. 532. Si les coupables sont de la classe de ceux qui ont autorité sur la personne qui a été violée, s'ils sont ses instituteurs ou ses serviteurs à gages, ou serviteurs à gages de sa famille, ou si le coupable, quel qu'il soit, a été aidé dans son crime, par une ou par plusieurs personnes, la peine du viol sera portée au *maximum* des travaux forcés à temps.

Le *maximum* de la dite peine pourra également être appliqué dans le cas où le crime aurait été commis sur des personnes liées à un ordre religieux, dont l'institut aurait pour objet des offices de charité.

Art. 522. Si l'inceste est accompagné de violence, la peine sera celle des travaux forcés à temps, qui pourra être portée au *maximum*.

Art. 523. Si l'adultère est accompagné de violence, la peine sera celle de la réclusion pendant sept ans au moins ; elle pourra même être portée aux travaux forcés à temps.

Art. 539. Si, dans les cas prévus par les quatre articles précédents, l'enlèvement a été accompagné de viol, on appliquera la peine établie par l'article 530, avec augmentation d'un degré ; sans préjudice des plus fortes peines auxquelles le viol pourrait donner lieu, eu égard au concours d'autres circonstances.

Art. 542. Lorsque le viol ou le rapt aura été commis sur une femme publique, la peine sera diminuée d'un à trois degrés.

L'article 433 punit les outrages à la pudeur et les offenses aux bonnes mœurs, sans distinction de sexe. Les actes qui constituent ce délit sont presque toujours consentis et volontaires. Cachés, ils n'auraient aucun caractère de criminalité ; publics, ils sont punis par la loi.

Comme les preuves ressortent le plus souvent de la publicité, il est rare que des médecins soient appelés à donner leur avis.

L'article 530 définit le viol et indique les circonstances qui le caractérisent. La distinction qui repose sur l'âge est basée sur cette circonstance que l'on suppose que l'enfant n'a pu opposer de résistance, soit parce qu'il n'a pas la conscience de l'action qui est commise envers lui, et ne peut par conséquent juger du préjudice qu'on lui porte, soit parce qu'il n'a pas les moyens de se défendre.

Il en est de même d'une personne dans un état habituel d'imbécillité ou d'idiotisme ; ou bien dans un état temporaire d'ivresse, de syncope, de narcotisme, etc.

DU VIOL.

Le viol est l'acte de la copulation, consommé ou tenté avec violence, et par conséquent contre la volonté de l'une des parties. Il peut être effectué sur des personnes de tout âge et de tout sexe ; cependant il s'adresse plus particulièrement aux jeunes filles vierges et depuis trois ans jusqu'à dix-huit.

Les altérations matérielles du viol ne peuvent être constatées que dans les quatre ou cinq jours qui suivent la tentative présumée , à moins qu'il n'existe des symptômes vénériens semblables chez la plaignante et chez l'accusé. Parmi ces altérations, celle qui fournit l'indice le plus probant sur l'existence du crime est la défloration récente.

Le viol peut être opéré pendant une syncope ou pendant le sommeil naturel ou provoqué par des narcotiques , sans qu'il en résulte aucun désordre matériel notable et sans que la femme puisse en avoir eu la connaissance , à moins qu'elle ne soit vierge , et dans ce cas , la défloration est la seule preuve du crime.

La grossesse n'est pas une raison de croire que la femme ait consenti à la copulation , puisqu'il ne dépend pas de sa volonté de concevoir , et que la conception peut s'opérer à son insçu.

La mort peut être la conséquence du viol ; elle est due alors à une syncope causée par la honte et l'horreur auxquelles est en proie une femme , lorsqu'elle est violée.

Dans les expertises pour crime de viol , le médecin doit être mis à même de comparer les désordres qu'il a constatés avec l'instrument vulnérant , soit le pénis de l'homme, soit les divers corps employés à les produire ; en sorte qu'il a presque toujours deux personnes à visiter : la plaignante et l'accusé.

C'est surtout dans les cas de viol que le médecin doit posséder tous les documents dont se compose déjà l'instruction, afin d'imprimer à ses questions une direction plus favorable à la recherche de la vérité.

Dans l'examen qu'il fait de la plaignante , il ne doit jamais manquer de s'informer des circonstances de moralité qui peuvent s'y rattacher , et surtout si elle est adonnée ou non à la masturbation. Il doit fixer son attention sur les formes qu'elle emploie pour consentir à la visite. Il en est de même de son degré d'intelligence ; une jeune fille peut être innocente à vingt ans et très-avancée à douze.

Il faut toujours questionner les enfants loin de leurs parents, et les visiter en leur présence. C'est d'abord de l'enfant que l'on doit prendre des renseignements ; ce n'est que secondairement que l'on questionne la mère.

Ce n'est pas seulement le linge que porte actuellement la personne objet de l'examen , que l'on doit observer ; mais encore , autant qu'il est possible , celui qui a été sali à une époque antérieure au crime.

Quand on visite un homme , on doit rechercher s'il ne porte pas au nez , au palais , à la gorge , aux aines et à la verge , des indices d'une affection syphilitique ancienne. Il faut noter sa force et sa constitution ; le volume du membre viril , et le comparer avec le diamètre des parties génitales de la plaignante ; comprimer la verge de sa racine à son sommet , afin d'exprimer le liquide que l'urètre peut contenir ; en un mot , se conduire comme si l'on avait à constater une maladie vénérienne.

D'après les considérations générales qui précèdent , et comme , le plus souvent, la défloration récente est la preuve physique la plus évidente du viol consommé , il est nécessaire d'examiner :

1° Quels sont les moyens de reconnaître si la défloration a eu lieu ;

2° Quelles sont les causes qui peuvent l'opérer ;

3° Quels sont les moyens de distinguer si la défloration est récente ou ancienne;

4° Quels sont les traces de violence ou autres indices que l'on peut trouver aux parties génitales, sur le reste du corps ou sur les vêtements, et qui peuvent être rattachés à un viol ou à une tentative de viol ;

5° Quels sont les indices d'une affection vénérienne, et si ces indices sont le fait d'une maladie communiquée, ou le résultat de toute autre cause.

Avant d'étudier les moyens de résoudre la première question, il faut connaître exactement l'état normal des parties génitales, chez les jeunes enfants ; chez les jeunes filles, au voisinage de l'époque de la puberté ; chez les femmes qui ont cohabité avec des hommes ; chez celles qui ont eu des enfants.

1° *Chez les jeunes enfants de 1 à 5 ans.* Huit parties distinctes constituent les organes génitaux externes à cet âge : le *pénil*, portion saillante, triangulaire, légèrement proéminante, placée sur le pubis, terminée en haut par un repli qui limite inférieurement l'abdomen. Il est pourvu de plus ou moins de graisse, suivant l'âge et l'état d'embonpoint des enfants.

Les *grandes lèvres*. Elles forment deux replis de la peau assez volumineux et arrondis extérieurement, qui bordent latéralement et recouvrent la vulve ; leur surface interne est ordinairement d'une couleur rosée, ainsi que le reste de la membrane muqueuse qui tapisse les parties génitales externes. En écartant légèrement les cuisses, on s'aperçoit que les grandes lèvres forment un espace triangulaire dont la base est en haut et le sommet en bas. Cette disposition est constante ; elle disparaît à mesure que l'enfant devient plus âgé, et s'efface entièrement à l'époque de la puberté ; on observe le contraire chez la femme.

La *fourchette*, repli membraneux ou espèce de bride, qui, lorsqu'il est étendu, a la forme d'un croissant et qui unit postérieurement les grandes lèvres entre elles, en laissant en arrière une légère cavité que l'on nomme la *fosse naviculaire*.

Les *petites lèvres* qui, partant du prépuce du clitoris, descendent sur la partie interne des grandes lèvres, pour se terminer en avant de la membrane hymen. Elles ont ordinairement, chez les très-jeunes enfants, plus d'étendue proportionnelle que par la suite.

Le *clitoris*, qui, à cet âge, a, relativement aux autres parties, une longueur plus considérable, et qui du reste offre la même organisation que le membre viril de l'homme.

Un *espace triangulaire* qui sépare le clitoris du méat urinaire.

La *membrane hymen*, dont l'existence, chez les vierges, est admise par tous les anatomistes modernes. Elle se présente, tantôt sous la forme d'un croissant, dont la convexité répond au périné, et dont les extrémités se terminent sur les côtés de l'orifice du vagin ; tantôt sous celle d'une membrane inégalement circulaire, perforée à son centre et adhérente dans toute sa circonférence, à l'ouverture du vagin ; d'autrefois, c'est une membrane imperforée, ou ne présentant qu'une petite ouverture qui correspond au méat urinaire ; ou bien une simple bandelette qui borde l'ouverture du vagin.

Quant *au vagin*, il constitue à cette époque de la vie, un canal conique presque droit, un peu aplati d'avant en arrière, et qui ne peut pas permettre l'introduction du petit doigt. Des rides membraneuses y existent ; elles en occupent principalement l'entrée et affectent une direction transversale.

2° *Chez les jeunes filles, au voisinage de l'époque de la puberté.*

Les grandes lèvres sont fermes et tendues ; leurs bords flottants sont arrondis et rapprochés l'un de l'autre ; leurs surfaces internes sont rouges et vermeilles ; elles recouvrent entièrement les petites lèvres ; quelques poils apparaissent sur leurs surfaces externes, ainsi que sur le pénil. Elles sont moins écartées en haut, et beaucoup plus en bas, quand on éloigne les cuisses l'une de l'autre. Le clitoris est beaucoup plus caché par elles et son organisation est mieux dessinée. En outre, lorsque la menstruation s'est établie et à chaque époque où elle paraît, avant, pendant l'écoulement et deux ou trois jours après qu'il a cessé, les parties génitales subissent une dilatation très-marquée et l'hymen devient plus lâche et plus extensible.

3° *Chez les femmes qui ont cohabité avec des hommes.*

Les grandes lèvres sont plus aplaties ; elles s'ouvrent beaucoup plus inférieurement par l'écartement des cuisses. La membrane muqueuse qui tapisse les parties génitales externes a perdu sa coloration vermeille et pris une teinte blafarde. La membrane hymen est détruite et remplacée par quelques tubercules pyramidaux à bords frangés qu'on appèle *caroncules myrtiformes* ; la fourchette est moins tendue et la fosse naviculaire est déformée ; l'ouverture du vagin et le vagin lui-même ont des dimensions plus grandes ; les rides de sa surface interne ont diminué de nombre et de profondeur.

4° *Chez les femmes qui ont fait des enfants.*

Les parties génitales externes sont beaucoup plus saillantes ; la fourchette est déchirée ; la fosse naviculaire a disparu ; les caroncules myrtiformes ont moins de volume ; le vagin est très-large ; ses rides et ses plis ont augmenté.

De la Virginité et de ses caractéres.

Lorsque les parties génitales externes sont fermes, résistantes, d'un rouge vermeil ; les grandes lèvres rapprochées et recouvrant la vulve ; la fourchette, la fosse naviculaire et les petites lèvres intactes ; lorsque l'orifice vaginal permet à peine l'introduction d'un doigt, et surtout que *l'existence de la membrane hymen est bien établie*, on peut affirmer que la défloration n'a pas eu lieu.

Quelles sont les causes qui peuvent opérer la défloration ?

Tout corps étranger introduit dans le vagin *brusquement et avec force*, et dont le volume excède l'ouverture de ce canal, pourra opérer la rupture de la membrane hymen et sa transformation en lambeaux. Cette rupture caractérise la défloration ; il n'est pas possible de distinguer si elle a été produite par le membre viril, ou par un corps étranger d'une autre nature, les désordres étant les mêmes dans les deux cas.

Chez les jeunes enfants la défloration n'aura presque jamais eu lieu par le membre viril, en ce sens que l'hymen sera resté intact ; il y a trop de disproportion entre les dimensions des parties génitales.

Tout corps étranger, fût-il d'un diamètre en rapport avec celui du vagin, pourra, s'il est introduit peu-à-peu, distendre la membrane hymen, l'allonger, diminuer sa hauteur, augmenter son étendue et tendre à la faire disparaître, de manière qu'elle ne consiste plus qu'en une sorte de ruban placé à l'entrée du vagin ; alors les caroncules myrtiformes n'existeront pas, ou seront peu prononcées. C'est là le résultat ordinaire de la masturbation, de l'introduction graduée et répétée dans le vagin, d'étuis ou de cylindres de plus en plus volumineux.

La membrane hymen peut encore se détruire par un saut, l'élargissement brusque des cuisses, l'introduction d'un pessaire et par des courses à cheval, lorsqu'on monte en cavalier.

Plusieurs maladies peuvent opérer le même résultat ; telles sont une affection catarrhale ; un écoulement leuchorrhéique, une sécrétion d'humeur âcre qui enflamme et ulcère les parties génitales.

La conséquence de ces faits est qu'il ne faut pas conclure au viol par le fait seul de la disparution de l'hymen , et qu'alors on doit rechercher à quelle cause on peut l'attribuer.

Quels sont les moyens de distinguer si la défloration est récente ou ancienne ?

Quand la défloration est récente, on observe des contusions aux grandes et aux petites lèvres , des excoriations, des déchirures de la membrane muqueuse du vagin , avec ecchymoses et injections vasculaires ; la membrane hymen est déchirée en plusieurs lambeaux ; les bords de la déchirure sont inégaux , saignants et frangés ; ils peuvent fournir une légère suppuration. En un mot , on rencontre tous les caractères d'une plaie récente ; aussi y a-t-il eu effusion d'une plus ou moins grande quantité de sang. Ce signe se rencontre toujours dans la défloration ; cependant il peut aussi avoir lieu dans la copulation avec une femme déjà déflorée , c'est lorsqu'il y a une disproportion marquée entre la grosseur du membre viril et les dimensions des parties génitales ; néanmoins cette circonstance est fort rare.

Les signes d'une défloration récente disparaissent en partie après quatre à cinq jours ; alors les lèvres de la plaie se sont cicatrisées, l'on ne trouve plus que les débris de l'hymen et il n'est plus possible d'assigner une époque à la perte de la virginité.

La défloration qui dépend d'une maladie ne peut être bien constatée que lorsque la maladie existe encore ; une fois les ulcérations guéries, il ne reste plus que des cicatrices qui ne peuvent pas établir la conviction de l'expert , tout en laissant des traces de leur existence. Au reste, ces cas ne peuvent jamais être confondus avec une défloration par violence.

Des traces de violences ou autres indices que l'on peut trouver aux parties génitales, sur les diverses parties du corps ou sur les vêtements, et qui peuvent être rattachés à un viol ou à une tentative de viol.

Si le viol a été consommé ou tenté sur une personne qui a eu des rapports avec des hommes, ou qui a eu des enfants, on ne constate presque jamais des traces de violence aux parties génitales ; dans ce cas, ou la femme a conservé toute sa connaissance, et alors elle oppose de la résistance et ne peut être violée ; ou, au contraire, elle est, par des circonstances diverses, dans l'impossibilité de résister, et alors l'acte vénérien s'exécute sans violence.

Il n'en est pas de même chez une vierge ou chez une enfant ; et c'est dans ces circonstances qu'on rencontre les désordres décrits dans le paragraphe précédent.

Dans ces deux cas, on peut trouver sur les diverses parties du corps, et principalement aux aines, aux cuisses, aux poignets, aux seins, des traces de pressions brusques et fortes, se dessinant par des taches noires évidemment dûes à des ecchymoses.

Enfin, lorsque l'expertise peut être faite peu de temps après le crime, les vêtements et surtout la chemise, peuvent présenter des taches qui doivent fixer l'attention, parce qu'elles sont de nature à établir les preuves les plus fortes du viol.

Ces taches sont de deux espèces, et occupent sur la chemise deux positions différentes : *le plus ordinairement* les unes sont situées sur le derrière et les autres sur le devant.

Celles qui sont placées sur le derrière de la chemise sont formées par du sang ; elles se présentent sous deux aspects différents : les unes sont d'un rouge foncé, plus petites, et d'une coloration égale dans toute leur surface ; elles sont formées par le sang *pur* qui a été répandu au moment de la défloration. Les autres sont d'un rouge plus clair, ou mieux d'un jaune rougeâtre ; elles ont plus d'étendue, sont plus claires à leur centre et d'un rouge plus foncé à leur circonférence ; elles sont formées par une sérosité sanguinolente, qui s'est écoulée des déchirures quelques heures après la défloration.

Les taches placées sur le devant de la chemise offrent tous les caractères du sperme ; elles sont plus ou moins larges ; elles offrent une teinte légèrement grisâtre ; leur circonférence est onduleuse ; elles sont un peu plus colorées à leur pourtour qu'à leur centre ; elles rendent le linge raide et empesé ; elles n'ont pas d'odeur quand elles sont sèches ; humecté par l'eau froide, le linge se ramollit, se désempèse, et les taches donnent une odeur spermatique.

Chauffées à une douce chaleur, elles prennent une couleur *jaune fauve* ; si alors on les fait macérer dans de l'eau distillée, elles cèdent encore à ce liquide du sperme non altéré ; ce qui prouve qu'il n'y a eu qu'une simple dessication.

Ce caractère les distingue des taches faites par du mucus et par de la matière des écoulements morbides, tels que la blennorrhagie, la leucorrhée et les lochies blanchâtres dites laiteuses.

Si on prolonge la macération pendant deux heures, elles abandonnent à l'eau une grande partie du sperme dont elles sont formées.

Le liquide dans lequel la macération a eu lieu est *trouble ; il filtre lentement*, et il est difficile de l'obtenir *parfaitement limpide* par la filtration. Si on l'évapore, il répand, à mesure qu'il se concentre, une odeur spermatique de plus en plus prononcée. Le résidu de l'évaporation est une matière *glutineuse*, qui, en se refroidissant, forme à la surface du vase un enduit *luisant* et *transparent*. Une partie de cet enduit est soluble dans l'eau ; mais une autre y est insoluble : celle-ci est poisseuse et se dissout complètement dans la potasse.

La partie soluble, filtrée et traitée par l'acide nitrique, *ne se trouble pas.* L'alcool ne la trouble que légèrement. Le chlore, le bi-chlorure de mercure, l'acétate et le sous-acétate de plomb la troublent plus ou moins, en formant un précipité blanc floconneux.

Quels sont les indices d'une affection vénérienne, et peut-on reconnaître si ces indices sont le fait d'une maladie communiquée, ou le résultat d'une autre cause ?

Les symptômes vénériens primitifs les plus fréquents, sont un écoulement et des ulcérations.

Un *écoulement* est précédé, vers le troisième ou quatrième jour après le viol, par des démangeaisons, de la cuisson, de la douleur en urinant. La membrane muqueuse est d'un rouge plus ou moins vif, surtout au voisinage du méat urinaire, qui est plus enflammé que le reste. La matière de l'écoulement est rassemblée autour du méat urinaire et du clitoris ; elle peut être verte, jaune ou blanche, ou présenter des nuances qui dérivent de ces trois couleurs ; la chemise en est plus ou moins tachée.

Chez une jeune fille, la malpropreté, une affection catarrhale de la muqueuse vaginale, et surtout une inflammation provoquée par l'habitude de la masturbation, peuvent produire un écoulement aussi abondant et aussi coloré que lorsqu'il a été communiqué ; d'où il résulte que pour pouvoir affirmer qu'il est d'origine syphilitique, il faut : 1º que l'accusé ait un écoulement ou une des formes de l'affection syphilitique qui entraine avec elle la suppuration ; 2º que l'invasion de l'écoulement de la jeune fille date des quatre ou cinq premiers jours qui ont suivi l'attentat ; 3º qu'il soit bien prouvé qu'a-

vant cette époque, la jeune fille n'avait pas d'affection de méme nature ; 4° enfin, qu'elle n'a cohabité avec aucun autre individu affecté.

Les deux premières circonstances seules sont de la compétence de l'expert ; les autres tiennent aux faits de l'accusation et appartiennent par conséquent aux magistrats ; mais
dans son rapport, l'expert doit en indiquer la possibilité et
faire ressortir l'avantage qu'il y aurait à les constater.

Les *ulcérations* peuvent exister seules ou accompagner un
écoulement. Pour juger si elles sont syphilitiques ou non, il
faut observer avec soin si leurs bords sont taillés à pic et
calleux ; si elles sont grisâtres à leur centre, rouges à leur
circonférence, bien arrondies, comme lorsqu'elles sont de
nature vénérienne ; ou si, au contraire, elles sont superficielles, inégalement rondes, et rosées ou légèrement blanchâtres à leur centre, comme dans les aphtes. Il faut bien
se garder de prendre des boutons à leur début pour des
pustules vénériennes. L'affection syphilitique communiquée
est souvent accompagnée d'engorgements aux aines, constituant ou ne constituant pas des bubons ; il faut se rappeler
que le bubon est formé par les glandes inguinales internes
et que les externes sont fréquemment engorgées par une
écorchure au pied, ou toute autre cause semblable.

D'après les détails qui précèdent, l'on voit que, dans un
cas d'accusation de viol, il n'est pas toujours possible d'assigner la cause des altérations, des violences que l'on a constatées. Cependant ces résultats matériels, réunis aux renseignements fournis par l'instruction, peuvent avoir une grande
valeur pour éclairer les magistrats. C'est pourquoi, le médecin doit entrer dans les détails les plus minutieux et s'étudier à tirer les conclusions les moins dubitatives possible.

DES AUTRES ATTENTATS A LA PUDEUR.

Art. 439 *du Code pénal*. Tout acte de débauche contre nature, commis avec violence, de la manière et dans les circonstances exprimées aux articles 530 et 531, sera puni de sept ans au moins de réclusion, et même des travaux forcés à temps. S'il n'y a point eu de violence, mais qu'il y ait eu scandale, ou s'il y a eu plainte, le coupable sera puni de la réclusion, et même des travaux forcés pendant dix ans, suivant les circonstances.

Les autres attentats à la pudeur sont loin d'offrir le même intérêt; et d'ailleurs, s'ils sont opérés avec violence, ils présentent tous les désordres qui appartiennent au viol, à l'exception de leur siége qui peut être différent.

Quant à la pédérastie, rien n'est plus difficile à constater; il est impossible de déterminer si cet acte a été accompli, lorsqu'il n'a été opéré qu'une fois, à moins de conditions toutes particulières, et qui pourraient faire supposer une brutalité sans exemple.

Quant à reconnaître l'habitude de cet acte honteux, il faut qu'elle soit portée très-loin pour la constater. La disposition de l'anus en entonnoir, sa dilatation et le relâchement du sphincter, sont loin d'être constants; et d'ailleurs, une conformation à-peu-près semblable peut être naturelle. C'est pourquoi les médecins doivent se tenir dans la plus grande réserve avant de porter leur jugement.

CHAPITRE IV.

DU MARIAGE.

Législation.

Art. 140 *du Code civil.* Les époux ne pourront, même d'un commun accord, se séparer, sans y être autorisés par le juge ecclésiastique. Dans le cas où ils se seraient séparés sans cette autorisation, l'autorité civile donnera les dispositions nécessaires pour leur réunion.

Si les circonstances sont telles que la séparation devienne indispensable, et s'il y a urgence, l'autorité civile pourvoira provisoirement à la sûreté de l'époux qui aura réclamé son assistance.

Art. 144. Le mariage ne se dissout que par la mort de l'un des époux, et suivant les lois de l'Eglise.

D'après cette législation, l'autorité civile ne peut intervenir que pour mettre un des époux à l'abri des violences de l'autre, et seulement *lorsqu'il y a urgence ;* par exemple, lorsque la santé ou la vie seraient menacées : dans ce cas, un médecin peut être appelé à constater des blessures ou des mauvais traitements.

Toutes les autres questions relatives au mariage sont de la compétence des tribunaux ecclésiastiques, qui peuvent réclamer les avis des médecins dans les cas d'*empêchement au mariage* et de *séparation de corps.*

On distingue les empêchements en *prohibitifs* et en *dirimants ;* les premiers rendent illicite le mariage contracté, sans pourtant l'annuler. Ils ne donnent jamais lieu à des expertises. Les dirimants frappent le mariage de nullité radicale, en sorte qu'ils ne mettent pas seulement obstacle à un futur mariage, mais encore qu'ils donnent lieu à faire déclarer nul le mariage qui aurait été contracté.

Error, conditio, votum, cognatio, crimen,
Cultús disparitas, vis, ordo, *ligamen*, honestas ;
Amens, affinis, si clandestinus et impar,
Si mulier sit rapta, loco non redditur tuto.
Hæc facienda vetant, connubia facta retractant.

La démence, l'erreur sur la personne et l'impuissance, sont les seules causes d'empêchement dirimant qui soient de nature à provoquer des rapports de médecine légale ; les deux premières, en viciant la capacité civile pour ce contrat, par le défaut de consentement ; et la dernière, en s'opposant au principal but du mariage.

Par l'expression *démence* on doit entendre toute espèce d'aliénation qui ne laisse pas à l'individu la liberté d'esprit, pour prêter un consentement valable à un contrat quel qu'il soit.

Le devoir du médecin se borne à constater l'état mental de l'individu soumis à son examen, la nature de l'aliénation, son ancienneté, sa gravité et ses intermittences, si elle en présente. *Voyez chapitre* XVIII, *aliénation mentale.*

L'erreur sur la personne ne peut donner lieu à un rapport de médecine, que dans le cas où l'un des époux appartient à un sexe autre que celui dont il avait cru faire partie ; par exemple, un individu qui aurait été élevé et marié comme fille et qui se trouverait être un garçon, et réciproquement. (*Voyez De l'hermaphrodisme*, *page* 58)

L'impuissance est l'incapacité de consommer le mariage ; on ne doit pas la confondre avec la stérilité. Elle peut être absolue ou relative ; dans le premier cas, l'époux impuissant ne peut contracter aucun mariage ; si elle n'est que relative, ils sont libres l'un et l'autre de se marier avec un autre individu. Pour former un empêchement dirimant, l'impuissance doit être antérieure au mariage et incurable ; *antexedens matrimonium et perpetua.*

Chez l'homme, elle doit reconnaître pour causes des vices organiques extérieurs et appréciables, qui excluent la faculté d'exercer un coït complet et fécondant, c'est-à-dire, dans lequel le sperme soit déposé dans les parties génitales de la femme. *Erectio, intromissio et immissio in vas femineum.*

Ces causes sont *certaines* ou *douteuses.*

Les premières sont au nombre de trois : 1° l'absence de la verge ; 2° l'absence des testicules ; 3° l'extrophie de la vessie.

L'absence de la verge, soit naturelle, soit accidentelle, doit être complète et tellement absolue qu'il n'existe plus à l'extérieur une saillie des corps caverneux suffisante pour permettre une introduction dans les parties génitales les plus extérieures de la femme.

L'absence congéniale des testicules est facile à constater, au moins quant à la position qu'ils occupent ordinairement ; mais ils peuvent ne pas avoir franchi l'anneau inguinal et être restés dans l'abdomen ; cette anomalie n'exclut pas la faculté d'engendrer, si ce n'est lorsque, en même temps, il y a atrophie ; alors, comme lorsqu'ils manquent naturellement, les caractères de virilité manquent plus ou moins complètement, et sont remplacés par ceux de l'autre sexe. Dans ces deux cas, il n'y a pas de cicatrices au scrotum, qui est petit, lisse et sans raphé.

Lorsque l'absence des testicules est le résultat de la castration, il existe une preuve matérielle de cette opération ; elle consiste dans une cicatrice au scrotum. Lorsqu'elle a eu lieu dans le bas âge, le développement de la verge est arrêté, et les individus tendent à se rapprocher des formes de l'autre sexe ; lorsque la castration a été faite sur un adulte, il conserve les caractères de la virilité et peut même entrer en érection ; mais il n'excrète que des mucosités et ne peut par conséquent exercer un coït fécondant.

L'extrophie de la vessie est caractérisée par une petite

tumeur , ayant l'aspect d'une framboise , et placée un peu au-dessus du pubis. Elle est formée par la vessie renversée sur elle-même et venant faire une saillie à travers l'écartement des muscles droits de l'abdomen. Les uretères viennent s'ouvrir à sa surface , et la verge est imperforée , courte , sans urètre , quelquefois élargie , creusée en gouttière à sa face supérieure ; le scrotum est rapetissé et vide ; les testicules restent dans l'abdomen ; les vésicules séminales peuvent manquer.

Les causes incertaines ou douteuses , c'est-à-dire ne déterminant pas toujours l'impuissance , sont :

Les perforations vicieuses du canal de l'urètre : tels que l'*hypospadias* et l'*épispadias*. Dans ces cas, l'impuissance n'est réelle et manifeste que lorsque le sperme ne peut arriver dans le vagin.

La bifurcation , la grosseur excessive , la longueur démesurée et la direction vicieuse de la verge. Ces vices de conformation ne peuvent être causes positives et absolues d'impuissance , que lorsqu'ils sont portés au point de ne pouvoir permettre l'introduction du pénis dans le vagin , dans quelle circonstance et dans quelle position que ce soit ; on comprend d'ailleurs qu'il peut se rencontrer des cas dans lesquels ils ne détermineraient qu'une impuissance relative.

Le rétrécissement de l'urètre , le phymosis , le paraphymosis , les hernies scrotales irréductibles et l'hydrocèle , assez volumineux pour faire presque entièrement disparaitre la verge. Ces infirmités ne peuvent devenir une cause d'impuissance , que lorsqu'elles sont incurables et qu'elles opposent un obstacle invincible à l'acte de la copulation.

Quant au *sarcocèle* , il n'est pas douteux qu'il ne doive déterminer l'impuissance , lorsque les deux testicules sont tout-à-fait squirrheux ; mais il n'est pas toujours possible de distinguer cette affection d'un simple engorgement chronique qu'un traitement approprié peut faire disparaître ; et d'ailleurs le sarcocèle confirmé est une cause certaine de mort.

Il est une autre espèce d'impuissance qu'on appelle *nerveuse*, et qui consiste dans l'impossibilité de consommer le mariage, malgré la bonne conformation des organes génitaux. L'érection est nulle ou imparfaite, et l'introduction du pénis dans le vagin est impossible.

Cette maladie reconnaît pour causes : les jouissances vénériennes anticipées, l'onanisme, la faiblesse générale, le défaut de nourriture, l'abus des liqueurs spiritueuses, l'usage habituel de certains médicaments et une foule d'autres circonstances qui agissent sur le système nerveux et dont il est impossible d'apprécier les résultats. En outre, la haine, le dégoût, la crainte, la timidité, des désirs trop vifs, divers écarts de l'imagination et une infinité d'autres causes morales peuvent suspendre pendant plus ou moins de temps, chez l'homme, l'aptitude à la copulation.

Outre que cette espèce d'impuissance est susceptible de guérison, il n'y a aucun moyen de la constater, et un médecin ne peut jamais déclarer impuissant un individu dont les organes génitaux sont bien conformés.

Chez la femme, les causes *certaines*, déterminables par nos sens, qui excluent la faculté d'exercer le coït, sont :

1° *L'absence de la vulve et du vagin.*

2° *Le resserrement excessif et l'oblitération du vagin.*

Cet état peut dépendre des parties dures ou des parties molles. On a vu une dépression considérable de l'os pubis ou des exostoses s'opposer au coït. Lorsque le resserrement dépend des parties molles, il peut consister dans une étroitesse naturelle ; dans ce cas, il est difficile de préciser à quel degré d'étroitesse le vagin n'est pas susceptible de dilatation. On a vu des femmes dont le vagin était tellement étroit qu'il admettait à peine une plume à écrire, et qui néanmoins sont devenues enceintes et sont accouchées heureusement. Le resserrement des parties molles peut encore dépendre d'une excroissance de chair, irrémédiable; ou d'une continuité de substance, sans aucun vide dans l'épaisseur du canal, de manière à en déterminer l'oblitération complète. Ce vice de conformation peut être congénial, ou résulter d'anciennes brûlures ou d'autres affections inflammatoires qui ont laissé des cicatrices indestructibles.

Les causes *douteuses* sont : 1° *L'ampleur trop considérable du vagin*, lorsqu'elle résulte de la rupture du périné et de la communication de la vulve avec l'anus. Cette infirmité peut rendre le coït impraticable par le dégoût qu'elle inspire.

2° *La communication naturelle ou fistuleuse du vagin avec la vessie ou avec l'intestin rectum.* Cette infirmité apporte des obstacles à l'exécution du coït, lorsque le passage des urines ou des matières fécales irrite le vagin, au point d'y déterminer des érosions, des ulcères, etc.

3° *Le prolapsus de la matrice, le renversement du vagin, les fleurs blanches, les règles immodérées et le cancer de la matrice et du vagin.* Toutes ces infirmités peuvent être des causes réelles d'impuissance; mais ici tout dépend du degré auquel est parvenue la maladie. C'est au médecin à examiner si elle est portée au point d'empêcher la conception.

4° Il existe encore d'autres causes physiques, qui, sans être apparentes, excluent, chez la femme, la faculté d'être fécondée. Ces causes, telles que l'absence de l'utérus, une affection organique du corps de cet organe, une maladie des ovaires, etc., peuvent quelquefois être soupçonnées et déterminées avec plus ou moins de vraisemblance; mais le plus souvent on ne peut être certain de leur existence qu'après la mort de la femme.

DE L'HERMAPHRODISME.

L'hermaphrodisme peut donner lieu à une enquête ; 1° pour constater l'état civil d'un individu dont les parties génitales présentent un vice de conformation ; 2° lorsqu'il s'agit de statuer sur l'aptitude d'un pareil individu à la procréation et par conséquent au mariage.

D'après son éthymologie, le mot *hermaphrodisme* entraîne avec lui l'idée de la réunion des deux sexes sur le même sujet. Cette organisation n'est pas possible dans notre espèce ; mais l'homme peut présenter des vices de conformation des parties génitales, tels qu'ils lui donnent l'apparence d'un sexe auquel il n'appartient pas réellement (*hermaphrodisme masculin ou féminin*) ; il arrive même qu'il est impossible de déterminer le sexe (*hermaphrodisme neutre*).

Pour constater à quel sexe appartient un hermaphrodite, on peut avoir égard à la conformation générale du corps, à l'exercice des fonctions, aux goûts, aux penchants, aux habitudes : ainsi le développement des muscles, le timbre de la voix, les goûts et les habitudes de l'homme se rencontrent le plus fréquemment chez les hermaphrodites masculins, et réciproquement.

Toutefois on aurait tort de baser son jugement sur l'existence seule de ces signes généraux, car on serait fréquemment induit en erreur ; c'est donc à l'inspection des organes sexuels qu'il faut attacher le plus d'importance.

Dans le cas d'hermaphrodisme *masculin*, le scrotum est divisé en deux parties distinctes, le long du raphé, de manière à former deux replis qui figurent les grandes lèvres ; souvent même il existe une dépression en forme de cul-de-sac qui paraît correspondre à un vagin ; dans les replis du scrotum, on rencontre quelquefois les deux testicules dont les cordons sortent des anneaux inguinaux. Lorsque les testicules ne s'y rencontrent pas, ils sont placés derrière chaque anneau, et c'est dans ce cas qu'il y a une apparence féminine plus prononcée. La verge offre presque toujours peu de longueur ; elle est imperforée et simule un clitoris. Le canal de l'urètre s'ouvre à sa base, ou même au périnée et au voisinage de l'anus.

Il y a donc dans cet examen trois faits principaux à constater : 1° la présence des testicules ; 2° la présence du canal de l'urètre, communiquant avec la vessie et s'ouvrant ailleurs que dans un vagin ou dans une cavité qui le représente ; ce dont on s'assure, en introduisant une sonde dans les ouvertures que l'on observe ; 3° l'existence d'un cul de sac qui sépare les deux replis formés par le scrotum, ainsi que le défaut de communication de ce cul de sac avec une matrice.

L'*Hermaphrodisme féminin* consiste le plus ordinairement dans des dimensions excessives du clitoris qui peut avoir plusieurs pouces de longueur, être garni d'un prépuce plus ou moins lâche et terminé par un renflement qui figure un gland. Il n'existe ni grandes, ni petites lèvres, ni la fente ordinaire formée par ces parties ; mais on observe presque toujours à la base du clitoris une ouverture qui conduit à un canal constituant le vagin et par lequel s'échappent l'urine et le flux menstruel. Du reste, il y a absence de testicules et souvent une conformation générale qui se rapporte à une femme.

On a vu prendre la matrice faisant saillie dans le vagin ou au dehors pour un véritable pénis ; il suffit d'être prévenu pour éviter une pareille méprise, qui pourtant exige quelquefois un examen très-attentif pour être reconnue.

Dans l'*hermaphrodisme neutre*, tantôt il n'y a pas de sexe prononcé ; tantôt on observe un mélange plus ou moins parfait des attributs des deux sexes. Dans ces deux cas, qui sont vraiment embarrassants, mais heureusement très-rares, il ne reste d'autre ressource que celle de déclarer la difficulté et de rechercher, dans les goûts et les habitudes de l'herma-phrodite, le sexe prédominant.

Les hermaphrodites sont-ils aptes à la génération et par conséquent au mariage ? Tout hermaphrodite du sexe mas-culin, qui a une verge perforée, chez qui la sécrétion et l'ex-crétion de la liqueur séminale ont lieu convenablement, est apte à la génération. Il suffit pour cela que la verge ne soit pas adhérente au scrotum dans toute sa longueur, qu'elle soit susceptible d'érection, qu'elle puisse s'introduire à une pro-fondeur quelconque au delà des grandes lèvres et déposer le sperme dans le vagin.

L'hermaphrodite féminin est apte à la génération : si les parties génitales externes sont conformées, ou peuvent, par une opération chirurgicale *inoffensive*, acquérir une confor-mation telle qu'elles puissent admettre l'introduction du mem-bre viril ; si le vagin, ou l'ouverture qui le remplace, con-duit à une matrice ; si l'écoulement menstruel a lieu ; et en-fin, si, dans le cas d'une fécondation, les parties, ainsi que les os du bassin, peuvent permettre le développement du fœtus et son expulsion.

Les hermaphrodites neutres, ne peuvent, dans aucun cas, être aptes à la procréation, et par conséquent, ils doivent, sans distinction, être condamnés au célibat.

DE LA SÉPARATION DE CORPS.

La séparation de corps, *conjugii disjunctio quoad thorum et habitationem*, est ordonnée sur la demande de l'un des époux :

1° pour adultère ; 2° pour tentatives faites par un des époux pour corrompre les mœurs de l'autre ; 3° pour les dangers auxquels peuvent être exposées la vie ou la santé de l'un des époux, en continuant à habiter avec l'autre ; 4° pour sévices graves du mari ou de la femme ; 5° pour injures et molesties, même légères, si elles sont journalières et injustes; 6° pour une fausse accusation d'adultère ou autre crime grave, portée par un des époux contre l'autre ; 7° pour impuissance survenue depuis le mariage.

Il suit de là que, outre les questions générales qui ont rapport aux blessures et à l'impuissance, le médecin peut être appelé à discuter spécialement les preuves de l'adultère.

L'adultère peut être prouvé, chez la femme, par l'absence ou par l'impuissance accidentelle du mari, à l'époque de la conception; et chez l'un et l'autre des époux, par l'existence de la syphilis.

L'époque de la conception se prouve par l'âge et la viabilité de l'enfant nouveau-né.

Pour prouver l'existence de la syphilis, le médecin peut être interpelé pour décider : si la maladie est réellement la syphilis; si elle est le résultat d'un commerce impur ; de quel côté a commencé l'infection.

La solution de ces questions exige la plus grande réserve ; le médecin doit se rappeler : 1° qu'il est des écoulements et des ulcères produits par les dartres, la goutte, les scrophules, et qui simulent des symptômes vénériens; 2° que cette maladie peut être héréditaire; ou contractée accidentellement et indépendamment de tout commerce criminel, par la succion, par l'allaitement, par les vases et ustensiles de bouche qui ont été à l'usage de personnes infectées. Quant à la troisième question, il cherchera à la résoudre d'après le degré de la maladie et les lieux qu'elle a occupés primitivement; il fera attention à la nature et à l'ancienneté des accidents; il examinera si la syphilis est encore primitive, ou si elle est devenue constitutionnelle.

CHAPITRE V.

DE LA GROSSESSE.

—

Législation.

Code civil, **Art. 705.** Sont incapables de recevoir par testament.

Ceux *qui ne sont pas encore conçus*, à l'exception des enfants au premier dégré d'une personne déterminée et vivante à l'époque du décès du testateur;

Ceux qui ne sont pas nés viables ;

Ceux qui ont encouru la perte des droits civils.

Art. 1153. Les personnes incapables de recevoir par testament, ne peuvent acquérir par donation entre-vifs, même sous le nom de personnes interposées.

Art. 957. Les dispositions des articles précédents ne sont pas applicables aux enfants dont il est fait mention en l'Art. 172, de quelque manière que leur filiation soit établie.

La loi ne leur accorde que des aliments.

Art. 172. Sont exclus de tout bénéfice de légitimation :

1º Les enfants dont les père et mère , *à l'époque de la conception* , étaient tous les deux , ou l'un d'eux seulement , engagés dans les liens du mariage avec une autre personne;

2º Les enfants nés de personnes qui ne pouvaient contracter mariage pour cause de parenté ou d'affinité , en ligne directe à l'infini, ou pour cause de parenté en ligne collatérale , jusqu'au second degré , suivant la supputation civile ;

3º Les enfants dont le père et la mère , ou seulement l'un d'eux , étaient, *à l'époque de la conception* , engagés dans les ordres sacrés , ou liés par des vœux solennels de profession religieuse.

Art. 185. La recherche de la paternité n'est admise que dans les cas suivants :

1º Lorsqu'on représente un écrit , etc.

2º Dans le cas d'enlèvement ou de viol , lorsque l'époque de l'enlèvement ou du viol se rapporte à *celle de la conception.*

Code pénal, ART. 14. S'il est reconnu qu'une femme condamnée à mort est enceinte, elle ne subira sa peine qu'après sa délivrance.

Dans tous ces cas , il peut arriver que la femme ait intérêt à simuler ou à dissimuler une grossesse. Elle peut avoir le même intérêt à l'occasion d'un procès en séparation de corps , soit qu'il s'agisse de prouver sa réconciliation avec son époux par l'existence d'une grossesse , soit pour échapper à une preuve d'adultère. Dans ce dernier cas , ainsi que dans celui de l'article 185 du code civil , il peut de plus être important de connaître l'époque précise de la conception.

Dans le cas d'avortement ou d'infanticide , l'accusée peut prétexter l'ignorance de sa grossesse.

Pour quel crime que ce soit , commis par une femme enceinte, il peut être important de décider si l'état de gestation amène dans les facultés intellectuelles un trouble tel que la femme ne puisse pas résister à ses penchants.

Le médecin peut donc être appelé à donner son opinion sur diverses questions relatives à la grossesse , et principalement sur les suivantes :

1º Une femme est-elle enceinte ?

2º En supposant qu'elle soit enceinte , de quelle époque date la grossesse ?

3º Quels sont les états morbides qui peuvent simuler la grossesse ?

4º Une femme peut-elle concevoir à son insçu , et peut-elle constamment ignorer sa grossesse ?

5º La grossesse peut-elle déterminer des penchants irrésistibles ?

6º Jusqu'à quel âge une femme peut-elle concevoir ?

Une femme est-elle enceinte ?

Dans les cas ordinaires , un médecin consulté par une femme qui se croit enceinte , a l'avantage de réunir aux signes sensibles de la grossesse , tous les symptômes que la femme éprouve intérieurement et dont elle fait librement l'aveu ; en sorte qu'il peut difficilement se tromper dans la décision qu'il en porte.

Il n'en est pas de même en justice , où la femme fait rarement des aveux sincères, parce qu'elle a toujours intérêt à prétexter ou à cacher une grossesse. Aussi , l'expert , en examinant une femme , doit mettre beaucoup de réserve dans l'appréciation des signes rationnels de la grossesse et ne s'en rapporter qu'à ses propres observations.

Les signes de la grossesse peuvent se ranger en trois catégories , suivant qu'ils aident à établir des présomptions , des probabilités ou la certitude.

Signes qui rendent la grossesse présumable. Le plus ordinairement le premier signe qui indique l'existence d'une grossesse est la suppression du flux menstruel. Cette suppression est un indice très-valable , mais il se présente fréquemment des exceptions qu'il est important de signaler. Ainsi , chez quelques femmes , un écoulement sanguin périodique persiste pendant un temps plus ou moins long après la conception , et même pendant toute la durée de la gestation ; et dans l'état actuel de la science , il n'est pas possible de différencier cet écoulement anormal, des véritables règles.

Une femme peut devenir enceinte sans avoir été réglée , tout comme après avoir cessé de l'être. Il y en a qui sont irrégulièrement menstruées ; il s'écoule quelquefois plusieurs mois dans l'intervalle de leurs règles ; ce qui ne les empêche pas de devenir enceintes.

Quelques maladies , l'allaitement , l'excitation insolite des

parties de la génération chez une nouvelle mariée , des affections morales , etc. , peuvent suspendre le cours des règles
pendant un temps plus ou moins long , sans être un obstacle
à la fécondation.

En général , chez les femmes enceintes , la suppression
des règles est suivie d'un trouble dans les fonctions digestives , caractérisé par des nausées , des vomissements , des
appétits bizarres, des goûts dépravés. Mais, outre que la femme peut , suivant son intérêt , cacher ou déclarer ces signes
de grossesse , il ne faut pas leur attribuer plus de valeur
qu'ils n'en méritent, parce que , comme la plupart des phénomènes sympathiques , ils présentent beaucoup de variété
et d'incertitude. Il y a des femmes , par exemple , qui n'éprouvent jamais le moindre dérangement des organes digestifs pendant leur grossesse ; d'autrefois , ces désordres accompagnent la suppression des règles, qui reconnaît une autre cause
que la grossesse ; ou bien ils sont produits par une lésion du
tube digestif. Il est vrai que , dans ce dernier cas , les vomissements reviennent à toute heure , et que la santé générale est plus ou moins altérée ; tandis que généralement ,
chez la femme enceinte , ils surviennent le matin et au milieu d'une santé parfaite ; et les matières rejetées sont le plus
souvent simplement muqueuses.

La *salivation* est encore un symptôme de grossesse qui
doit fixer l'attention ; mais elle n'est pas constante , et elle
peut être déterminée par une stomatite mercurielle ou par
d'autres causes.

La *tension des mamelles* ne peut être un signe certain de
grossesse , parce qu'elle peut dépendre d'une simple suppression des règles , de leur rétention , ou de la distension de
l'utérus par quelque cause que ce soit. D'ailleurs , ce gonflement n'est le plus souvent appréciable que pour la femme
elle-même , et on ne l'observe point chez celles qui sont
réglées pendant leur grossesse.

La *coloration plus foncée et comme brunâtre du mamelon et de son auréole* est un signe assez probable , lorsqu'elle existe ; mais elle manque quelquefois , surtout chez les femmes blondes ; en outre , elle est formée par un dépôt de pigmentum , qui s'absorbe en partie seulement après l'accouchement ; en sorte que le plus souvent elle ne disparait qu'incomplètement. Il suit de là que l'absence de cet embrunissement ne prouve pas qu'une femme ne soit pas enceinte ; mais lorsqu'il existe d'une manière bien franche chez une primipare , c'est un signe très-valable.

Il en est de même de la *sécrétion du lait* , qui s'établit chez la plupart des femmes , vers le quatrième mois de la gestation ; ce signe est commun à plusieurs états morbides dans lesquels la matrice est développée ; mais il peut être très-important lorsqu'il coïncide avec d'autres signes.

On a encore indiqué comme signes de grossesse : l'état couenneux du sang ; la présence de la kiestéine dans l'urine ; des douleurs à la partie postérieure de la tête , avec tendance au sommeil ; enfin le pouls vaginal. Mais , parmi ces signes , les uns sont trop incertains ou peuvent se rencontrer dans d'autres circonstances ; les autres n'ont pas encore été assez étudiés pour servir de base à un rapport.

Les *signes probables de la grossesse* consistent dans des modifications éprouvées par l'utérus lui-même , et doivent par conséquent être étudiés avec soin.

Chez une femme enceinte, la portion vaginale du col utérin perd sa forme première et devient bientôt cylindroïque ; son extrémité est plus renflée , plus molle et moins sèche ; de plus , elle se rapproche de la vulve , et le doigt la rencontre plus aisément ; son orifice , de triangulaire qu'il était , devient circulaire, se dilate et permet l'introduction du doigt; ses lèvres s'épaississent , deviennent plus molles et viennent se placer sur un même plan , tandis qu'auparavant la lèvre antérieure formait une saillie. Enfin, à une époque plus avancée, le col diminue de longueur, et finit même par disparaître entièrement.

Lorsque les modifications que je viens de signaler, coïncident avec la suppression des règles, on peut regarder la grossesse comme infiniment probable ; cependant ces preuves ne sont pas toujours absolues, et peuvent laisser des doutes dans l'esprit de l'expert. Et d'abord, ces changements ne sont pas toujours bien prononcés, et on peut ne pas les reconnaître par le toucher ; ensuite, s'ils sont assez sensibles chez une primipare, il n'en est pas de même lorsque la femme a eu des enfants, le col utérin conservant quelques-unes des modifications qu'il avait éprouvées pendant les grossesses précédentes. D'une autre part, à l'approche des règles, et quand elles ont cessé de fluer, le col peut être mou et offrir quelques-uns des caractères d'une grossesse commençante.

Quand la *saillie des parois abdominales* est régulièrement convexe et plus considérable dans son diamètre antéro-postérieur ; qu'elle laisse appercevoir à la région hypogastrique une tumeur de forme ovoïde bien circonscrite, qui donne un son mat à la percussion et qui s'étend plus ou moins haut, suivant l'époque présumée de la grossesse, on peut croire qu'elle est dûe au *développement de l'utérus* ; mais ce n'est encore qu'une présomption de grossesse, car la matrice peut être développée par du sang, de la sérosité, un môle ou un polype. Ce signe est donc aussi équivoque que les précédents. Il en est de même, et pour les mêmes motifs, des vergetures de la peau, de la saillie de l'ombilic et de la présence d'une ligne noire qui, chez certaines femmes s'étend du pubis à l'ombilic et même au sternum.

Les *signes certains de la grossesse* sont : 1° les mouvements actifs de l'enfant, perçus par l'expert ; 2° les mouvements de ballottement ; 3° les battements du cœur, perçus au moyen de l'auscultation.

1º Les *mouvements actifs du fœtus* consistent dans une impulsion communiquée aux parois de l'utérus, et par suite, à ceux de l'abdomen, par les diverses parties du fœtus, lorsqu'il exécute des mouvements dans la cavité de cet organe. Ils ne deviennent sensibles pour la mère que du quatrième au cinquième mois, rarement au troisième ; ils ne peuvent être perçus par l'expert qu'au terme de *cinq mois*, époque à laquelle ils sont ordinairement assez marqués pour être sentis par la main appliquée sur l'abdomen. Au reste, ils sont appréciables plus tôt ou plus tard, suivant que l'enfant est plus ou moins fort ou irritable, et que la femme est plus ou moins maigre.

Ce signe de grossesse est presque constant ; il est cependant des cas, *très-rares, il est vrai*, où il n'a jamais pu être perçu ni par l'accoucheur, ni par la mère.

Aucun état normal ou pathologique ne peut le développer; mais il pourrait être confondu avec un état convulsif de l'utérus et avec les mouvements péristaltiques des intestins distendus par des gaz.

2º *Mouvements de ballotement.* Ce sont ceux que l'expert peut percevoir en donnant un point d'appui à l'utérus par une main largement étendue sur la région hypogastrique, tandis que l'extrémité d'un ou de deux doigts de l'autre main appliquée sur la partie inférieure de l'utérus dans le vagin, imprime à la matrice un choc de bas en haut, de manière à sentir retomber le fœtus sur le col utérin, sous l'influence de son propre poids. Pour l'apprécier d'une manière certaine, il faut toucher la femme debout. Il se montre d'une manière évidente du quatrième au sixième mois ; aucun état ne peut le simuler, car il faut pour qu'il ait lieu, coïncidence d'un liquide avec un solide mobile. Cependant l'expert doit, en explorant, se prémunir contre les sensations que pourraient lui faire naître un mouvement de la totalité de l'utérus, ou celui qui résulterait de l'impulsion communiquée à cet organe par la contraction spasmodique des muscles abdominaux.

3o *Signes fournis par l'auscultation.* Au moyen du stéthoscope, ou même de l'oreille, appliqué sur l'abdomen, dans l'intervalle qui sépare l'aine de l'ombilic, on entend des battements doubles, pareils à ceux du cœur, mais beaucoup plus rapides que ceux de la mère (cent-vingt à cent-soixante par minute); ils sont l'effet des contractions du cœur de l'enfant. On entend aussi sur un point variable de l'abdomen, des battements isochrones à ceux de la mère, et offrant le bruit de *souffle;* ils indiquent le point d'insertion du placenta; ce qui les a fait nommer *placentaires.* Les premiers indiquent la présence d'un fœtus vivant; les seconds, celle d'un placenta. Suivant le point d'insertion du placenta, et suivant la position du fœtus, l'époque où l'on peut les percevoir varie du troisième au sixième mois de la gestation.

Le diagnostic de la grossesse peut être modifié, lorsqu'elle est *composée* ou *compliquée.* Dans le premier cas, le volume de la matrice est très-considérable, les eaux moins abondantes et le ballotement plus obscur; les battements actifs du fœtus ont lieu dans plusieurs points à la fois et l'auscultation indique des battements du cœur dans plusieurs endroits de la matrice.

La complication de la grossesse avec des affections qui peuvent la simuler, ce dont je parlerai plus loin, ne peut qu'ajouter aux difficultés du diagnostic; mais il importe moins au médecin de préciser la nature de la complication que de reconnaître la grossesse.

La grossesse extra-utérine est très-difficile à reconnaître; on doit, pour en établir le diagnostic, tenir compte du développement d'une tumeur dans un point ordinairement latéral de l'abdomen, avec peu ou point de changement dans la conformation de la matrice; pas de ballotement; batte-

ments du cœur ; mouvements actifs du fœtus et tous les signes présumables de la grossesse. En général , les grossesses
extra-utérines atteignent rarement le terme de neuf mois ;
elles se terminent par des ruptures dans l'abdomen , des épanchements de sang dans cette cavité , et la femme succombe à
une péritonite aiguë.

La grossesse étant constatée, de quelle époque date-t-elle ?

Pour résoudre cette question , l'expert doit puiser ses connaissances dans les époques auxquelles il peut apprécier :

1° *Les mouvements actifs du fœtus :* du quatrième au cinquième mois.

2° *Les mouvements passifs ou de ballotement :* dans le cours
du cinquième mois.

3° *Les signes fournis par l'auscultation :* entre le troisième
et le sixième mois.

Il recherchera en outre quelle est la hauteur que la matrice
occupe dans l'abdomen , en tenant compte de ce fait , que
chez les femmes qui ont conçu plusieurs fois , elle s'élève
toujours moins haut.

Il se rappellera que , pendant les trois premiers mois , cet
organe reste renfermé dans la cavité du bassin ; qu'à la fin du
quatrième , son fond est entre les pubis et l'ombilic ; qu'à la
fin du cinquième , il est très-près de l'ombilic ; qu'il l'a dépassé , à la fin du sixième ; qu'à la fin du septième , il est entre l'ombilic et l'épigastre ; et qu'à la fin du huitième , il est
dans l'épigastre , position qu'il conserve jusqu'au terme de la
grossesse , époque à laquelle il s'abaisse et se porte en avant.

Quelles sont les maladies qui peuvent simuler la grossesse ?

A leur tête se place la *fausse grossesse spasmodique ou*

nerveuse. Ses phénomènes sont si analogues à la grossesse vraie, que les femmes qui ont eu plusieurs enfants s'y trompent quelquefois. Suppression des règles, développement de la matrice, des mamelles et des parois abdominales, sécrétion par les mamelles d'une humeur lactescente, maux de cœur, vomissements, salivation ; mais absence de ballotement, de battements de cœur et de mouvements actifs du fœtus.

La présence d'une môle dans l'utérus. Une première espèce est formée par les membranes du fœtus, l'eau de l'amnios et quelques débris de l'embryon, tels que filaments flottants, restes de cordon, ou de petits corps charnus informes ; ce sont les rudiments d'un embryon arrêté dans son développement. Ces môles ne persistent jamais au delà de deux ou trois mois.

Une seconde espèce désignée sous le nom de *môle charnue,* consiste dans des masses dont le volume varie depuis celui d'un œuf jusqu'à celui de la tête d'un enfant et même au-delà. Leur tissu est compact, avec ou sans cavité ; et dans ce dernier cas, la môle renferme de l'eau et quelques débris de fœtus ; un tissu ressemblant à celui du placenta ; une matière calcaire ; un tissu fibreux ; des hydatides. On trouve quelquefois deux môles charnues. Une môle peut compliquer une grossesse ; dans ce cas, son expulsion précède le plus souvent celle de l'enfant.

Ce genre de môle peut offrir des difficultés de diagnostic. Outre qu'il s'accompagne des signes généraux de la grossesse, la matrice se développe peu-à-peu, en prenant la forme ordinaire ; mais on y chercherait envain le ballottement, les mouvements spontanés du fœtus et les signes que donne l'auscultation.

Une troisième espèce de môle est désignée sous le nom de *vésiculaire* ; sa masse est principalement formée par des hydatides ; mais on y retrouve des rudiments de fœtus. Ces môles séjournent long-temps dans la matrice ; on en a vu qui y sont restées plusieurs années et qui y ont acquis un volume considérable.

C'est toujours aux trois caractères principaux de la grossesse qu'il faut avoir recours, pour distinguer cette conception vicieuse.

Les mêmes signes empêcheront de confondre une grossesse avec un polype, une hydrométrie, une physométrie, une hydropisie ascite ou enkystée de l'abdomen, une tympanite, un engorgement squirreux de l'ovaire, etc.

Une femme peut-elle concevoir à son insçu, et peut-elle igno-rer long-temps sa grossesse ?

Il est démontré par des faits authentiques qu'une femme peut accoucher sans le savoir ; à plus forte raison l'acte du coït peut-il être exercé à son insçu, dans les mêmes circonstances ; car il n'est pas toujours nécessaire que le coït soit complètement opéré pour qu'il soit fécondant, puisqu'une fille peut concevoir sans cesser d'être vierge. Une femme peut être fécondée sans le savoir, durant un état comateux, une syncope, etc. ; mais il est peu probable que le même résultat puisse avoir lieu pendant le sommeil, à moins que cet état n'ait été provoqué par des narcotiques ou par l'ivresse, ou bien que la femme ne soit dans une position appropriée.

Il n'est pas si facile de croire qu'elle puisse ignorer sa grossesse jusqu'à la fin. Cependant elle peut être admise à s'excuser sur son ignorance : 1° si elle a conçu pendant le sommeil, dans un état d'ivresse ou de narcotisme, ou dans telle autre circonstance qui l'aurait privée de l'usage de ses sens ; 2° si elle est idiote au point d'ignorer que le coït puisse être suivi de conception ; comme cette coëffeuse de Lyon, dont parle Fodéré, laquelle ignora sa grossesse jusqu'au moment d'accoucher , parce que son amant avait obtenu ses faveurs dans un bain , en lui persuadant que dans l'eau elle ne pouvait pas devenir enceinte.

Dans tout autre cas , l'ignorance absolue de la grossesse n'est pas présumable. Au reste , comme beaucoup de femmes accusées d'infanticide , invoquent cette excuse en leur faveur , c'est moins à l'expert qu'au juge à décider la question , d'après les circonstances particulières de la cause.

La grossesse peut-elle déterminer des penchants irrésistibles?

Il est certain que la grossesse exerce une grande influence sur le système nerveux et principalement sur le moral des femmes, mais cette influence a des bornes , et il est fort douteux qu'elle puisse dominer une femme au point de lui faire commettre des crimes. Au reste , cette question a presque toujours été résolue négativement par les tribunaux, et il faut avouer qu'il résulterait , de la doctrine contraire , d'intolérables abus. Cependant il suffit qu'il soit bien constaté que l'état de grossesse s'accompagne quelquefois d'écarts de l'imagination , pour que le médecin doive en établir la possibilité , au moins d'une manière générale. C'est au défenseur à faire valoir la conduite antérieure de l'accusée; c'est aux juges à décider si , d'après les circonstances de son action , son état de grossesse ne pourrait pas excuser ou du moins atténuer sa faute.

L'âge apporte-t-il une limite à la faculté de concevoir ?

On remarque trop de différences individuelles et hygiéniques dans le développement , pour que l'on puisse résoudre affirmativement une semblable question. Dans nos climats , la faculté d'être mère s'étend ordinairement depuis quinze ans jusqu'à quarante-cinq. La menstruation ne peut être un indice certain de cette faculté ; une jeune fille peut devenir enceinte avant l'apparition des règles ; et l'on a également observé des grossesses long-temps après l'âge critique. Un âge avancé ne doit donc pas faire rejeter la possibilité de la grossesse , si quelques signes l'indiquent.

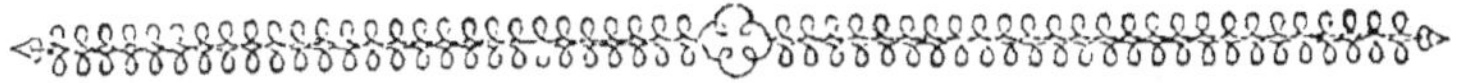

CHAPITRE VI.

DE L'ACCOUCHEMENT.

Législation.

Code civil, Art. 186. La recherche de la maternité est admise.

L'enfant qui réclamera sa mère sera tenu de prouver qu'il est identiquement le même que l'enfant dont elle est accouchée.

Au terme de cet article, on peut être appelé à décider si une femme présente ou non des indices qu'elle ait été enceinte ou qu'elle soit accouchée dans un temps plus ou moins éloigné. Il en est de même dans un cas de supposition d'enfant.

On peut avoir à constater s'il existe des traces d'accouchement récent, lorsqu'une femme est accusée de suppression et d'exposition d'enfant, d'infanticide ou d'avortement provoqué.

Les questions suivantes répondent aux besoins de ces diverses circonstances.

1° Une femme est-elle récemment accouchée ?

2° Jusqu'à quelle époque est-il possible de constater un accouchement récent ?

3° Une femme peut-elle accoucher sans le savoir ?

4° Quels sont les états ou maladies avec lesquels on peut confondre l'accouchement ?

5° Une femme accouchée peut-elle être placée dans des

6

conditions telles qu'elle ne puisse porter du secours à son enfant ?

6° Une femme est-elle jamais accouchée ou a-t-elle été enceinte ?

Une femme est-elle récemment accouchée ?

Les signes d'un accouchement récent, pris isolément, n'offrent jamais le degré de certitude qu'exige un rapport judiciaire, et ce n'est que par leur réunion et leur rapprochement que l'on peut parvenir à décider cette question.

Dans les premiers jours qui suivent l'accouchement, il se fait par la vulve un écoulement de sang, ayant l'odeur des eaux de l'amnios. Les parties génitales externes sont rouges, tuméfiées et très-dilatées ; la vulve est entr'ouverte ; la fourchette est effacée et souvent déchirée ; quelquefois le périnée est rompu ; le vagin est large ; le col de la matrice est mou et assez dilaté pour permettre l'introduction d'un ou de deux doigts dans la cavité de cet organe ; il est arrondi et court ; sa lèvre antérieure est fendillée et épaisse, la postérieure est plus saillante et plus avancée. L'utérus plus volumineux forme une tumeur appréciable en touchant l'hypogastre ; l'anneau ombilical est très-élargi ; les muscles qui forment la ligne blanche sont notablement écartés l'un de l'autre ; on observe dans toute la partie inférieure du ventre et dans la partie supérieure des cuisses, des vergetures ou apparences de cicatrices multipliées à la peau, provenant de la distension à laquelle ce tissu a été soumis. Les mamelles sont flasques et secrètent ordinairement une matière lactiforme plus claire que le lait. La femme est faible et pâle ; elle éprouve de la difficulté dans la marche, de la mobilité et des douleurs dans les articulations du bassin.

Après le second jour, il se déclare une fièvre plus ou

moins marquée , la transpiration exhale une odeur acidule particulière ; l'écoulement sanguin a cessé ; il est remplacé par une sérosité peu abondante mêlée quelquefois par des stries de sang ; les parties génitales externes présentent de la chaleur et de l'engorgement ; chez quelques femmes , les mamelles se tuméfient au point de déborder vers les aisselles ; chez d'autres , ces organes prennent seulement un peu plus de tension ; pas de sécrétion de lait.

Après le cinquième jour , les parties génitales externes ont diminué de volume ; la cavité du vagin est rétrécie ; il s'en écoule une humeur roussâtre , puis verdâtre , ensuite blanche , ayant une odeur particulière que l'on a désigné par les mots , *gravis odor puerperii*, et qui constitue les lochies ; chez quelques femmes , elles sont mêlées de sang , dans les premiers jours. Il est rare que les mamelles ne sécrètent pas du lait ; le col de la matrice revient à son volume à peu près ordinaire ; la matrice elle-même est moins développée. Cet état a une durée variable ; il est des femmes , par exemple , chez lesquelles la matrice ne revient à son volume normal qu'au bout de quelques semaines. L'écoulement des lochies se prolonge jusqu'au quinzième ou vingtième jour après l'accouchement ; mais leur durée n'a pas non plus de limites positives , et il n'est pas possible de les distinguer d'un écoulement leucorrhéique. Enfin , de l'ombilic au pubis , on remarque une trace brune , principalement chez les femmes à peau colorée.

Jusqu'à quelle époque peut-on constater un accouchement récent ?

Il résulte des signes que je viens d'indiquer : 1° qu'on pourra presque toujours acquérir la preuve de l'accouchement , si l'on est appelé à le constater dans les quatre à cinq premiers jours ; 2° qu'il n'en sera pas toujours de même jusqu'au huitième ou dixième jour ; 3° qu'au delà de ce terme, les signes sont trop équivoques pour déterminer la conviction. Je dois cependant faire remarquer qu'il est impossible d'établir quelque chose d'absolu à cet égard, puisque les traces d'un accouchement récent persistent plus ou moins, suivant des circonstances individuelles qu'on ne peut préciser.

Une femme peut-elle accoucher sans le savoir?

La contraction de la matrice est indépendante du système musculaire de la vie de relation, car elle peut avoir lieu même lorsque la mort générale serait survenue. Il n'est donc pas douteux que l'état comateux, l'apoplexie, l'asphyxie, la syncope et le narcotisme, ne puissent diminuer assez la sensibilité pour que l'accouchement ait lieu, sans que la femme en ait connaissance.

Chez la plupart des femmes, les dernières douleurs de l'enfantement suscitent le besoin d'aller à selle ; dans ce cas, il n'est pas impossible qu'une femme, seule et sans secours, croyant n'avoir à satisfaire qu'un besoin journalier, accouche sans le savoir, quoiqu'elle ait conservé l'intégrité parfaite de ses facultés intellectuelles ; et, si elle est placée sur l'ouverture d'une latrine ou sur tout autre endroit élevé, l'enfant peut tomber et la mère être accusée d'infanticide. C'est un de ces faits dont il est bon de rappeler la possibilité, dans l'intérêt de la justice.

Quels sont les états ou maladies avec lesquels on peut confondre les suites d'un accouchement ?

L'expulsion d'une môle charnue volumineuse peut simuler les suites de couches, tout comme son existence avait simulé la grossesse : évacuations sanguines pouvant quelquefois présenter l'odeur des eaux de l'amnios ; dilatation des parties génitales externes ; fièvre de lait ; lochies , etc. Mais , outre que la femme qui rend une môle , a rarement intérêt à s'en cacher, et s'entoure de personnes qui peuvent lui porter secours , il faudrait une coïncidence presque impossible , pour qu'on découvrît , à la même époque , le corps d'un enfant nouveau-né , qui pût la faire soupçonner d'infanticide. Le cas ne pourrait être embarrassant que lorsqu'il s'agirait d'une supposition d'enfant ou de la recherche de la maternité.

Les polypes utérins se développent rarement dans la cavité de l'utérus ; faisant le plus souvent saillie dans le vagin , ils ne peuvent dans aucun cas fournir un ensemble de phénomènes propres à simuler l'accouchement.

L'expulsion d'hydatides peut avoir quelque analogie avec un accouchement ; mais une femme ne porte pas dans l'utérus , pendant des mois entiers , des tumeurs hydatiques, sans qu'une altération notable de la santé n'ait réveillé l'attention.

Enfin la rétention du flux menstruel , chez une jeune fille dont la membrane hymen serait imperforée , et l'hydropisie de matrice , peuvent offrir des rapports avec la grossesse ; mais elles ne peuvent simuler un accouchement.

Une femme accouchée peut-elle être placée dans des conditions telles qu'elle ne puisse porter secours à son enfant ?

Au nombre des causes qui peuvent empêcher une femme de donner à son enfant les secours que sa position exige , on doit compter l'idiotisme , l'imbécillité et la syncope. On conçoit la valeur des deux premiers motifs.

Pendant une syncope, quelle qu'en soit la cause, une femme ne pourrait pas débarrasser la bouche du nouveau-né , des mucosités qui s'opposent à la respiration ; elle ne pourrait pas non plus, dans certaines positions, l'empêcher d'être asphyxié par submersion, dans les eaux de l'amnios accumulées dans son lit.

Une femme a-t-elle été enceinte ?

Il est certain que l'accouchement à terme laisse chez les femmes des traces plus ou moins constantes et indélébiles, telles que : 1° une ligne brune s'étendant de l'ombilic au pubis ; mais elle ne se remarque pas chez toutes les femmes ; 2° la flaccidité de la peau de l'abdomen : ce signe manque chez les jeunes femmes bien portantes et à chairs fermes, surtout lorsqu'elles n'ont eu qu'un enfant ; 3° les rides de l'abdomen : mais elles peuvent être le résultat de l'amaigrissement ; 4° les vergetures, coutures ou cicatrices de la peau des aines et des cuisses ; 5° l'écartement de la ligne blanche : ces deux signes sont les plus constants ; mais ils peuvent avoir succédé à une distension du ventre, déterminée par une autre cause que la grossesse ; néanmoins ils seront concluants, s'il est démontré que la femme examinée n'a jamais eu ni hydropisie, ni tumeur abdominale d'aucune espèce ; 6° l'absence de la fourchette : mais l'abus du coït peut l'avoir fait disparaitre, chez une femme dont les parties génitales sont peu développées et de petite dimension ; 7° la difformité du col de la matrice, qui est divisé par une fente transversale, en deux lèvres souvent entrecoupées ou échancrées, dont l'antérieure est plus longue et plus épaisse que la postérieure.

On voit en résumé : 1° que la question qui fait le sujet de cet article ne pourra être résolue par l'affirmative, qu'avec cette restriction : pourvu qu'il soit prouvé que la personne visitée n'a jamais été affectée de telle ou telle maladie ; 2° qu'il sera presque toujours possible d'affirmer qu'une femme n'est jamais accouchée, mais qu'il ne sera pas aussi facile de reconnaître si les signes observés dépendent d'un ancien accouchement ou de toute autre cause.

CHAPITRE VII.

DE LA SUPPRESSION , DE LA SUPPOSITION , DE LA SUB-STITUTION ET DE L'EXPOSITION D'ENFANT (DE PART).

Législation.

Code pénal. Art. 548. Les coupables d'enlévement, de recélé ou de suppression d'un enfant, de substitution d'un enfant à un autre, ou de supposition d'un enfant à une femme qui ne sera pas accouchée, seront punis de la réclusion pendant sept ans au moins, ou même des travaux forcés pour dix ans.

Seront punis de la même manière ceux qui, étant chargés d'un enfant, ne le remettront point aux personnes qui ont le droit de le réclamer,

Art. 551. Ceux qui auront abandonné ou exposé en un lieu solitaire, un enfant au-dessous de l'âge de sept ans, et ceux qui auront donné l'ordre de l'exposer ou de l'abandonner ainsi, si cet ordre a été exécuté, seront punis d'un an au moins d'emprisonnement.

Art. 552. Quand, par suite de l'exposition ou de l'abandon mentionnés en l'article précédent, l'enfant se trouvera blessé, meurtri, ou sera demeuré estropié ou mutilé, ceux qui l'auront exposé ou abandonné seront punis de la réclusion.

Art. 553. Si la mort de l'enfant s'en est suivie, le coupable sera condamné à la peine de la réclusion pendant sept ans au moins ; cette peine pourra même être portée à dix ans de travaux forcés.

Art. 554. Si cependant l'ensemble des circonstances prouve que l'abandon de l'enfant ne pouvait avoir pour but que de procurer sa mort, et qu'elle ait été réellement la conséquence de cet abandon, le coupable subira la peine portée contre l'infanticide.

Art. 555. Si l'enfant a été exposé ou abandonné, ainsi qu'il est dit en l'article 551, mais dans un lieu non solitaire, le coupable sera puni d'un emprisonnement de trois mois à un an.

Si l'exposition a eu les conséquences prévues par les articles 552 et 553, la peine sera d'un emprisonnement de six mois à deux ans, au cas énoncé en l'article 552, et de deux ans à cinq ans, au cas énoncé en l'article 553.

Art. 556. Lorsque les crimes et délits prévus par les articles 551, 552, 553 et 555 auront été commis par les pères et mères, tuteurs ou instituteurs des enfants abandonnés ou exposés, la peine, dans les cas respectivement énoncés aux dits articles, sera augmentée d'un ou de deux degrés, eu égard aux circonstances et à la qualité des personnes.

La *suppression d'enfant* consiste à faire disparaitre un enfant nouveau-né, soit pour cacher une faiblesse, soit dans des intérêts de fortune.

Dans la *supposition d'enfant*, une femme qui n'est pas accouchée, présente un enfant nouveau-né, comme étant à elle, dans le but de s'emparer d'une succession ou de jouir de tout autre avantage attaché à la naissance d'un enfant.

La *substitution* est le crime d'une personne qui présente un autre enfant que celui dont une femme est accouchée, soit pour cacher sa mort, soit parce que le sexe en déplait, ou ne donne pas les avantages que l'on veut obtenir.

Il est rare que les questions qui se rapportent à l'article 548 deviennent médicales; elles se réduisent presque toutes à la question d'identité. Cependant il peut arriver qu'un médecin ait à examiner : si une femme est réellement accouchée; si l'époque de la naissance de l'enfant se rapporte à celle de l'accouchement; enfin, si le produit de l'accouchement est un faux germe ou un enfant mort-né.

Quant aux crimes et délits relatifs à l'abandon ou à l'exposition d'enfant, le médecin pourra être appelé à constater si l'enfant était mort-né ou viable; quelle a pu être sur sa vie ou sa santé, l'influence des conditions auxquelles il a été soumis; enfin s'il appartient à la femme qui est soupçonnée en être la mère.

Toutes ces questions ont été ou seront traitées aux chapitres *Accouchement*, *Infanticide*, *Viabilité*.

CHAPITRE VIII.

DE L'INFANTICIDE.

Législation.

Code Pénal. Art. 571. L'homicide volontaire commis sur un enfant nouveau-né, est qualifié *infanticide*.

Art. 577. Tout individu coupable de parricide, d'empoisonnement, d'infanticide et d'assassinat, sera puni de mort.

Art. 579. Lorsque l'infanticide aura été commis sur un enfant illégitime, la peine pourra, à l'égard de la mère, être diminuée d'un ou de deux degrés, si le crime a été accompagné de circonstances atténuantes.

Rien de précis sur l'expression *nouveau-né*; la loi l'a adoptée sans l'interpréter; mais elle doit évidemment s'entendre d'une naissance toute récente, et ne remontant pas au-delà de quelques heures à quelques jours.

Elle doit également s'entendre d'un enfant prêt à naître, et pendant le travail de l'accouchement, après la rupture de la poche des eaux.

Un arrêt de la Cour de cassation, en date du 20 juin 1822, paraît avoir résolu en partie cette difficulté, en décidant qu'un enfant a cessé d'être considéré comme nouveau-né, lorsqu'il a été inscrit sur les registres de l'état civil, et qu'on ne peut plus anéantir les traces de son existence.

La loi ne s'est pas non plus expliqué sur le degré de vitalité que l'enfant aura dû acquérir, pour qu'un attentat sur sa vie puisse constituer le crime d'infanticide ; elle n'a pas précisé le terme de la gestation qu'il doit avoir atteint ; elle n'a pas imposé la condition de la viabilité de l'enfant, comme elle l'a fait à l'occasion des successions ; elle n'a employé que l'expression *nouveau-né*. Toutefois la non-viabilité de l'enfant pouvant être prise en considération par les tribunaux, pour l'appréciation du crime d'infanticide, l'expert ne devra jamais négliger de rendre compte de son opinion à cet égard. (Voyez le Chapitre X. *Viabilité.*)

Le meurtre commis pendant le travail de l'enfantement sur un enfant prêt à naître , est aussi bien un infanticide que celui qui est commis sur un enfant nouveau-né.

La recherche des preuves du crime d'infanticide peut soulever un grand nombre de questions ; les unes sont relatives à l'enfant ; les autres se rattachent à la mère.

QUESTIONS RELATIVES A L'ENFANT.

Les questions présentées par les magistrats devant toujours être la conséquence du texte de la loi , et l'expression des besoins que réclame son application, les médecins auront à prononcer sur les suivantes :

1° Le cadavre soumis à l'examen est-il celui d'un enfant nouveau-né ?

2° Cet enfant est-il né vivant ?

3° Dans le cas de l'affirmative, combien de temps a-t-il vécu ?

4° Si l'enfant a vécu , depuis combien de temps la mort est-elle survenue ?

5° La mort a-t-elle été naturelle ?

6° A-t-elle été le résultat de violences exercées sur l'enfant?

7° Ou la suite d'un défaut de soins ?

Les deux premières questions , résolues négativement , excluent toute idée d'infanticide ; leur solution est donc de la plus haute importance.

I. LE CADAVRE SOUMIS A L'EXAMEN DU MÉDECIN EST-IL CELUI D'UN ENFANT NOUVEAU-NÉ ?

Pour résoudre cette question , il faut déterminer l'époque probable de la gestation et de la naissance ; on y parvient par la connaissance des caractères propres au fœtus contenu dans la matrice, et à l'enfant , pendant les premiers temps de sa vie.

Outre les cas d'infanticide , la détermination de l'âge d'un fœtus ou d'un enfant , peut s'appliquer à toutes les questions médico-légales qui leur sont relatives , *avortement* , *viabilité* , etc.

Détermination de l'âge pendant la vie intra-utérine.

Dans les deux premiers mois qui suivent la conception , le nouveau germe porte le nom d'*embryon* , pour prendre ensuite celui de *fœtus* , qu'il conserve jusqu'au moment de la naissance. Une foule de circonstances peuvent modifier son développement ; mais , dans l'immense majorité des cas , il éprouve successivement les changements suivants.

Dans les quinze premiers jours de la conception , on n'observe qu'une petite vésicule arrondie , et contenant un liquide transparent :

De trois semaines à un mois , l'embryon a la forme d'un serpent ; il a trois à cinq lignes de longueur ; la tête se dessine par un renflement ; la bouche est indiquée par une fente , les yeux par deux points noirs , et les membres , par de petits mamelons ; son extrémité caudale est effilée et se termine par le cordon ombilical.

A six semaines , sa longueur est de sept à dix lignes ; sa pesanteur de quarante à soixante et dix grains ; la tête est distincte du thorax', et la face , du crâne ; on aperçoit les ouvertures du nez , de la bouche , des yeux et des oreilles ; les mains et les avant-bras sont placés au milieu de sa longueur ; les jambes et les pieds sont situés auprès de l'anus ; le placenta commence à se former ; la vésicule ombilicale est très-grosse.

Au deuxième mois, le fœtus est long de seize à dix-huit lignes, et pèse deux à trois gros ; les coudes et les bras sont détachés du tronc ; les talons et les genoux sont isolés ; le cercle palpébral commence à se montrer , ainsi que le clitoris ou la verge ; on observe des points osseux à l'os frontal et aux côtes ; le placenta se rassemble en gâteau.

Fœtus de trois mois. Deux pouces à deux pouces et demi de longueur ; une once à une once et demie de pesanteur. La tête est volumineuse ; les paupières se touchent par leurs bords libres ; la bouche est fermée ; les doigts bien isolés ; les membres inférieurs dépassent la queue rudimentaire ; le clitoris ou le pénis sont fort longs ; le thymus et les capsules surénales existent ; les deux ventricules du cœur sont distincts ; le cordon contient les vaisseaux ombilicaux ; le placenta est complètement isolé.

Fœtus de quatre mois. Longueur, cinq à six pouces ; poids, deux à trois onces ; peau rosée , assez dense ; bouche trèsgrande et ouverte ; membrane pupillaire très-visible ; ongles commençant à paraître ; parties génitales assez développées pour permettre de distinguer le sexe ; vésicule biliaire ; méconium dans le duodémum ; valvule cœcale visible ; ombilic placé près du pubis.

Fœtus de cinq mois. Six à sept pouces de longueur ; cinq à sept onces de pesanteur ; ongles très-distincts ; apparence de cheveux ; cœur très-volumineux ; cœcum situé à la partie

inférieure du rein droit. Le méconium prend une teinte verdâtre et occupe le commencement de l'intestin grêle.

Fœtus de six mois. Neuf a dix pouces de longueur ; une
livre de pesanteur ; cordon inséré un peu au-dessus du pubis , et se continuant avec la peau de l'abdomen ; moitié du
corps correspondant à la partie inférieure du sternum ; cheveux blancs ou argentins ; paupières encore collées ; peau
assez bien organisée ; commencement d'enduit sébacé ; ongles
assez bien formés, quoique mous et rougeâtres ; méconium
dans l'intestin grêle ; testicules près des reins ; clitoris très-
développé ; points d'ossification aux quatre parties du
sternum.

Fœtus de sept mois. Longueur de onze à douze pouces ; poids
de trois à quatre livres ; peau rosée , fibreuse , épaisse ; ongles moins mous , mais n'arrivant pas encore à l'extrémité
des doigts ; cheveux abondants , ayant cinq à sept lignes de
longueur ; moitié du corps correspondant à un pouce et demi
au-dessus de l'ombilic. Les paupières ne sont plus adhéren-
tes ; la membrane pupillaire a presque disparu ; le méconium
occupe la presque totalité des gros intestins ; la vésicule contient de la bile ; les testicules sont plus éloignés des reins.

A huit mois, le fœtus pèse quatre à cinq livres ; il a treize
à quinze pouces de longueur ; la moitié du corps correspond
à un pouce au-dessus de l'ombilic ; la peau est recouverte
d'un enduit sébacé plus marqué ; les ongles arrivent à l'extrémité des doigts ; le cartilage qui forme l'extrémité inférieure du fémur ne présente pas encore de point d'ossification ; les testicules s'engagent dans l'anneau inguinal.

Fœtus de neuf mois ou à terme. Seize à dix-huit pouces
de longueur ; six à sept livres de pesanteur. La moitié du corps
correspond un peu au-dessus de l'ombilic. La tête présente
les diamètres suivants : occipito-frontal , quatre pouces , trois
lignes ; occipito-mentonnier , cinq pouces ; fronto-menton-

nier et bi-pariétal , trois pouces et six lignes ; grande circonférence , quatorze pouces ; circonférence transversale , de
dix à onze pouces. — Les os du crâne , quoique mobiles, se
touchent par leurs bords ; les fontanelles sont larges , surtout
l'antérieure. — Les cheveux sont plus épais , plus colorés ;
ils ont neuf à douze lignes de longueur. — Les ongles sont
bien conformés ; ils dépassent l'extrémité des doigts dont ils recouvrent près de la moitié de la circonférence. — La peau a perdu sa diaphanéité , sa mollesse, sa couleur rosée, pour prendre
de la consistance, de la densité, de la pâleur; elle est entièrement couverte de l'enduit sébacé, et l'on trouve à sa surface des
petits poils courts, très-fins. — Les pieds forment le sixième de
la longueur totale du corps. — La membrane pupillaire n'existe
plus. — L'os hyoïde n'est pas ossifié. — Il existe un point
d'ossification au centre du cartilage de l'extrémité inférieure
du fémur , entre les deux condyles. — Les circonvolutions
cérébrales sont nombreuses et profondes. — Le méconium occupe la fin des gros intestins ; il est facilement reconnaissable à sa coloration en vert et à sa consistance poisseuse. —
Les testicules ont dépassé l'anneau inguinal et peuvent même se rencontrer dans le scrotum.

*Détermination de l'âge pendant les premiers temps de la
vie extra-utérine.*

Plusieurs phénomènes indépendants de ceux de la respiration , se succèdent pendant cette période de la vie de l'enfant ; il est très-important de les connaître ; car , bien souvent , c'est à eux seuls que l'on peut recourir pour chercher
les preuves de la vie.

Ces phénomènes sont : l'expulsion du méconium ; la chute
du cordon ombilical ; l'oblitération des vaisseaux ombilicaux ,
du canal veineux, du trou de botal et du canal artériel ; en-

fin , la chute de l'épiderme ou la desquamation de la peau.

L'*expulsion du méconium* peut avoir lieu quelques instants, ou seulement plusieurs heures , et même quelquefois , plusieurs jours après la naissance.

Il ne faut pas prendre pour du méconium la matière jaune verdâtre qui se forme peu après la naissance ; il faut réserver ce nom à la matière poisseuse et verte , renfermée dans le gros intestin.

En général, lorsqu'on trouvera le gros intestin fortement et uniformément teint en vert , on sera porté à croire que le méconium vient d'être récemment expulsé et que l'enfant avait au moins un jour ou au plus trois jours. Lorsque , au contraire , cette coloration verte sera parsemée de plaques déjà décolorées , on devra croire que l'expulsion du méconium est moins récente et que l'enfant pouvait avoir de trois à quatre jours.

Examen du cordon ombilical. Chez l'enfant qui vient de naître , le cordon est frais, ferme , bleuâtre et arrondi ; il est gras ou maigre , suivant qu'il contient plus ou moins de gélatine de Warton ; ses vaisseaux renferment encore du sang.

Le premier phénomène sensible qui suit la section du cordon , est sa *flétrissure* ; elle a lieu du sommet à la base ; elle peut commencer immédiatement à la naissance , ou quelques heures après ; elle est toujours effectuée au bout de trente , ou quarante-huit heures au plus. Le cordon devient mollasse, et l'on remarque une injection assez prononcée au pourtour de l'anneau ombilical.

Le second phénomène est la *dessication* : elle commence le premier ou le second jour. Elle est complète au bout de trois jours. Le cordon brunit de son sommet à sa base ; il se *vrille* et s'aplatit ; ses vaisseaux sont rétrécis ; ils renferment du sang concret ; quelquefois le pourtour de l'anneau est rouge et tuméfié.

Lorsque la dessication s'opère après la mort , le cordon devient grisâtre, son enveloppe forme une pellicule desséchée et comme insufflée ; il n'est pas vrillé, et le calibre de ses vaisseaux n'a pas sensiblement diminué.

La *chute du cordon* s'opère ordinairement du quatrième au cinquième jour. Sa base s'érode peu à peu, les artères ombilicales se rompent ; la veine persiste plus long-temps. La séparation des membranes précède celle des vaisseaux, en sorte que le cordon tient encore au nombril par l'intermédiaire de ceux-ci, alors que les membranes sont tout-à-fait détachées. L'ulcération qui succède à la chute du cordon, suppure jusqu'au dixième ou douzième jour après la naissance, époque à laquelle la cicatrisation s'opère.

L'*oblitération des vaisseaux ombilicaux* s'effectue progressivement de l'anneau à leur jonction avec les artères iliaques ; leurs parois s'épaississent et leur calibre diminue de plus en plus ; il en est de même du canal veineux. Les artères commencent à se rétrécir dès le second jour après la naissance, et leur oblitération est complète le cinquième ; la veine et le canal veineux sont déjà très-rétrécis le quatrième jour ; mais ils ne sont complètement fermés que le huitième.

Les caractères tirés du *trou de botal* et du *canal artériel* ne sont pas constants ; en général, leur oblitération commence du second au troisième jour, et elle est toujours complète le huitième.

L'*exfoliation de l'épiderme* ne s'observe jamais au moment de la naissance, ni chez un enfant mort-né ; elle commence à l'abdomen et s'étend successivement à la poitrine, aux aines, aux aisselles, au dos et aux membres ; elle peut avoir lieu par écailles ou par lames ; celles-ci ne se rencontrent guère que sur le tronc ; chez quelques enfants, elle a lieu insensiblement et sous la forme d'une poussière. La durée du temps pendant laquelle elle s'effectue, est très-variable ; elle commence du second au huitième jour après la naissance et peut se terminer du trentième au cinquantième jour. Elle est bien plus lente chez les enfants mal nourris et chez ceux qui sont affectés de maladies chroniques.

II. L'ENFANT EST-IL NÉ VIVANT ?

Pour résoudre cette question, il faut 1° établir les caractères que présente l'enfant mort avant de naître ; 2° rechercher s'il ne porte pas des preuves de vie, indépendantes de la respiration ; 3° enfin, s'assurer si la respiration a ou n'a pas eu lieu.

1° *L'enfant était-il mort avant de naître ?*

Un enfant mort dans l'utérus s'y putréfie aussi vite qu'à l'air libre ; mais c'est la putréfaction sous un autre aspect. Le petit cadavre n'a ni fermeté ni consistance ; la tête se déforme et s'aplatit sous son propre poids ; les os du crâne sont mobiles les uns sur les autres, par l'effet du relâchement des sutures ; l'abdomen est affaissé, presque creux au voisinage du nombril, et forme sur les flancs deux saillies largement arrondies. La peau, surtout celle de l'abdomen, est d'un rouge brunâtre, sans teinte verte ; l'épiderme se détache avec facilité et laisse à nu le derme humide, gluant et d'une couleur rosée. Le tissu cellulaire sous-cutané, et surtout celui qui tapisse le cuir chevelu, est infiltré de sérosité rougeâtre ; il en est de même de celui qui sépare les muscles, et quelquefois du tissu musculaire lui-même. Le cordon ombilical est gros, mou, infiltré et livide ; il se rompt facilement.

Les cavités splanchniques contiennent une quantité toujours très-notable de sérosité sanguinolente, et tous les organes ont pris ou ont une tendance à prendre une teinte brunâtre.

Enfin, si l'on veut déplacer le cadavre, il coule et glisse entre les mains, comme le font les poissons qui vivent encore quelque temps hors de l'eau, telles que la tanche, l'anguille, etc.

Les caractères de putréfaction que je viens de décrire se rapportent au cas où l'enfant serait mort sept ou huit jours avant sa sortie de la matrice ; mais, lorsque sa mort est récente, on ne pourra reconnaître qu'il était mort avant de naître, qu'en s'assurant qu'il n'a pas respiré.

L'examen de la mère ne peut être d'aucune utilité pour décider si l'enfant était mort avant de naître, parce qu'on ne peut s'en rapporter à ses déclarations. Il n'y aurait que l'existence d'un écoulement fétide par le vagin qui pourrait être appréciable à l'expertise ; ce serait alors à l'expert à rechercher si cet écoulement, qui peut persister plusieurs jours après l'accouchement, ne provient pas de la présence dans l'utérus d'un placenta putréfié, ou de débris de membranes, d'ulcérations au vagin, au col de la matrice, etc.

2° L'enfant porte-t-il des preuves de vie en dehors de la respiration ?

Des faits nombreux prouvent qu'il peut s'écouler quelque temps entre l'accouchement et l'établissement de la respiration, par suite d'un état apoplectique, d'une suspension de la circulation, de l'engouement des voies aériennes par des mucosités, etc. Une femme peut profiter de ces courts instants pour tuer son enfant. Il est également possible qu'un meurtre se commette pendant le travail de l'accouchement et avant l'établissement de la respiration. Certainement dans ces deux cas, la culpabilité serait la même que si la respiration avait eu lieu.

Dans un fait de cette nature, le médecin devra chercher

les preuves de la vie dans les désordres matériels résultants des blessures ou autres violences faites à l'enfant ; il examinera si elles présentent le caractère des lésions faites sur le vivant ; si , par exemple , il existe sur quelques parties du corps , des ecchymoses avec *coagulation du sang* , un épanchement de sang à la surface du cerveau , avec fracture des os du crâne et déchirure de la dure-mère , etc.

3° *L'enfant a-t-il respiré ?*

Aussitôt que la communication entre la mère et l'enfant a cessé , la respiration devient pour celui-ci une condition indispensable de la continuation de son existence ; en sorte que les preuves de la vie se trouvent dans les changements survenus dans les organes destinés à cette nouvelle fonction. C'est sur ce principe que repose la *docimasie* ou épreuve de la respiration , qui comprend l'examen des parois de la poitrine , et les épreuves faites sur les poumons , à l'effet de s'assurer s'ils ont été pénétrés par l'air atmosphérique.

La respiration ne pouvant pas s'exécuter sans la dilatation de la poitrine , quelques auteurs ont pensé que , chez un enfant qui a respiré , la voussure du thorax devait être plus grande , et que le diaphragme devait être refoulé vers la cavité abdominale. Mais , dans l'état actuel de la science , ces différences peuvent difficilement être évaluées d'une manière exacte , et d'ailleurs , elles ne sont pas tellement constantes qu'elles puissent fournir une base certaine à un rapport. On ne doit cependant pas les négliger , car elles peuvent servir à compléter l'ensemble des preuves pour ou contre la réalité de la respiration.

Examen des poumons. Avant la respiration , les poumons sont charnus , d'un rouge brun comparable au *foie d'adulte* , et comme flétris ; incisés , ils sont compactes , ne crépitent point et sont imprégnés d'une petite quantité de sang, ils sont situés en arrière du thorax et ne recouvrent pas le péricarde. Aussitôt que l'air vient les distendre, leur aspect change entièrement ; la couleur de foie disparaît ; ils prennent une teinte rosée, avec des marbrures blanches ; la consistance charnue de leur tissu est remplacée par une mollesse toute autre, une consistance spongieuse ; pressés ou incisés, ils font entendre un bruit particulier que l'on nomme *crépitation*. Ils sont assez volumineux pour recouvrir plus ou moins le péricarde, suivant que la respiration a eu lieu pendant un temps plus ou moins long. Lorsque la respiration n'a pas été complète ou a duré peu d'instants, le côté droit du péricarde est plus recouvert que le gauche, parce que la respiration s'établit plus tôt et avec plus d'énergie dans le poumon droit que dans le gauche.

L'établissement de la respiration augmente la pesanteur des poumons. Il résulte des expériences de Ploucquet que pesés auparavant, et comparés au poids total de l'individu, ils sont dans un rapport de un à soixante et dix ; tandis qu'après la respiration, la différence relative est de un à trente-cinq.

D'après ce qui précède, on voit que l'inspection extérieure des poumons peut fournir des documents utiles pour établir si l'enfant a ou n'a pas respiré ; toutefois ils ne sont ni assez constants, ni assez surs pour pouvoir suffire à motiver une conclusion certaine. Le médecin doit donc recourir à la docimasie hydrostatique, la seule peut-être qui soit employée aujourd'hui, qui a toujours servi de base aux décisions médico-légales en matière d'infanticide, et qui a été sanctionnée par les tribunaux, au point que son omission a toujours suffi pour annuler les rapports, ou du moins leur enlever toute confiance.

La *docimasie hydrostatique, dite de Galien*, est basée sur les changements que l'introduction de l'air dans les poumons apporte à leur pesanteur spécifique. Plongés dans l'eau, ils surnagent, s'ils ont été pénétrés par de l'air ou des gaz ; ils vont au fond, s'ils n'en renferment pas.

Pour faire cette épreuve, on se procure un vase quelconque un peu large, que l'on remplit jusqu'à environ un pied de hauteur, d'eau de rivière, à une température de 16 à 22° R. On détache la trachée-artère, après l'avoir séparée du larynx ; on fait la ligature des gros vaisseaux qui se rendent au cœur et qui en partent ; on les coupe et on retire de la cavité de la poitrine, les poumons et le cœur réunis. Après avoir essuyé avec soin le sang qui les recouvre, on les place doucement dans l'eau ; on observe s'ils tombent au fond, ou s'ils surnagent ; s'ils se précipitent tout-à-coup ou lentement. On réitère ensuite cette expérience avec les poumons séparés du cœur ; dans le cas où un seul poumon surnage, il est important de remarquer lequel. La même épreuve doit ensuite être faite sur chacun des poumons séparément, et avec chaque lobe coupé en plusieurs morceaux ; on examine si chacun de ces morceaux surnage, ou s'il tombe au fond, afin de déterminer si tout l'organe a pris part à l'acte respiratoire ; et, dans le cas contraire, quelles sont les parties qui lui sont restées étrangères. Enfin, on comprime entre les doigts, *graduellement et sous l'eau*, chacun de ces fragments ; et on observe s'il s'en dégage des bulles d'air, et s'ils surnagent encore après avoir été comprimés.

En divisant les poumons en fragments, on examinera s'ils sont ou non crépitants, s'ils contiennent beaucoup ou peu de sang, et si leur parenchyme offre un état morbide quelconque.

La surnatation des poumons réunis au cœur ou séparés, et celle de chacun de leurs fragments prouve que la respiration a été pleine et entière ; celle du poumon droit seulement et de ses fragments indique que la vie de l'enfant a été moins parfaite ; il en est de même si quelques fragments surnagent, tandis que les autres vont au fond ; cette légère surnatation peut même être due à l'insufflation artificielle. Enfin , l'immersion rapide de tous les morceaux prouve d'une manière certaine que l'enfant n'a pas respiré : surtout si , comprimés dans l'eau , ils immergent encore , et que leur tissu soit sain.

Telles sont les conclusions les plus générales que l'on peut tirer de cette expérience ; mais elles ne sont pas d'une exactitude tellement rigoureuse que l'on ne puisse y faire quelques objections qu'il importe d'examiner.

1° *L'enfant peut respirer avant d'être né.* On possède des exemples incontestables de fœtus qui ont respiré et jeté des cris , lorsque la tête seule avait franchi la vulve. Quelques médecins admettent même la possibilité du *vagissement utérin* , lorsque , après l'écoulement des eaux , la bouche répond à l'orifice de la matrice. Dans ces cas exceptionnels , les poumons n'ont jamais été examinés , et il est probable que l'air n'aurait pénétré que dans la trachée et dans les principales divisions des bronches , et que , par conséquent , les poumons ne surnageraient pas.

2° *Les poumons peuvent surnager , quoique l'enfant n'ait pas respiré.* Cet effet peut être la suite de la putréfaction et de l'insufflation artificielle. Dans le premier cas , la surnatation n'est qu'apparente ; pour la faire cesser , il suffit de comprimer sous l'eau les poumons coupés par morceaux ; il s'en échappe des bulles larges , et le fragment qui les a fournies , abandonné à lui-même , va de suite au fond du liquide. En outre , les poumons ne crépitent pas en les incisant , et d'autres viscères , surtout le thymus et le foie , surnagent également en tout ou en partie. Enfin , lorsque la putréfaction est très-avancée ; on ne peut plus tirer de preuves du corps de délit , et le ministère du médecin est inutile.

L'insufflation artificielle , opérée pour rappeler le nouveau-né à la vie , ou même dans le but criminel de simuler un corps de délit d'infanticide , afin de faire peser une accusation sur la mère , peut déterminer une partie des résultats de la respiration naturelle ; cependant , il est difficile qu'elle ait pu être assez complète pour que l'air ait pénétré les deux poumons , et surtout pour qu'il ait contracté avec les vésicules bronchiques , cette sorte d'adhérence , qui est la conséquence de la respiration naturelle , et qui est telle qu'il est impossible de l'en exprimer parfaitement , même en soumettant à des compressions réitérées , les poumons divisés par fragments. D'ailleurs, comme la circulation pulmonaire ne s'est pas effectuée , les poumons seront relativement plus légers , et leurs vaisseaux sanguins ne contiendront pas autant de sang que lorsque la respiration se sera établie naturellement. Toutefois ces signes ne sont pas certains , et il peut arriver que la difficulté reste toute entière ; mais il ne faut pas s'en exagérer l'importance : car , dans le cas d'infanticide , les données de l'instruction éloignent le plus souvent toute supposition d'insufflation , et il n'est pas présumable qu'une mère qui aurait pratiqué cette opération pour rappeler son enfant à la vie , puisse jamais être accusée d'infanticide.

3° *Les poumons peuvent ne pas surnager , quoique l'enfant ait respiré.* Un poumon peut aller au fond quoiqu'il soit sain et que l'enfant ait respiré quelques instants. Ce cas arrive lorsque la respiration a été faible , et que l'air n'a pénétré que dans les premières divisions des bronches. Une altération morbide du tissu pulmonaire , telles que l'induration et l'hépatisation peut également s'opposer à la surnatation ; il n'y a alors que quelques portions des poumons, ou l'un d'eux, ordinairement le gauche , qui aient repris leur densité primitive ; mais leur poids et leur volume sont beaucoup augmentés.

III. EN SUPPOSANT QUE L'ENFANT SOIT NÉ VIVANT, COMBIEN DE TEMPS A-T-IL VÉCU ?

Outre les changements que l'acte respiratoire détermine dans les poumons et qui ont été décrits dans le paragraphe précédent, il est très-important, pour résoudre cette question, d'étudier les phénomènes qui se succèdent pendant les premiers temps de la vie extra-utérine, dans les autres organes de l'enfant. Ainsi, on prêtera la plus grande attention à l'expulsion du méconium, à la chute du cordon ombilical et à la desquamation de la peau ; on examinera le degré d'oblitération des vaisseaux sanguins qui servent à l'entretien de la vie intra-utérine. (Voyez *Détermination de l'âge*, p. 89)

IV. SI L'ENFANT A VÉCU, DEPUIS COMBIEN DE TEMPS LA MORT EST-ELLE SURVENUE ?

Cette question se résout par les signes de la putréfaction plus ou moins avancée (*voyez page* 15). Seulement on doit observer que le cadavre d'un enfant nouveau-né se putréfie moins vite que celui d'un adulte ; qu'à l'air libre la décomposition est d'autant plus prompte que la température est plus chaude et plus humide ; qu'un cadavre se putréfie plus tôt dans une eau courante que dans une eau stagnante ; que retiré de l'eau, il se décompose rapidement à l'air libre ; enfin, qu'il se putréfiera plus vite dans une terre humide et dans des immondices que dans un terrain sec, argileux, sablonneux ou crayeux.

V. LA MORT A-T-ELLE ÉTÉ NATURELLE ?

Pour résoudre cette question, on doit examiner si l'enfant

est mort avant ou pendant l'accouchement, et si, quoique né vivant, il a péri par le fait de causes indépendantes de la volonté de sa mère.

Les moyens de reconnaître si l'enfant était mort avant de naître ont été indiqués au paragraphe 2, *page* 92. Quant aux causes qui peuvent faire périr un enfant *pendant l'accouchement*, on compte parmi les plus fréquentes :

1° Un travail long et pénible : dans ce cas, il meurt, ou de l'interruption de la circulation par le fait de la compression du cordon ombilical qui est engagé avec la tête, ou de la compression du cerveau. Toujours est-il que le cadavre présente des traces évidentes de congestion cérébrale ; que la tête est difforme et allongée, et qu'on rencontre à son sommet ou vers un des points de sa partie supérieure, une tumeur séreuse ou séro-sanguinolente plus ou moins volumineuse.

Quelques accoucheurs admettent également l'enfoncement, la fracture et la mobilité des os du crâne, le décollement du périoste, et le déchirement des membranes qui unissent les os ; mais tous ces désordres supposent un accouchement qui ne pourrait s'être terminé par les seuls efforts de la nature, et par conséquent, sans l'assistance de quelques témoins.

2° Une hémorrhagie résultant du décollement du placenta : dans ce cas, la mère et l'enfant devront présenter des indices d'anémie. Le cadavre de l'enfant sera donc pâle, décoloré, à peau diaphane, couleur de cire ; les poumons et le foie seront également décolorés ; le cœur et les vaisseaux vides de sang.

3° Un accouchement où l'enfant sortant par les pieds, les genoux ou les fesses, la tête resterait long-temps au passage : ici, la compression du cordon ombilical serait encore la cause de la mort, et l'on observerait sur les parties engagées les premières, des taches rouges, ecchymosées et qui coïncideraient avec des indices de stase sanguine à la face et au cerveau.

4° L'entortillement du cordon ombilical autour du cou de l'enfant : dans ce cas, outre la mort par la compression du cordon, l'enfant peut encore mourir étranglé, si le cordon, trop court est tiré par le poids du corps, en même temps que le placenta résiste à cette traction.

5° La rupture du cordon ombilical pendant le travail de l'accouchement. Il pourrait en résulter une hémorrhagie mortelle pour l'enfant, si l'accouchement était retardé.

Après l'accouchement, l'enfant peut succomber à la faiblesse de naissance, ou à un état anormal ou pathologique des organes, qui s'oppose à l'établissement des fonctions nécessaires à la continuation de la vie. La première cause de mort se reconnaît surtout aux signes docimasiques d'une respiration imparfaite ; la seconde comprend les vices de conformation incompatibles avec l'entretien de la vie extra-utérine et les maladies qui doivent occasionner la mort. (Voyez *Viabilité*, Chapitre X).

VI. LA MORT A-T-ELLE ÉTÉ LE RÉSULTAT DE VIOLENCES EXERCÉES SUR L'ENFANT ?

Les moyens mis à exécution pour commettre un infanticide sont très-nombreux. Les plus communément employés sont les blessures et les différentes espèces d'asphyxie.

Blessures : on doit examiner avec soin toute la surface du cadavre d'un enfant qui a succombé à une mort violente ; on ne doit négliger aucune espèce de lésion, quelque petite qu'elle soit ; on ne doit pas oublier qu'une aiguille peut avoir été introduite par les oreilles, par les narines ou les fontanelles, pour déchirer le cerveau ; dans la région thorachique, pour lacérer le cœur ; dans l'anus, pour blesser mortellement les intestins, etc.

Quant aux *blessures par instruments piquants ou tran-*

chants, on cherchera à reconnaître si elles ont été faites pendant la vie ou après la mort ; on s'attachera à déterminer le temps qui a pu s'écouler entre le moment où la blessure a été faite et celui où la mort est survenue ; on recherchera l'espèce d'instrument qui a pu être employé ; résultats auxquels on parviendra, en tenant compte de la forme de la plaie, de son étendue en largeur, en longueur et en profondeur ; et surtout en examinant si les lèvres de la plaie sont coupées net, déchirées ou ecchymosées. (Voyez *Blessures*, Chapitre XI).

Contusions. On observera que les contusions faites dans une intention criminelle correspondent ordinairement à des organes essentiels à la vie, tel serait le cas d'une contusion résultant d'une pression violente au cou, dans le but d'étrangler l'enfant. On fera attention à leur forme qui peut conduire à présumer si elles ont été faites avec les doigts ou avec tout autre agent ; on se rappellera qu'une contusion semblable est toujours accompagnée d'une dépression de la peau ayant la forme de l'instrument employé ; on examinera la nature du sang épanché ou infiltré, afin de s'assurer si les contusions ont été faites pendant la vie ou après la mort ; enfin, lorsqu'il y a ecchymose des tissus cellulaire et musculaire sous-cutanés, on tiendra compte de son étendue et de sa profondeur.

Il faut de plus déterminer si ces contusions ne résulteraient pas de l'accouchement : en effet, entre les ecchymoses qu'on observe sur les parties qui se présentent les premières, on peut rencontrer autour du cou des traces produites par le cordon ombilical et même par la contraction du col utérin, ce qui peut simuler l'application d'un lien ; mais ces cas, surtout le dernier, sont si rares que des accoucheurs célèbres ne les ont jamais rencontrés et en ont même nié la possibilité.

Les *fractures* et les *luxations* peuvent, comme les contusions , être l'effet d'un accouchement laborieux. Celles de la tête et du cou sont presque les seules qui soient le résultat d'une intention criminelle. Lorsque les autres le sont, on rencontre d'autres traces de sévices qui peuvent éclairer sur la véritable cause de la mort.

Plusieurs médecins légistes ont admis que , dans un accouchement très-facile, la femme étant debout, les jambes écartées, l'enfant peut être projeté sur un corps dur, et sa chute être suivie de luxations, de fractures des os du crâne , d'épanchements sanguins dans le cerveau , etc. La science possède peu d'exemples bien constatés de cette cause de mort. M. Klein , profitant de l'influence que lui donne sa position , a recueilli dans le royaume de Wurtemberg , cent-quatre-vingt-trois observations *authentiques* d'expulsions brusques, les mères étant debout, assises ou à genoux : hé bien ! dans tous ces cas , il n'y a pas eu *un seul enfant de mort , aucun n'a éprouvé de fissure ou de fracture aux os du crâne* , ni aucune autre lésion nuisible.

Il est une lésion qui tue instantanément un enfant , c'est la luxation de la tête sur la colonne vertébrale. Comme il n'existe pas toujours de lésions extérieures , et que la mobilité de la tête est commune à tous les cadavres de nouveaux-nés , surtout en été , cette lésion pourrait échapper aux recherches d'un médecin peu attentif. A l'autopsie , on trouve la moëlle épinière froissée et déchirée, les ligaments des vertèbres tiraillés ou rompus. Des ecchymoses et des infiltrations sanguines attestent que la luxation a eu lieu sur le vivant ; ces phénomènes n'existeraient pas si la violence n'avait eu lieu qu'après la mort.

Torréfaction. Le corps d'un enfant peut avoir été livré aux flammes , pour faire disparaître les traces de son existence. Si les poumons n'ont pas été consumés , la docimasie hydrostatique indiquera si l'enfant a vécu ; en outre, si l'ex-

pert remarque sur des morceaux du cadavre, le développement de phlyctènes, il pourra conclure que l'enfant a été
brûlé vivant.

C'est par *asphyxie* que périssent les enfants qui, dès leur
sortie de l'utérus, sont enveloppés dans des linges pliés et
repliés sur eux-mêmes ; ceux qu'on a suffoqués sous des couvertures ou des matelats ; ceux qui sont placés dans des sacs,
enfermés dans des boites, enfouis dans la terre, dans un
tas de foin, de paille, etc. ; ceux dont on a oblitéré les
voies aériennes, en introduisant dans la bouche des tam-
pons de linge, du foin, de la terre, etc. ; ceux dont le cou
a été serré par un lien ou comprimé avec les doigts ; ceux
enfin qu'on a jeté dans l'eau ou dans une fosse d'aisance.
Dans toutes ces circonstances, l'enfant aura presque toujours
eu le temps de respirer ; ce que la docimasie pulmonaire
prouvera facilement. Au reste, le cadavre présentera les altérations pathologiques propres aux différentes espèces d'asphyxie. Cependant, l'expert n'oubliera pas que ces genres de
mort sont plus difficiles à constater chez l'enfant que chez l'a-
dulte, la plupart des signes qui font connaitre l'*asphyxie*
pendant la vie, pouvant échapper à l'observation, lorsqu'ils
se rencontrent dans des organes trop peu développés.

Quelquefois l'expert pourra s'assurer si les lésions externes
ont été faites pendant la vie ou après la mort. Si, par exemple, il rencontre un corps étranger dans l'arrière bouche, il
examinera si la membrane muqueuse est blanche et amincie
dans la partie où la compression la plus grande a eu lieu ;
tandis qu'en avant de ce point, elle serait rouge, tuméfiée et
épaissie ; alors il sera prouvé que le corps étranger a été introduit pendant la vie de l'enfant.

VII. LA MORT A-T-ELLE ÉTÉ LA SUITE D'UN DÉFAUT DE SOINS ?

La mort a été naturelle ; mais elle aurait été prévenue, si l'enfant avait reçu les soins nécessaires. Ici, les soins ont été négligés, ou par ignorance, et alors, il n'y a pas crime ; ou volontairement, ce qui constitue un infanticide par omission.

L'ignorance est probable dans le cas où la faiblesse de naissance est telle qu'il est nécessaire de pratiquer l'insufflation pulmonaire pour établir la respiration, ou lorsque l'enfant naît dans un état d'asphyxie qui pourrait céder à un écoulement de sang par le cordon ombilical. Il est évident que ce sont des soins qu'un médecin ou une sage-femme peuvent seuls être en état de donner.

La première omission volontaire est celle de la ligature du cordon ombilical. Il est vulgairement admis que cette opération est nécessaire pour prévenir une hémorrhagie mortelle, en sorte qu'une femme qui la négligerait *volontairement*, devra encourir l'accusation d'infanticide.

Pour s'assurer si la mort a été la suite d'une cause semblable, on examinera attentivement l'état du cordon ; on s'assurera s'il n'a pas été lié, ou s'il l'a été après la mort : dans ce dernier cas, la portion du cordon située entre la ligature et l'abdomen n'est ni plus gonflée, ni plus distendue par des liquides que l'autre partie. En faisant cet examen, on se rappellera que l'hémorrhagie est d'autant plus prompte et plus facile que le cordon est coupé plus près de l'ombilic, et avec un instrument plus tranchant ; et que, s'il est rompu par traction, l'hémorrhagie est très-rare. En effet, elle ne pourrait avoir lieu que par la veine ombilicale, car les artères se rétractent en vertu de leur élasticité, à la suite de l'extension forcée qu'elles ont subie.

Le cadavre d'un enfant mort des suites d'une hémorrhagie, présente des signes particuliers qui peuvent servir à le faire reconnaître. La peau est décolorée, couleur de cire ; le tissu musculaire lui-même est pâle ; il n'y a de sang ni dans le cœur, ni dans les vaisseaux artériels et veineux ; les poumons sont blafards ; quoique crépitants, ils ne surnagent pas complètement.

Une seconde cause d'omission est la privation d'un air respirable. Ainsi un enfant meurt asphyxié, si la mère le laisse entre ses cuisses, la face sur les draps et plongée dans le sang et les eaux de l'amnios. La bouche peut être remplie de mucosités, ou la langue accolée au palais ; il peut être nécessaire de remédier à ces accidents pour prévenir la suffocation.

Une température trop froide, une chaleur trop vive peuvent faire périr un nouveau-né. Si l'on trouve pendant l'hiver, étendu sur le sol, le corps d'un enfant, nu ou presque nu et décoloré ; si la docimasie pulmonaire prouve qu'il a respiré ; si les gros vaisseaux intérieurs sont gorgés de sang, tandis que les vaisseaux cutanés sont contractés et presque vides ; s'il n'existe aucune trace de lésion extérieure, on ne pourra attribuer la mort qu'au froid.

Un enfant peut mourir d'inanition. Cette cause de mort se trouve ordinairement réunie à l'abandon dans un lieu isolé ; on la reconnaitra à l'état de maigreur et de décoloration du cadavre, coïncidant avec la vacuité du tube digestif.

En résumé, un nouveau-né sera victime d'un infanticide par omission, *lorsque l'intention criminelle de la mère sera démontrée :* 1° si le cordon ombilical n'a pas été lié ; 2° si l'enfant a été laissé trop long-temps dans une position qui ne permettait pas l'introduction libre de l'air par la bouche et le nez ; 3° s'il a été placé dans une température trop disproportionnée avec celle de l'utérus ; 4° s'il a été privé pendant trop long-temps de l'aliment convenable à son âge.

CONCLUSIONS. S'il est des cas où l'état du corps de délit ne laisse aucun doute sur la naissance d'un enfant vivant, et sur l'influence meurtrière d'une violence extérieure, il en est d'autres où la vérité est difficile à découvrir. Sans doute, les signes docimasiques suffisent le plus souvent pour constater si un enfant a vécu; mais, pour motiver une conclusion affirmative, ils doivent coïncider avec les circonstances suivantes :

1° Que le cadavre de l'enfant ne soit pas putréfié au point de rendre les recherches incertaines;

2° Qu'il ne présente aucun vice de conformation, ni aucune maladie, auxquels on puisse attribuer sa mort;

3° Qu'il ne porte aucune trace de lésions capables d'avoir déterminé la mort pendant l'accouchement;

4° Qu'il soit prouvé que la respiration a été complète;

5° Que l'instruction du procès établisse qu'il n'y a point eu d'insufflation, et que l'enfant n'a pas respiré avant sa naissance;

6° Enfin, qu'il ne présente aucune trace de manœuvres criminelles.

QUESTIONS RELATIVES A LA MÈRE.

Lorsqu'une femme est soupçonnée d'infanticide, le médecin est ordinairement appelé à l'examiner, à l'effet de savoir si elle est récemment accouchée, et s'il y a coïncidence entre l'époque de l'accouchement et celle de la naissance présumée de l'enfant. Dans cette circonstance, il devra observer l'état général de l'accusée; tenir compte de l'état des mamelles, de celui de la peau de l'abdomen, de son volume, du degré d'écartement de l'ombilic et des muscles droits; s'assurer de la position et du volume de la matrice, de la dilatation et de la forme du col utérin; constater le volume et la

8

couleur des parties génitales externes, la nature et l'odeur du fluide qui s'en écoule.

Après ces recherches, il procèdera à l'examen de la chemise et des linges qui peuvent avoisiner les parties génitales et les mamelles ; il vérifiera l'état des draps du lit , des matelas et de tout ce qui peut porter des traces de taches résultant d'un accouchement récent.

Il se rappellera toutefois que les méprises sont faciles dans ce genre d'expertise, et que l'on peut prendre le sang des règles pour celui des lochies ; un écoulement leucorrhéïque ou vénérien, pour une suite de couches ; des ulcérations causées par la malpropreté, pour des déchirures en voie de suppuration , etc.

Quant à l'appréciation de chacun de ces faits et aux conséquences qu'on en peut déduire , le lecteur devra consulter les chapitres Grossesse et Accouchement , où ont été exposés avec détail tous les phénomènes qui précèdent , accompagnent ou suivent les couches.

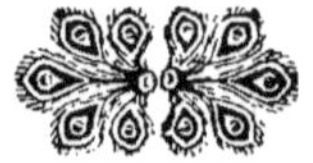

CHAPITRE IX.

DE L'AVORTEMENT.

Législation.

Code pénal. Art. 543. Quiconque, par aliments, breuvages, médicaments, violences ou par tous autres moyens, aura procuré l'avortement d'une femme enceinte, sera, dans le cas où elle y aurait consenti, puni de la réclusion pendant sept ans au moins, ou même des travaux forcés pendant dix ans.

La même peine sera prononcée contre la femme qui se sera procuré l'avortement à elle-même, ou qui aura consenti à faire usage des moyens qui ont donné lieu à l'avortement.

Si la femme n'y a pas consenti, le coupable sera puni des travaux forcés à temps.

Art. 544. Si les moyens employés dans le seul but de procurer l'avortement, ont occasionné la mort de la femme, le coupable, soit que l'avortement ait eu lieu ou non, sera puni du *maximum* des travaux forcés à temps, au cas où la femme aurait consenti à faire usage des dits moyens, et des travaux forcés à vie, lorsqu'elle n'y aura pas consenti.

Art. 545. Dans le cas où l'avortement aurait eu pour but de cacher la naissance d'un enfant illégitime, les peines établies par les deux articles précédents, pourront, à l'égard de la mère, être diminuées d'un ou de deux degrés, s'il y a concours de circonstances atténuantes.

Art. 546. Les médecins, chirurgiens, apothicaires, sages-femmes et autres officiers de santé, qui auraient *sciemment* indiqué ou administré les moyens qui ont procuré l'avortement, seront punis des peines établies contre les auteurs principaux du crime, avec augmentation d'un degré.

Art. 547. Si l'avortement qu'on a voulu procurer n'a pas eu lieu, le coupable sera puni de la peine de la réclusion dont la durée pourra s'étendre à cinq ans.

En médecine légale, *l'avortement* est l'expulsion prématurée du fœtus, provoquée ou accomplie volontairement et dans une intention criminelle.

Ce n'est guère que dans les premiers mois d'une grossesse que l'on a intérêt à cacher, que l'on cherche à provoquer l'avortement ; cependant la loi n'établit pas de distinction entre l'avortement et l'accouchement prématuré ; elle n'en reconnaît qu'une seule espèce : celle qui est provoquée avant le terme ordinaire et quelle que soit l'époque de la gestation.

Elle n'assimile pas à un crime, l'avortement qui aurait suivi accidentellement l'administration de médicaments conseillés par un médecin, pour le traitement d'une maladie ; aucun médicament n'étant certainement abortif, et le devoir d'assurer la santé de la mère devant l'emporter sur le danger très-incertain que l'on fait courir à l'enfant.

Elle ne fait pas un crime à un médecin de provoquer un avortement chez une femme dont la vie serait menacée par des convulsions, une métrorrhagie, etc.

Il en serait de même lorsque, par suite de l'étroitesse du bassin, l'expulsion d'un enfant à terme serait impossible. Dans ce cas, l'accouchement prématuré peut devenir un moyen de conserver la mère et l'enfant, et il est du devoir du médecin de la provoquer. Au reste, dans des circonstances aussi importantes, le médecin prudent aura soin de s'entourer des conseils de confrères instruits et expérimentés. Celui qui ne voudrait compter alors que sur ses propres lumières, serait répréhensible, sinon aux yeux de la loi, du moins à ceux de l'opinion publique.

Pour répondre aux questions relatives à l'avortement, il faut établir : 1° si un enfant a été expulsé avant terme ; 2° si l'expulsion de ce fœtus a eu lieu spontanément ; ou si, au contraire, elle a été provoquée en employant des aliments, breuvages, médicaments, violences ou autres moyens reconnus propres à la déterminer.

La solution de la première question se déduit naturellement : 1° de l'examen du produit expulsé ; 2° de l'examen de la femme soupçonnée d'avoir avorté.

Pendant les deux premiers mois de la grossesse, les recherches ne sont guère concluantes ; l'embryon a un très-petit volume ; il est expulsé avec ses membranes et confondu avec des caillots de sang ; son passage à travers les parties génitales occasionne des désordres locaux trop légers et trop fugitifs pour fournir des indices suffisants. Aussi, arrive-t-il fréquemment à cette époque que les femmes font des fausses couches sans le savoir, et en croyant que leurs règles se rétablissent, après avoir éprouvé un simple retard. Il est vrai de dire qu'on rencontre peu de tentatives criminelles d'avortement, avant que la femme ait la certitude d'être enceinte, c'est-à-dire, avant trois ou quatre mois ; jusques-là elle aime à se faire illusion sur son état.

Quoiqu'il en soit, le médecin doit d'abord diriger son attention sur le produit expulsé ; car c'est ce qui constitue le corps de délit, dont, le plus souvent, l'absence arrêterait et rendrait nulles toutes les recherches. Il évitera de confondre un embryon encore fort jeune, avec une concrétion sanguine ou quelque corps pathologique développé dans l'utérus. (Voyez *Fausse Grossesse*, pag.70). Il cherchera à déterminer l'époque de la conception, en prenant pour guides les caractères tracés à l'article *Détermination de l'âge*. (Voyez pag. 86).

La seconde recherche à faire sur le corps du fœtus a pour but de s'assurer s'il porte des traces de piqûres, plaies ou autres blessures résultant de l'emploi d'instruments perforants, introduits dans l'utérus. Cette recherche ne peut être faite avec trop de soins. Il n'est pas nécessaire, comme dans le cas d'infanticide, que ces blessures soient de nature à avoir causé la mort du fœtus ; la piqûre la plus légère est souvent un indice de grande valeur, parce que les tentatives d'avortement sont dirigées, moins sur le corps de l'enfant, que sur ses enveloppes. Mais pour qu'une blessure de ce genre soit regardée comme la preuve d'une provocation à l'avortement, il faut qu'elle entraine avec elle l'idée de vie, ou en d'autres termes, qu'elle ait l'aspect d'une blessure faite sur un corps vivant.

L'avortement survenu ou provoqué à une époque avancée de la grossesse, peut avoir pour résultat un enfant vivant, et être suivi d'un infanticide. Dans ce cas, on doit avoir recours aux expériences docimasiques ; et s'il était démontré que la respiration a eu lieu, on devrait s'assurer si la mort de l'enfant a été naturelle, ou si, au contraire, elle a été le résultat de violences. (Voyez *Infanticide*).

Les preuves tirées de l'examen de la femme vivante sont d'autant plus incertaines que la grossesse était moins avancée, et qu'il s'est écoulé plus de temps depuis l'avortement. Cette incertitude augmente encore, lorsque la femme a déjà eu des enfants. Dans les premiers mois de la grossesse, l'expulsion du fœtus et de ses enveloppes s'opère brusquement, par une distension qui n'est pas graduée et qui, par cela même, laisse peu de traces de son existence ; les parties génitales conservent presque leur aspect naturel, ou ne présentent que des altérations qui peuvent se rencontrer dans plusieurs autres circonstances ; les suites de couches sont nulles ou presque nulles ; la fièvre de lait manque. La difficulté est moindre, lorsque le fœtus a déjà acquis un certain développement.

Dans tous les cas, à défaut d'indices fournis par l'inspection des parties génitales, il faudra interroger toutes les preuves secondaires dont je me suis occupé en parlant des *signes de l'accouchement* (Voyez page 76), et tâcher , en s'aidant des preuves morales du fait , d'en tirer des conséquences qui puissent diriger les magistrats dans la recherche de la vérité.

Lorsque la mort de la femme a été la suite de tentatives criminelles d'avortement , elle peut dépendre d'une métrite , d'une péritonite ou d'une métrorrhagie. L'autopsie pourra faire découvrir dans le tube digestif des substances abortives dont la présence , décélée par une odeur spéciale ou par d'autres propriétés physiques , indiquera les causes de la mort. Dans tous les cas , la matrice présentera un volume plus considérable que de coutume , et la cavité conservera des traces d'une dilatation anormale. Si l'avortement a eu lieu après trois mois de grossesse , l'on pourra reconnaître distinctement sur l'un des points de la paroi interne de la matrice , le lieu d'insertion du placenta , à la surface rugueuse , inégale et suppurante de cette partie.

La métrite et la métrorrhagie surviennent fréquemment à la suite de l'emploi d'instruments perforants qui ont agi sur l'utérus. Cette cause d'avortement laisse des traces d'autant plus sensibles , que les lésions produites ont été plus multipliées et plus profondes. Ainsi , l'instrument peut avoir traversé l'utérus de part en part ; ou bien avoir blessé différentes parties de cet organe. Du sang et des eaux de l'amnios ont pu s'épancher dans la cavité du péritoine et déterminer une phlegmasie mortelle. Dans ce cas , la nature des fluides épanchés peut être modifiée par les sécrétions du péritoine enflammé ; mais ils conservent encore assez de leurs propriétés physiques pour être reconnus.

Dans le cas où l'avortement aurait eu lieu, doit-il être considéré comme survenu naturellement, ou, au contraire, comme ayant été provoqué par des aliments, breuvages, médicaments, violences ou autres moyens ?

Les causes qui peuvent donner lieu à l'avortement spontané sont très-nombreuses. Les principales sont : les maladies aiguës ou chroniques ; la syphilis ; la pléthore générale ou locale ; l'abstinence des aliments ; la toux ; les efforts de vomissements ; l'irritabilité de la matrice ; les impressions morales ; une frayeur, un accès de colère ; un coup, une chute, etc. ; les maladies et surtout la mort du fœtus ; une surabondance d'eaux de l'amnios ; l'insertion du placenta au col de la matrice.

Les moyens employés pour provoquer l'avortement peuvent agir sur le fœtus *immédiatement* ou *médiatement*. On agit immédiatement sur lui, soit en introduisant par l'orifice de la matrice, un instrument pointu, propre à rompre les enveloppes du fœtus, et même à atteindre le fœtus lui-même, soit en irritant fortement l'orifice ou le col de la matrice, par des moyens mécaniques quelconques ou par des injections stimulantes. Le premier moyen, au moins dans les grandes villes, a généralement remplacé l'usage des emménagogues, et il est presque impossible de le constater chez la femme vivante.

La mort du fœtus et son expulsion prématurée peuvent être provoquées médiatement : 1° par des moyens propres à agir sur la circulation ; 2° par des aliments, breuvages ou médicaments pris intérieurement ; 3° par des agents mécaniques qui exercent une action indirecte sur l'utérus.

1° Les exemples nombreux de femmes qui sont parvenues au terme de leur grossesse, malgré des émissions sanguines considérables, n'empêchent pas les saignées générales et locales d'être placées au nombre des moyens abortifs. Parmi les premières, celles des extrémités inférieures exercent le plus d'influence ; les applications de sangsues aux environs des parties génitales et surtout au col de l'utérus, sont plus puissantes encore, parce qu'elles agissent directement sur cet organe et y opèrent une déplétion plus active.

2° La seconde classe comprend les vomitifs, les purgatifs drastiques et les emménagogues ; les deux premiers ne peuvent provoquer l'avortement que chez les femmes qui y ont les plus grandes dispositions, à moins que l'on ne tienne compte comme moyen mécanique, de la secousse causée par les vomissements. Les emménagogues, tels que la rhue, la sabine, l'armoise, le seigle ergoté, etc., peuvent causer des phlegmasies graves, des convulsions et même la mort, sans provoquer l'expulsion du fœtus. On peut donc affirmer qu'il n'existe point de médicament qui puisse décider l'avortement et rien que l'avortement, d'une manière directe et spécifique.

3° Les agents mécaniques qui exercent une action indirecte sur l'utérus sont : les sauts, la danse, les courses forcées, l'équitation, les pressions brusques sur l'abdomen, ou les compressions soutenues.

Une des causes de l'avortement sur laquelle on ne saurait trop appeler l'attention, consiste dans des coups portés accidentellement sur le ventre d'une femme enceinte. Comme l'auteur des coups est responsable de leurs suites, qu'il les ait portés volontairement ou par imprudence, une femme mercenaire peut profiter de cette circonstance pour réclamer des dommages et intérêts. Dans ce cas, l'expert aura à décider si les coups ont été la seule cause de l'avortement ; et pour ne pas se laisser induire en erreur, il s'informera si la malade a négligé de réclamer des secours ; si elle n'a pas gardé le repos nécessaire ; si, au contraire, elle ne s'est pas livrée à des travaux et exercices pénibles. Il appréciera l'influence de chacune de ces causes sur l'avortement.

En résumé, on voit qu'il est très-difficile et même quelquefois impossible de découvrir les preuves physiques d'un avortement, et surtout d'une tentative d'avortement. La confrontation des circonstances morales avec les effets physiques de l'action peut seule conduire à une espèce de certitude ; en sorte que, pour obtenir des renseignements utiles, le médecin et le magistrat devront être informés : si l'accusée passait pour être enceinte ; si elle a cherché à connaitre les moyens propres à provoquer l'avortement ; si elle s'est livrée sans nécessité et contrairement à ses habitudes, à des exercices violents et à des travaux pénibles ; si, jouissant d'une bonne santé, elle a tout disposé comme devant être malade ; si elle s'est fait saigner souvent et secrètement par plusieurs médecins ; si elle a demandé à un médecin, chirurgien, pharmacien ou à toute autre personne, des médicaments propres à provoquer des pertes ; si elle s'est procuré ou si elle a préparé elle-même ces sortes de drogues ; si, sans ordonnance et sans nécessité, elle a fait usage de vomitifs ou de purgatifs drastiques ; enfin, si l'on trouve chez elle des médicaments réputés abortifs.

Au reste, dans l'appréciation de ces diverses circonstances, l'expert n'oubliera pas que la plupart des moyens abortifs peuvent avoir été employés dans toute autre intention que celle de produire un avortement, et quoique le fait de l'intention soit plus particulièrement de la compétence des magistrats, il ne devra pas moins en faire ressortir la possibilité.

CHAPITRE X.

DE LA VIABILITÉ.

Législation.

Les discussions relatives aux naissances précoces et aux naissances tardives sont devenues étrangères à la Médecine Légale ; les articles 151 , 153 et 157 du Code civil ont généreusement étendu de 180 à 300 jours le cercle dans lequel la légitimité d'un enfant ne peut être contestée. Mais dans cette circonstance , comme dans plusieurs autres plus ou moins importantes , le médecin peut être appelé à constater la viabilité du fœtus.

Art. 153 *du Code civil.* L'enfant né avant le cent-quatre-vingtième jour du mariage , ne pourra être désavoué par le mari dans les cas suivants :

1o Si le mari a eu connaissance de la grossesse avant le mariage ;

2o S'il résulte de l'acte de naissance , qu'il a assisté à cet acte en qualité de père , ou personnellement , ou par le ministère d'un fondé de procuration spéciale et authentique ;

3o *Si l'enfant n'est pas déclaré viable.*

Art. 705. Sont incapables de recevoir par testament.

Ceux qui ne sont pas encore conçus , etc.

Ceux qui ne sont pas nés viables. Dans le doute , sont présumés viables ceux à l'égard desquels il y a preuve qu'ils sont nés vivants , sauf ce qui est réglé pour le cas prévu au No 3 de l'Art. 153.

Art. 922. Les personnes incapables ou indignes de recevoir par testament.... sont pareillement incapables ou indignes de succéder *ab intestat.*

Art. 1153. Les personnes incapables de recevoir par testament ne peuvent acquérir par donation entre-vifs , même sous le nom de personnes interposées.

On voit que la question de la viabilité est de la plus haute importance à l'égard des successions , des donations et des testaments , ainsi que pour fixer la légitimité d'un enfant ; elle est également applicable dans plusieurs cas d'infanticide.

On doit définir la viabilité : l'aptitude à la vie extra-utérine, caractérisée par la maturité de l'enfant, la bonne conformation et l'état sain des principaux organes de l'économie , à l'époque de la naissance.

En effet , pour être apte à recevoir une succession , une donation ou un legs , il ne suffit pas qu'un enfant ait vécu , il faut de plus qu'il soit assez fort, assez développé et assez bien conformé pour pouvoir vivre en dehors du sein de sa mère , et indépendamment d'elle.

Il est également admis en Médecine légale qu'un enfant qui, quoique bien conformé et dans un état parfait de maturité , apporte en naissant une cause de mort inévitable , n'est plus dans les conditions de viabilité , et par conséquent d'hérédité voulues par la loi. *Non nasci idem est ac non posse vivere.* (Paul Zacchias).

L'article 705 du Code civil a consacré une modification importante , en admettant que, dans le doute , l'enfant est présumé être né viable , s'il y a preuve qu'il est né vivant. Il suit de là que la viabilité d'un enfant ne peut être contestée, s'il est prouvé qu'il a respiré ; à moins qu'il ne résulte de l'inspection du cadavre et d'un rapport d'experts , qu'il n'était pas conformé de manière à pouvoir vivre de sa propre existence.

Pour répondre aux questions médico-légales relatives à la viabilité, il faut établir : Quelles sont les conditions de maturité, les maladies et les vices de conformation qui permettent ou excluent la viabilité.

1° *Conditions de maturité.*

Malgré les exemples plus ou moins authentiques d'enfants nés au cinquième ou sixième mois de gestation et qui ont vécu, on ne peut pas admettre qu'un enfant ait acquis, avant le septième mois, un degré de maturité suffisant pour lui permettre de continuer de vivre par le seul secours de ses organes. Il ne peut donc être déclaré viable avant cette époque. Mais, comme pour la détermination de l'époque de la grossesse, on ne doit pas s'en rapporter à la déclaration de la mère, l'âge indiqué par elle doit être une donnée et non une preuve. On s'attachera donc à déterminer l'âge de l'enfant d'après sa taille, le volume de sa tête, la longueur de ses cheveux, la largeur des fontanelles, l'état de ses ongles, de la peau, etc. (Voyez *Détermination de l'âge*, page 86).

2° *Quelles sont les maladies qui excluent la viabilité ?*

Pour être incompatibles avec la viabilité, les maladies doivent être de nature à causer *nécessairement* la mort à une époque plus ou moins rapprochée de la naissance. Il est difficile d'en reconnaitre la gravité, tant que l'enfant est vivant ; mais, après sa mort, l'ouverture du cadavre permet d'en constater la nature. On doit alors s'assurer si la maladie a réellement occasionné la mort ; si elle préexistait à la naissance ; ou si, au contraire, elle est survenue pendant la vie extra-utérine de l'enfant.

Les maladies nécessairement mortelles, le plus fréquemment observées sur le fœtus, sont : le ramollissement ou l'endurcissement de tout ou partie du cerveau et de la moëlle épinière, coïncidant ou non avec des épanchements sanguins ; l'hépatisation, l'œdème, les tubercules et les abcès des pou-

mons ; des épanchements séreux , puriformes , sanguins ,
dans les membranes séreuses ; la dilatation anévrismatique du
cœur ; des ecchymoses à la surface de cet organe ; des ulcérations plus ou moins nombreuses de l'estomac et des intestins ,
avec exsudation d'un liquide sanguinolent brun ou noirâtre ;
des tumeurs enkystées , stéatomateuses , lardacées , purulen-
tes , etc. , situées sur diverses parties du corps.

*3° Quels sont les vices de conformation qui excluent la
viabilité ?*

Les vices de conformation ou *monstruosités* qui sont incompatibles avec l'entretien de la vie , sont : l'*acéphalie* ,
l'*anencéphalie* , ou absence de la tête et du cerveau ; l'*hydro-
céphalie congéniale* , lorsque le cerveau est imparfaitement
développé ; l'*aprosopie* et l'*atéloprosopie*, absence ou imperfection de la face ; l'absence de la bouche , de l'œsophage ,
de l'estomac , du foie , du cœur et des poumons ; la *division
du crâne* , avec encéphalocèle volumineux ; le *spina bifida*
avec *hydrorachis*, situé en haut de la colonne vertébrale (les
chances de la viabilité augmentent à mesure qu'il se rapproche de la région lombaire) ; la division de la ligne médiane
de l'abdomen avec hernie considérable des organes abdominaux ; l'*exomphalie* avec hernie des mêmes organes et quelquefois des viscères thorachiques ; l'imperforation de l'œsophage et des intestins ; la *monopsie* ou fusion plus ou moins
complète des yeux (cette monstruosité est presque toujours
accompagnée d'une imperfection du cerveau).

Les fœtus extra-utérins ; plus de trois fœtus à la fois ; fœtus avec *ectopie* du cœur, thorachique, avec fissure du sternum
et hernie du cœur ; fœtus avec *ectopie* du cœur , céphalique.

Lorsque la question de viabilité est posée à l'égard d'un
enfant mort , il sera toujours facile de constater les vices de

conformation incompatibles avec l'entretien de la vie. Mais, il n'en serait pas de même si l'enfant était vivant, l'autopsie pouvant seule faire connaitre une hydropisie des ventricules du cerveau, l'absence ou l'imperforation de quelques parties du tube digestif, etc.

Un enfant affecté du spina-bifida ne peut parcourir les phases ordinaires de la vie ; cependant il peut vivre plus ou moins long-temps, suivant la situation de la monstruosité ; c'est donc une question de temps non résolue par la loi et que le médecin doit laisser à l'appréciation des magistrats, en émettant son opinion sur les probabilités d'une vie plus ou moins longue.

En résumé, si un enfant vivant ne présente aucune des monstruosités que je viens d'énumérer ; si l'on a constaté qu'il est né après le septième mois de gestation ; si les fonctions s'exécutent librement, c'est-à-dire, s'il pousse des cris forts et bien distincts ; s'il remue ses membres avec facilité, s'il saisit le mamelon ou suce le doigt introduit dans sa bouche, si les ouvertures des organes des sens ne sont point obstruées, s'il rend l'urine et le méconium, on ne doit pas hésiter à le déclarer viable.

CHAPITRE XI.

DES BLESSURES ET COUPS VOLONTAIRES ET INVOLONTAIRES.

Législation.

Code pénal. ART. 568. Celui qui , volontairement, ôte la vie à quelqu'un est coupable d'homicide volontaire.

ART. 569. Est qualifié parricide , l'homicide volontaire commis sur les pères ou mères légitimes , naturels ou adoptifs , ou sur tous autres ascendants légitimes , pourvu , quant aux pères ou mères naturels , qu'ils aient légalement reconnu le meurtrier pour leur enfant.

ART. 572. L'homicide commis proditoirement , ou avec préméditation, ou de guet-apens , est qualifié assassinat.

ART. 576. Seront aussi punis comme coupables d'assassinat , tous malfaiteurs qui , pour l'exécution de leur crime , font subir des tortures ou commettent des violences graves.

ART. 577. Tout individu coupable de parricide , d'empoisonnement , d'infanticide et d'assassinat , sera puni de mort.

ART. 580. L'homicide volontaire est pareillement puni de mort :

1° Quand il est commis en exécution d'un mandat , soit que le mandataire ait reçu un salaire , soit qu'il ait agi gratuitement ;

2° Quand il a été commis sans aucun motif , et par la seule impulsion d'une brutale férocité ;

3° Quand il a eu pour objet soit de préparer , de faciliter ou de commettre un autre crime , ou même un délit, s'il s'agit de vol , soit de favoriser l'évasion , ou d'assurer l'impunité des auteurs ou complices de ces crimes ou délits , lors même que l'effet ne s'en serait pas suivi.

Art. 582. L'homicide volontaire qui ne sera accompagné d'aucune des circonstances et qualités indiquées dans les articles précédents , sera puni des travaux forcés à vie.

Art. 584. Celui qui , ayant l'intention de commettre un homicide , se sera procuré tout ce qui est nécessaire pour l'exécution du crime , mais qui , soit par l'effet de l'erreur ou d'un accident imprévu , soit par le fait d'autrui , aurait employé des moyens à l'aide desquels le crime n'aurait pu être consommé , sera puni de la réclusion et même des travaux forcés à temps , selon les circonstances.

Art. 586. Sera puni de la réclusion ou de la relégation qui pourra être portée à dix ans , tout individu qui , hors le cas d'homicide tenté , aura volontairement blessé ou frappé quelqu'un, si ces sortes de violences ont mis la vie de l'offensé en danger et qu'il en soit en outre résulté une maladie ou incapacité de travail , pendant plus de trente jours.

Art. 587. Les mêmes peines seront applicables à ceux qui volontairement, auront fait des blessures ou porté des coups , dans les cas ci-après exprimés :

Si les blessures ou les coups ont occasionné une fracture d'os à un bras à une jambe, à une cuisse ou à toute autre partie principale du corps ;

Si l'individu qui a été blessé ou frappé a absolument perdu l'usage d'un œil ou de quelque membre ;

Si les blessures ou les coups ont entraîné ou occasionné la mutilation ou l'affaiblissement permanent de quelque partie du corps ;

S'il en doit résulter quelque difformité apparente.

Art. 588. Quand , par suite de blessures ou de coups volontaires , un individu aura entièrement perdu la vue ou l'usage des bras ou des jambes , le coupable sera puni de la réclusion ou de la relégation pendant sept ans au moins, et la peine pourra même s'étendre aux travaux forcés pour dix ans.

Art. 589. Si les crimes prévus par les trois articles précédents, ont été commis proditoirement , ou avec préméditation , ou de guet-apens , ou même sans aucun motif , la peine sera augmentée d'un ou de deux degrés.

Art. 590. Si l'individu blessé ou frappé meurt avant l'expiration des quarante jours qui auront immédiatement suivi le crime , le coupable sera assimilé à l'auteur d'un homicide et puni de la même manière.

Si cependant la mort survenue dans le délai ci-dessus , n'est pas uniquement l'effet des blessures ou des coups , et qu'on puisse l'attribuer à une autre cause , soit antérieure , soit postérieure à ces violences , la peine sera diminuée d'un ou de deux degrés.   9

Art. 591. Si la personne qui a été blessée ou à qui l'on a porté des coups, ne meurt qu'après l'expiration des quarante jours mentionnés en l'article précédent, le coupable, dans le cas où la mort n'aurait pas eu d'autres causes que les blessures ou les coups volontaires, sera de même assimilé à l'auteur d'un homicide, mais la peine sera diminuée d'un ou de deux degrés.

Si la mort ne doit pas être uniquement attribuée à la nature des blessures ou des coups, mais qu'une autre cause antérieure ou postérieure à ces violences, y ait donné lieu, la peine sera diminuée de trois degrés.

Art. 592. Les blessures et les coups volontaires à l'égard desquels il n'est rien déterminé par les dispositions précédentes, emporteront la peine d'un mois à deux ans d'emprisonnement.

Si les blessures faites ou les coups portés ont été accompagnés de l'une des circonstances aggravantes dont il est parlé en l'Art. 589, l'emprisonnement sera de six mois au moins et pourra être étendu à trois ans.

Art. 593. La peine d'emprisonnement ne sera pas au-dessous d'un an et pourra s'étendre à cinq ans dans chacun des cas suivants :

1º Si les blessures ou les coups volontaires ont été de nature à mettre la vie en danger ;

2º Si, sans mettre la vie en danger, les blessures ou les coups ont donné lieu à une maladie ou incapacité de travail, pendant plus de trente jours ;

3º Si le délit a été commis pour exercer une vengeance envers des témoins ou des experts, à raison de leur déposition en justice ou de l'avis qu'ils auront exprimé dans leur rapport ;

4º Si les blessures ont été faites avec des armes dont le port est prohibé, ou avec un couteau même non prohibé ; sans préjudice de ce qui est établi par l'Art. 596, relativement aux blessures faites avec les armes dont il y est fait mention.

Art. 598. Si les crimes et délits dont il est parlé dans la présente section, ont été commis envers les personnes mentionnées en l'Art. 569, les peines respectivement établies par les articles précédents, seront augmentées d'un ou de deux degrés, et l'on pourra même selon les circonstances, appliquer le genre de peine immédiatement supérieur.

Art. 228. Tout individu qui, même sans arme, et sans qu'il en soit résulté des blessures, aura frappé ou exercé des violences graves envers un officier public de l'ordre judiciaire ou de l'ordre administratif, dans l'exercice de ses fonctions ou à l'occasion de cet exercice, sera puni d'un emprisonnement d'un an au moins.

Si ces voies de fait ont eu lieu à l'audience d'une Cour, d'un tribunal ou d'un Juge, le coupable sera puni d'un emprisonnement qui s'étendra jusqu'au *maximum* de cette peine.

Art. 229. Les violences de l'espèce exprimée en l'article précédent, dirigées contre un agent de la force publique ou contre toute autre personne légitimement chargée d'un ministère de service public, pendant qu'ils exercent leurs fonctions ou à cette occasion, seront punies d'un emprisonnement de six mois au moins.

Art. 230. Si les coups portés ou les violences exercées contre les personnes désignées aux deux articles précédents, ont été la cause de blessures ou de maladies qui auraient donné lieu à une peine correctionnelle, les coupables seront punis de la peine de la reclusion.

La même peine sera prononcée, dans les cas où, sans avoir causé ni blessures, ni maladies, les coups ou les violences auront été acccompagnés de préméditation ou d'embûche.

Art. 231. Lorsque les coups, les violences ou les blessures auront, par eux seuls, le caractère d'une infraction qui, d'après les dispositions du présent Code, serait punie d'une peine criminelle, l'on devra, si l'infraction a été commise envers les personnes mentionnées aux articles 228 et 229, augmenter la peine criminelle qui aurait été encourue, d'un ou de deux degrés, suivant les circonstances.

Art. 602. Quiconque, par maladresse, inattention, imprudence, négligence ou ignorance de l'art ou de la profession qu'il exerce, ou par inobservation des régléments établis, aura involontairement commis un homicide, ou en aura été la cause, sera puni d'un emprisonnement de trois mois à deux ans.

Art. 603. S'il n'est résulté des causes exprimées en l'article précédent que des blessures, des coups ou autres semblables lésions, le coupable sera puni d'un emprisonnement dont la durée n'excédera pas six mois, ou du *confinement*, ou même d'une amende qui pourra s'étendre à cinq cents livres.

Code civil, Art. 1500. Tout fait quelconque de l'homme, qui cause à autrui un dommage, oblige celui par la faute duquel il est arrivé, à le réparer.

Art. 1501. Chacun est responsable du dommage qu'il a causé, non seulement par son fait, mais encore par sa négligence ou par son imprudence.

La loi qui régit l'homicide et les blessures, a prononcé

des peines plus ou moins fortes , suivant l'intention et la volonté de leur auteur , le dommage qui est résulté des coups
portés ou des blessures faites , l'espèce d'arme employée et
la qualité de la personne qui a été blessée. Elle a dû en effet
punir plus sévèrement des violences exercées sur un père ou
sur un magistrat , que sur toute autre personne ; elle a dû
établir une grande différence entre une blessure faite involontairement et un homicide prémédité.

La loi emploie indistinctement , séparés ou réunis les mots
blessures , *coups* , *violences ;* ces expressions sont donc plus
générales et n'ont pas la même signification qu'en pathologie ;
elles comprennent les plaies , contusions , fractures , luxations , brûlures , etc.

Il suit de là qu'en Médecine légale , on définit la blessure :
une lésion quelconque du corps, produite subitement par une
violence extérieure.

Les premières questions relatives aux blessures que l'expert aura à résoudre , se rattachent à leur gravité. Il devra
les juger d'après les résultats qu'elles ont eus ou qu'elles peuvent avoir , en ayant égard aux circonstances individuelles
et hygiéniques , qui peuvent varier suivant l'âge , le sexe , le
tempérament , les dispositions maladives et les maladies elles-
mêmes ; la saison , la constitution épidémique , le traitement
que subit le blessé , la manière dont il s'y soumet , etc.

Une modification importante que l'expert ne doit jamais
perdre de vue a été introduite dans la loi par les articles 586
et 593 du Code pénal. L'auteur de blessures volontaires en-
court une peine plus forte , si la vie de l'offensé a été mise
en danger , et si , en outre , il en est résulté une maladie ou
incapacité de travail de plus de trente jours.

L'article 587 spécifie également des peines différentes suivant la nature de quelques lésions et suivant leurs résultats.

Outre les infirmités spécifiées par les articles 587 et 588 , l'expert peut être appelé à constater toutes celles qui peuvent résulter de blessures, même involontaires, lorsqu'il s'agit, pour un blessé, d'obtenir des dommages et intérêts, en vertu des articles 1500 et 1501 du Code civil.

CONDUITE DE L'EXPERT DANS L'EXAMEN MÉDICO-LÉGAL D'UN BLESSÉ.

Lorsque l'expert pourra explorer la blessure sans craindre de provoquer des accidents ou de déranger un appareil utile, il devra : 1° faire exposer au malade toutes les circonstances qui ont précédé, accompagné ou suivi sa blessure, et se faire rendre compte du traitement auquel il a été soumis et des accidents qui sont survenus ; 2° Demander les vêtements que portait le blessé au moment où il a reçu les blessures ; noter la quantité de sang dont ils sont tachés ; la forme, la situation, la direction et les dimensions des ouvertures faites aux étoffes ; 3° procéder à l'examen de la blessure, et s'assurer de suite si sa position coïncide avec les ouvertures des vêtements ; car il pourrait arriver que ces dernières eussent été faites, après coup, par le blessé lui-même ; cet examen préliminaire est très-important, et peut servir à faire connaître l'espèce d'arme vulnérante ; 4° décrire minutieusement l'aspect, les dimensions de la plaie (on ne s'assurera de sa profondeur, qu'autant que les règles de la chirurgie le permettent) ; sa direction longitudinale, transversale ou oblique ; le sens dans lequel le coup aurait été porté, de dehors en dedans, de droite à gauche, d'avant en arrière, etc. ; noter les différents tissus qu'elle a intéressés, les complications qu'elle présente.

L'expert cherchera ensuite à juger des conséquences que pourra avoir la blessure ; il déterminera avec réserve l'époque présumable de la guérison ; il prononcera si la blessure est légère ; guérissable en moins de trente jours ; de nature à mettre la vie en danger ; ou si elle est mortelle. Dans les nouveaux examens auxquels il procèdera à des intervalles plus ou moins éloignés , selon les conditions de la blessure ; il recherchera quelles sont les causes qui peuvent retarder la guérison et quels sont les accidents dont le blessé et l'accusé doivent être rendus responsables.

La durée de la maladie ou de l'incapacité de travail , telle que l'entend la loi, ne peut être entièrement relative à l'individu blessé ; elle ne peut pas varier suivant qu'il exerce ou n'exerce pas de profession. L'expert ne devra donc envisager que le temps nécessaire pour que la partie blessée rentre dans son état normal ; à moins que le juge ne demande son avis spécial relativement à l'influence de la blessure sur la profession du blessé.

DES OUVERTURES DE CORPS EN MATIÈRE DE BLESSURES.

Une ouverture judiciaire en matière de blessures présente quelques particularités que l'expert ne devra pas perdre de vue.

Avant de procéder à la visite du corps , il se fera représenter les vêtements dont la victime était recouverte. D'après l'examen qu'il en fera , il pourra connaître la mesure des instruments vulnérants et la direction dans laquelle le coup a été porté ; il jugera si du sang s'est écoulé de la plaie , et par conséquent , dans quelques cas , si la blessure a été faite pendant la vie ou après la mort.

Il observera ensuite la blessure sous le rapport de son aspect général , de sa forme , de sa dimension , dont il s'assurera à l'aide d'un compas et d'un pied ; il examinera si elle est placée sur une contusion ou bosse ; si ses lèvres sont coupées net ou inégales , déchirées , contuses , saignantes , suppurantes. Il mesurera de l'œil sa profondeur, sans porter dans son intérieur, d'instrument de quelque espèce qu'il soit, de peur de modifier son trajet et même de changer sa direction. Il recherchera s'il se trouve dans la plaie quelques corps étrangers, ou des organes engagés et formant hernie. Il comparera l'instrument supposé du crime avec la forme et la profondeur de la blessure, pour juger si réellement il a pu être employé à la produire.

Dans les recherches auxquelles l'expert devra se livrer ensuite, il évitera avec soin de pratiquer des incisions sur les bords et les lèvres de la blessure. Pour examiner les parties sous-jacentes, il devra inciser circulairement les tissus, à quelques pouces au delà de la circonférence de la plaie, de manière à former un lambeau au centre duquel elle se trouve ; disséquer de la circonférence au centre, d'abord la peau, puis successivement, les muscles, les vaisseaux, les nerfs, et tous les autres organes qui se trouvent sur son trajet. En agissant ainsi, il ne s'expose pas à changer les rapports des parties, à détruire un aspect, un tableau qui ne saurait être trop souvent vu pour être décrit avec exactitude ; il parviendra facilement à connaître les parties qui sont intéressées, le sens dans lequel elles ont été divisées, et à découvrir les corps étrangers qui peuvent être restés dans le trajet des plaies. C'est aussi le moyen d'arriver à déterminer quelle était la situation respective de l'assassin et de la victime ; si telle ou telle blessure a été mortelle ; comment et par quelle cause elle l'a été ; combien de temps il a pu s'écouler entre le moment où la blessure a été reçue et l'époque de la mort ; si la mort a été ou non accompagnée de souffrances.

Lorsqu'une blessure existe à la tête, on doit explorer attentivement la surface extérieure du crâne, sous le rapport de ses fêlures, fractures et autres désordres. On constate les fêlures douteuses, soit en ruginant légèrement la place qu'elles occupent , soit en les enduisant d'encre et essuyant ensuite exactement la partie tachée ; s'il y a fêlure , l'encre qui s'y est introduite ne peut pas être enlevée par le frottement. Si une portion d'os est fracturée , on la sépare , en pratiquant sur le sommet de la tête une section perpendiculaire à la section circulaire de la calotte. Cette portion est réservée comme pièce de conviction. Existe-t-il une plaie au front , on voit si elle pénètre ou non dans les sinus frontaux. Dans les coups d'arme à feu qui sont venu frapper cette partie , il est souvent très-difficile de suivre le trajet des balles et même de les retrouver ; car , si elles ont été réfléchies par les os , elles peuvent occuper les points les plus éloignés et les plus opposés à ceux de leur ouverture d'entrée.

C'est dans les blessures de ce genre qu'il faut s'attacher à décrire les plaies et leurs trajets , de manière à reconnaître les ouvertures d'entrée et de sortie , pour parvenir à indiquer dans quelle position respective se trouvaient l'assassin et la victime.

Dans l'inspection des membranes du cerveau, on recherchera si la dure-mère a été décollée par du sang ou par une commotion ; si elle est enflammée et s'il existe du pus ou du sang , ou seulement si les vaisseaux sont injectés ; enfin , si les lésions internes correspondent aux lésions externes.

On notera les contusions du cerveau qui consistent ou dans du sang infiltré dans la substance cérébrale , et au milieu duquel on aperçoit encore des stries ou lames de substance blanche ; ou dans un foyer sanguin, placé au milieu de la substance blanche déchirée seulement dans un point. Dans les deux cas , on en précisera l'étendue et aussi la quantité de sang épanché. Enfin , si on rencontrait des traces d'affections anciennes, comme kystes , indurations , tumeurs de différente nature, on les noterait avec soin.

Quant aux blessures du cou , l'expert se rappellera qu'elles ne sont mortelles qu'autant que des vaisseaux d'un certain calibre ont été ouverts. Il recherchera si le larynx et la trachée-artère sont intéressés, afin d'éclairer la question de savoir si la victime a pu parler et jeter des cris. La direction des plaies du cou, le sens dans lequel les parties ont été coupées, peuvent différer dans les divers points de leur étendue. Le nombre des coups portés se détermine par celui des hachures des lèvres de la plaie ; circonstances propres à établir des présomptions d'homicide ou de suicide.

Les plaies pénétrantes de la poitrine sont très-difficiles à explorer, surtout celles par armes à feu, les balles subissant des changements si variés dans leur trajet. Celles par instruments piquants et tranchants offrent moins de difficultés. On doit rechercher la source des épanchements sanguins ; noter les traces de phlegmasie, adhérences, suppurations ; examiner la dimension des plaies faites à chaque organe, au fur et mesure que l'on parvient plus profondément, afin de juger par la différence dans leur diamètre, si l'instrument vulnérant avait partout la même largeur, ou si, au contraire, il allait en diminuant de l'une de ses extrémités à l'autre ; si l'un des angles de la plaie était mousse et obtus, tandis que l'autre était aigu, afin de reconnaître si l'arme employée était ou n'était pas tranchante des deux côtés.

Les mêmes difficultés existent, les mêmes précautions doivent être observées à l'égard des blessures de l'abdomen.

Celles des membres exigent aussi beaucoup de soin dans leur investigation, surtout lorsqu'elles ont leur siège au voisinage de l'épaule, au pli de l'aisselle, près de la clavicule ou au pli de l'aine. Il importe de placer le membre dans une situation favorable à la dissection et de l'y maintenir immobile, sans le déplacer continuellement, et sans nécessité.

S'il existe une fracture ou une luxation, on notera leurs différentes complications, et l'on décrira avec soin les changemens survenus dans la direction, la longueur ou la forme du membre fracturé ou luxé.

CLASSIFICATION DES BLESSURES.

La seule manière utile, en Médecine Légale, de considérer et de diviser les blessures, est relative aux conséquences qu'elles peuvent exercer sur la santé et la vie du blessé. C'est toujours dans ce sens que seront dirigées les questions auxquelles l'expert sera chargé de répondre.

D'après ces considérations, la classification suivante, proposée par M. Devergie et modifiée suivant les dispositions du Code pénal, me paraît la plus conforme aux besoins de la législation.

1° Blessures susceptibles d'entraîner une incapacité de travail de moins de trente jours,

2° Blessures susceptibles d'entraîner une incapacité de travail de plus de trente jours ;

5° Blessures capables d'entraîner une infirmité ;

4° Blessures capables d'entraîner une difformité ;

5° Blessures capables de mettre la vie en danger ;

6° Blessures capables d'entraîner la mort.

Cette classification correspond à tous les degrés de pénalité admis par la loi, en ayant égard aux résultats des blessures ; et s'il était possible de dresser un tableau qui comprît toutes les lésions dans chacune de ces catégories, on préviendrait beaucoup d'interprétations fausses de la part des médecins, et la tâche des tribunaux serait bien simplifiée. Mais les probabilités que l'on établirait à cet égard, peuvent tellement être modifiées par une foule de circonstances individuelles, que l'on ne peut se conduire que d'après les principes généraux de la science.

Toutefois, les exemples suivants pourront servir à guider

l'expert, pour lequel cependant ils ne peuvent être qu'une indication qui se rapporte à la supposition d'un homme sain, d'une bonne constitution, sans vice de conformation, dans l'âge adulte, docile aux indications thérapeutiques que réclame son état.

Blessures susceptibles d'entraîner une incapacité de travail de moins de trente jours.

Excoriation.

Contusion.

Ecchymose.

Brûlure au premier ou deuxième degré, peu étendue,

Entorse légère.

Plaie simple.

Plaie contuse.

Plaie avec perte légère de substance.

Plaie simple d'armes à feu.

Commotion faible du cerveau.

Luxation des membres supérieurs.

Plaie pénétrant dans la poitrine et dans l'abdomen, sans hémorrhagie, sans lésion d'organes et sans accidents inflammatoires.

Blessures susceptibles d'entraîner une incapacité de travail de plus de trente jours.

Plaie avec perte considérable de substance.

Plaie d'arme à feu qui a enlevé une portion de la peau.

Brûlures au 3e, 4e et 5e degré, sans accidents inflammatoires.

Luxation des membres inférieurs.

Plaie contuse avec lambeau considérable.

Plaie des os suivie de nécrose.

Plaie des articulations avec inflammation.

Blessure des testicules.

Entorse grave.

Plaie de tête avec fracture du crâne.

Blessures susceptibles d'entraîner une infirmité.

Section des tendons des doigts.

Section du tendon d'Achille.

Plaie de la peau et des muscles, avec perte considérable de substance.

Blessures de la langue, du larynx, pouvant déterminer une gêne permanente dans les fonctions de ces organes.

Plaie pénétrant dans l'abdomen ;
hernie, anus contre nature.
Castration complète.
Brûlures profondes à la main et au-
tour des articulations.
Fracture consolidée avec raccour-
cissement.
Fracture suivie d'une fausse articu-
lation.
Fracture de la rotule.
Luxation non réduite.

Luxation chez un vieillard.
Luxation du pied avec fracture du
péroné.
Plaie, commotion de la moelle-épi-
nière, suivies de paralysie.
Nécrose étendue d'un os.
Plaie d'une articulation, suivie d'en-
kylose.
Toute blessure nécessitant une am-
putation.

Blessures entraînant une difformité.

Fracture des os du nez et de l'arcade
zygomatique.
Perte des dents incisives et canines.
Plaie de la face avec perte de substance.

Brûlure de la face.
Section de tout ou partie du nez,
des lèvres et de l'oreille externe.

Blessures susceptibles de mettre la vie en danger.

Brûlures superficielles, nombreuses
et étendues.
Brûlures profondes d'une étendue
moindre.
Plaies, fractures, luxations, pouvant nécessiter l'amputation d'un
membre.
Plaie d'arme à feu avec fracture.
Plaie pénétrant dans une grande articulation.
Plaie de tête avec ou sans fracture,
compliquée de commotion cérébrale.
Piqûre, plaie ou contusion de l'œil,

suivies de phlegmasie et pouvant
se compliquer d'arachnitis.
Plaie et commotion de la moelle-
épinière.
Ouverture des artères : temporale,
brachiale, radiale, crurale et po-
plitée.
Contusion et commotion violente des
parois de la poitrine.
Plaie pénétrant dans la poitrine ;
avec lésion des poumons,
avec ouverture d'une artère intercostale.
Plaie pénétrant dans l'abdomen :

avec ou sans lésion d'organes ,
avec phlegmasie légère ,
avec épanchement de sang peu
    considérable.
Amputation de la verge , des testi-
    cules.

Contusion des testicules , phlegmasie
    violente.
Fracture des os du bassin.

Blessures mortelles.

Brûlures profondes très-étendues.
Ouverture des artères : maxillaire ex-
    terne , carotide , sous-clavière ,
    axillaire, crurale à sa sortie de l'ab-
    domen.
Fracture du crâne, avec enfoncement
    d'os et compression du cerveau.
Plaie d'arme à feu traversant le cer-
    veau.
Commotion forte du cerveau.
Épanchement de sang dans le crâne.
Section de la moelle-épinière.
Luxation des vertèbres cervicales ,
    avec paralysie complète.
Plaie pénétrant dans la poitrine :
    avec lésion du tissu pulmonaire et
    épanchement considérable de sang;
    rupture et lésion du diaphragme ;

ouverture du cœur et des gros vais-
    seaux.
Plaie pénétrant dans l'abdomen avec:
    ouverture d'une artère et épanche-
        ment considérable de sang ;
    déchirure de l'estomac et épanche-
        ment des matières qu'il contenait;
    ouverture des intestins avec épan-
        chement des matières contenues,
        en quantité notable;
    lésion de la rate , du foie et sur-
        tout de la vésicule du fiel ;
    lésion de la matrice , surtout chez
        une femme enceinte ;
Rupture de la vessie avec épanche-
    ment d'urine dans le bassin.
Fracture des os du bassin avec infil-
    tration sanguine.

DIAGNOSTIC DES BLESSURES.

Le médecin sera principalement appelé à donner son avis
sur les questions suivantes , relativement au diagnostic des
blessures.

1° Avec quelle arme la blessure a-t-elle été faite? ou bien
l'arme représentée peut-elle avoir causé la blessure ?

2° La blessure a-t-elle été faite par une personne étrangère, ou, au contraire, a-t-on voulu simuler une *tentative de blessure* ou d'homicide?

3° Quelle était la situation respective de l'assassin et de la personne assassinée, au moment où les blessures ont été faites ?

4° La blessure a-t-elle été faite pendant la vie ou après la mort ?

5° Depuis combien de temps la blessure a-t-elle été faite ?

6° Une blessure par quelque espèce d'arme que ce soit a-t-elle jamais existé ?

Telles sont les questions qui seront le plus souvent adressées à l'expert et dont la solution répond à presque tous les besoins que réclament la recherche des coupables et l'application des lois.

1° Avec quelle arme la blessure a-t-elle été faite ?

Législation.

ART. 494 *du Code pénal.* Il y a des armes proprement dites. Il en est qui ne le sont que parce que la loi les considère comme telles.

Les armes *proprement dites*, sont les armes à feu et autres dont la destination principale et ordinaire est d'être offensive ou défensive.

Les autres machines à feu et tous instruments, ustensiles ou corps tranchants, perçants ou contondants, tels que ciseaux, couteaux de poche, pierres, cannes et autres semblables, dont on aurait fait usage pour tuer, blesser, frapper ou menacer, sont considérés par la loi comme des armes, et dénommés *armes improprement dites.*

ART. 496. Au nombre des armes *proprement dites*, sont comprises les armes vulgairement dénommées *insidieuses (le insidiose).*

Sont ainsi qualifiés, les stylets, poignards, estocs, cannes à épée ou à sabre, couteaux fuselés, pistolets courts dont le canon mesuré intérieurement aurait moins de cent-soixante et onze millimètres de longueur, les tromblons, les fusils et pistolets à vent, les espingoles, les fusils et carabines brisés ou divisés en plusieurs pièces, et les fusils à canne ou à bâton.

Art. 593. (*Voyez page 124*).

Art. 596. Si les blessures pour lesquelles la loi ne prononce qu'un emprisonnement, ont été faites avec des armes de l'espèce mentionnée en l'article 496 , ou avec des armes à feu , même permises , le coupable sera puni de la réclusion ou de la relégation.

Lorsque l'expert voudra désigner dans son rapport, l'espèce d'arme à l'emploi de laquelle il attribue la blessure , il devra , autant que possible , se servir des expressions consacrées par le texte de la loi; il lui sera facile de rapporter aux divisions qu'elle a établies , la plupart des instruments ou corps propres à faire une blessure. Cependant il en est dont l'action est composée et qui peuvent être tranchants et perçants ; perçants et contondants; tranchants, perçants et contondants , suivant la manière dont on les a employés , la partie dont on s'est servi , et suivant qu'ils étaient plus ou moins affilés.

Ces distinctions sont très-importantes et les inductions que l'on peut en tirer sont d'une application journalière.

MODE D'ACTION ET EFFETS DE CHACUNE DES ESPÈCES D'ARMES.

Armes à feu. — Les effets d'une arme à feu varient suivant son calibre, l'espèce de poudre dont elle est chargée , et suivant la distance à laquelle elle est employée.

La différence du calibre en nécessite une dans la charge de poudre et la pesanteur du projectile ; de là les variétés que l'on observe dans leur portée ; ainsi un fusil de rempart portera à six cents mètres et la portée d'un fusil d'infanterie ou de chasse n'est que de deux cents mètres ; la carabine porte à quatre cents mètres et le mousqueton à cent-cinquante. Les pistolets de cavalerie portent à cent-cinquante mètres , mais au-delà de trente mètres , leur portée est très-incertaine ; les pistolets de poche ont une portée tout-à-fait insignifiante et ne peuvent être employés qu'à bout portant.

La portée d'une arme varie également suivant la qualité de la poudre dont elle est chargée. Sa bonne qualité dépend de sa densité, des bonnes proportions, de la combinaison intime et de la pureté des substances employées pour sa confection. Sous tous ces rapports, la poudre de chasse est supérieure à toutes les autres.

Quelque bonne que soit la poudre, sa combustion n'est jamais complète ; quelques grains mêlés de charbon sont lancés au loin par des gaz qui se sont produits, et viennent noircir les plaies d'armes à feu, et s'introduire même dans l'épaisseur de nos tissus.

La combustion de la poudre peut mettre le feu aux cheveux, aux sourcils, aux vêtements ; déterminer des brûlures à la peau, à la conjonctive, à la cornée, etc.

La poudre jouit d'une force expansive proportionnée au degré de compression qu'elle a subi ; formant seule la charge d'une arme, elle peut être assez forte pour produire presque les mêmes désordres que si l'arme était chargée à balle. Un homme de Talloires est trouvé mort près de son habitation ; un pistolet nouvellement déchargé était à quelque distance du cadavre, dont la main droite était noircie par la combustion de la poudre. Le coup avait été dirigé sous le menton ; l'os maxillaire inférieur était brisé; une cavité profonde, toute noircie de poudre et formée aux dépens des chairs et des os de la face, occupait l'espace compris depuis le menton jusqu'à la base du crâne; les premières vertèbres cervicales étaient à découvert, et les os de la face formaient un écartement considérable. Il n'y avait ni bourre, ni plomb ; il n'existait pas non plus de perforation par laquelle aurait pu s'échapper une balle. Il était évident que l'explosion de la poudre comprimée dans le canon du pistolet avait suffi pour occasionner tous ces désordres.

Effet du projectile. — Tout corps solide peut constituer

un projectile. Une bourre de papier ou de coton, une balle de cire, de liège, de papier mâché, une chandèle, une baguette de bois, tirées à quelques pieds, peuvent produire les mêmes effets qu'une balle de plomb ou de fer.

Quand une arme est chargée de petits plombs, et qu'elle est tirée de très-près, elle produit le même effet que si elle était chargée d'un seul projectile ; on dit alors que le coup a fait balle ; mais quand les petits plombs agissent à distance, leur action est multiple et d'une intensité peu considérable. Les grains de sel peuvent faire balle comme les grains de plomb.

Lorsqu'une arme est tirée de manière à ce que le canon appuie fortement sur la poitrine d'un individu, ou sur tout autre corps résistant, elle peut éclater ou être repoussée, et il n'en résulte pour la personne qui reçoit le coup qu'une lésion de peu d'importance.

L'action d'un projectile varie en raison de la nature et de la densité des corps qu'il traverse. Ainsi une balle qui frappe perpendiculairement un corps liquide, le traverse sans changer de direction ; mais s'il arrive très-obliquement à la surface du liquide, elle peut y être réfléchie et former ricochet. Ce fait peut expliquer des blessures par imprudence que l'on pourrait attribuer à la malveillance.

Lorsqu'une balle rencontre un corps mou, comme de l'argile, du plâtre frais ; lorsqu'elle pénètre dans l'épaisseur des chairs, dans les poumons, le foie, le cerveau ou dans l'extrémité spongieuse d'un os, elle forme un canal qui va toujours en s'élargissant ; en sorte que, en supposant qu'elle ait déjà traversé la cuisse d'un homme, elle ferait une plaie plus large en traversant l'autre cuisse, si toutefois elle conservait encore assez de force.

Une balle qui rencontre un corps trop dur pour qu'elle puisse le traverser, subit des changements différents, suivant que la surface de ce corps est plane, concave, convexe ou hérissée d'aspérités. Sa direction est également influencée par les mêmes circonstances ; ce qui explique les changements de forme et de direction qu'éprouve une balle, lorsqu'elle rencontre sur son trajet un os, un cartilage et même un tendon.

Lorsqu'une balle rencontre un corps dur et anguleux, tel que serait la crête d'un os, elle peut se diviser en plusieurs fragments, dont chacun peut encore conserver assez de force d'impulsion pour produire tous les effets d'une balle. Dans ce cas une balle peut faire une seule ouverture d'entrée et plusieurs ouvertures de sortie.

Pour qu'une balle subisse une déviation, il n'est pas nécessaire qu'elle rencontre un corps dur ; une différence de densité dans les parties molles qu'elle traverse, peut seule changer sa direction.

Si la partie atteinte par une balle est garnie d'un vêtement ; celui-ci peut être traversé par une simple ouverture faite à son tissu, ou bien la perforation être faite comme par un emporte-pièce, et la portion enlevée, transportée dans la plaie ou chassée par l'ouverture de sortie. On conçoit alors qu'on doit rencontrer de la différence dans le diamètre des perforations. Il est d'observation que les balles sortent plus facilement des blessures que les portions de vêtements et les autres corps étrangers qu'elles ont chassés devant elles.

Il peut arriver qu'une balle s'introduise dans les chairs sans perforer les vêtements, en les allongeant de manière à s'en former une espèce de sac ; alors au moment où le blessé se déshabille, la balle sort de la blessure, en même temps que le sac avec lequel elle s'y était engagée.

On peut facilement reconnaître l'espèce de tissu qu'une balle a frappé, car elle en prend toujours l'empreinte.

Enfin, si des balles étaient formées par des substances solubles incorporées à des substances vénéneuses, il serait possible qu'elles vinssent à se dissoudre dans la plaie , que le poison fût absorbé et que la mort en fût la suite.

Les caractères propres aux plaies d'armes à feu varient suivant que le coup a été tiré à bout portant ou à distance.

Dans le premier cas , la plaie est mâchée, inégale, formée par une série de lambeaux plus ou moins anguleux ; son fond est noirci par un mélange de sang et de poudre ; ses lèvres sont plus ou moins boursouflées et épaissies ; elles présentent une teinte noirâtre , sale et tachant le linge ; la peau environnante est parsemée d'une poussière noire et même de petits grains de poudre dont la majeure partie est adhérente à son tissu. Les bords de la blessure sont très-écartés par l'effet de la commotion de la poudre , et l'on observe au milieu de l'écartement une perforation qui indique le passage de la balle.

Lorsque le coup a été tiré à distance , la plaie qui en résulte présente la forme et le diamètre du projectile ; elle est sans changement de couleur à la peau, à bords nets, plus ou moins contus et *déprimés en dedans*.

Dans les deux cas, s'il y a une ouverture de sortie, celle-ci est d'une forme plus irrégulière , surtout si la balle a rencontré un os sur son passage ; ses bords sont repoussés en dehors et quelquefois déchirés. Il est généralement admis que l'ouverture d'entrée de la balle est plus étroite que celle de sortie. Toutefois ce principe est trop exclusif, et le contraire peut arriver lorsque, le coup ayant été tiré à une courte distance, la balle n'a presque point perdu de sa force, au moment de sa sortie.

Il suit de ce qui précède que la forme de la blessure et la contusion de ses lèvres distinguent seules une plaie d'entrée par arme à feu , d'une plaie de sortie. Cette distinction serait plus facile à établir, lorsqu'un os plat aurait été traversé par le projectile ; car alors les bords de l'ouverture d'entrée seront coupés net, tandis que le côté opposé sera brisé en éclats, et beaucoup de petites esquilles seront répandues dans les parties environnantes.

Les plaies d'armes à feu sont rarement accompagnées d'écoulement de sang ; dans les cas où cet écoulement se rencontre, il est plus marqué à l'ouverture de sortie qu'à celle d'entrée.

Mode d'action et effets des armes tranchantes.

Lorsqu'une arme tranchante est appliquée à la surface du corps, avec un certain degré de force, soit en pressant, soit en pressant et en sciant, elle pénètre plus ou moins dans les tissus et produit une division avec effusion de sang et à bords écartés.

Si le tranchant de l'arme est fin, il divise les parties sans les contondre ; mais si le tranchant de l'arme est grossier, il ne coupe qu'en vertu de la force avec laquelle l'arme est employée, et les lèvres de la plaie qui en résulte sont plus ou moins contuses ; par conséquent, en examinant avec soin les lèvres d'une plaie récente, on peut reconnaître jusqu'à quel point le tranchant de l'arme qui l'a faite était affilé.

L'effusion du sang peut varier en raison du diamètre et du nombre des vaisseaux divisés ; elle est également d'autant plus considérable que la plaie a été faite avec un instrument plus tranchant.

Les lèvres d'une plaie s'écartent en raison de l'élasticité et surtout de la tension des tissus divisés : ainsi un coup de sabre reçu sur le genou fléchi sur la cuisse, fera une plaie très-large ; et si le membre est dans l'extension, l'écartement sera presque nul.

La largeur d'une plaie est également modifiée par la longueur et la direction des fibres intéressées : une plaie faite parallèlement à la longueur des fibres d'un muscle ou d'une aponévrose présentera peu d'écartement de ses lèvres : un muscle coupé en travers déterminera d'autant plus d'écartement que ses fibres seront plus longues.

La forme du tranchant exerce aussi une influence sur l'étendue et la profondeur des plaies. Toutes choses égales d'ailleurs, une arme à tranchant convexe produit une blessure plus profonde qu'une arme droite ou à tranchant concave.

Une plaie faite avec des instruments tranchants offre toujours des dimensions plus grandes que le diamètre de l'intrument qui l'a produite ; c'est un résultat opposé à celui qui est produit par les armes perçantes.

Une arme tranchante peut séparer une portion du corps, soit en totalité, soit en partie. Cet effet est en raison directe de la force qui a mis l'arme en mouvement, du tranchant de l'arme et du point d'appui que lui a fourni, soit la partie elle-même, soit le plan sur lequel elle reposait.

Si une partie totalement séparée du reste du corps a peu de volume, si elle a été replacée de suite et si ses sections sont franches et nettes, elle peut, dans quelques cas, adhérer au point d'où elle a été enlevée. Des dents arrachées ont pu être replacées dans leurs alvéoles, et offrir par la suite la même solidité.

Mode d'action et effets des armes perçantes.

Les lames et les fibres des tissus organiques, pressés par la pointe d'une arme perçante, ne se divisent qu'après qu'elles se sont alongées autant que le permet leur nature ; leur division se fait par une espèce de déchirement, et elle s'accompagne d'une contusion d'autant plus forte que la pointe de l'instrument est moins acérée.

Une plaie par armes perçantes présente, en général, la forme de l'instrument qui l'a produite, en sorte qu'il est facile de distinguer, par exemple, un coup de bayonnette d'une plaie faite avec une fourche, un carrelet, une lime triangulaire, etc.

Cependant il résulte des expériences faites sur le cadavre par M. Filhos, que les poinçons cylindriques font à la peau, des ouvertures *alongées* qui ont deux angles très-distincts et dont la direction est *parallèle* à l'axe du corps, au cou, aux aisselles, sur la ligne blanche de l'abdomen ; *transversale* sur les côtés de la poitrine, et *oblique* sur les côtés de l'abdomen.

Lorsque les plaies par instruments perçants pénètrent dans les grandes cavités, elles peuvent y produire des épanchements de sang. Elles peuvent également intéresser les organes creux et y produire l'épanchement des fluides qui y sont contenus. Elles ne causent des hémorrhagies externes que lorsqu'elles sont faites sur un des points de la surface du corps où il existe des vaisseaux importants, tels sont les parties latérales du cou, le creux de l'aisselle, le pli du bras, le pli de l'aine, le creux du jarret, etc. Il peut résulter de la même cause des ecchymoses, des infiltrations et des anévrismes. On reconnait par la nature et la couleur du sang, si le vaisseau ouvert est artériel ou veineux.

Les plaies par armes perçantes ont toujours un diamètre plus petit que celui de l'instrument qui les a produites. Cela tient à ce que les fibres qui ont été écartées reviennent plus ou moins sur elles-mêmes, lorsque le corps vulnérant est retiré.

Mode d'action et effets des armes contondantes.

Il résulte de l'action des armes contondantes trois effets

principaux : 1° la contusion , 2° la commotion de la partie frappée , 3° sa désorganisation.

Ces différences dépendent de la forme de l'instrument vulnérant , de son volume , de la rapidité et de la direction de son mouvement ; elles peuvent également résulter de la forme , de l'attitude , de l'état et de l'élasticité de la partie blessée.

Il est rare qu'une arme contondante à large surface et sans aspérités , déchire la peau ; son action étant répartie sur plusieurs points. Si, au contraire, elle n'agit que sur un petit nombre de points , et surtout , si elle présente des inégalités , la peau ne résiste pas , et le plus souvent , il en résulte une plaie contuse.

Toutes choses égales sous le rapport du volume , de la forme et de la vitesse , un corps contondant qui frappe perpendiculairement, fait une contusion plus profonde et moins étendue que celui qui frappe obliquement.

L'action d'un corps contondant est plus intense lorsqu'elle s'exerce sur une partie qui recouvre un os anguleux , tel que serait la crête du tibia.

Les fibres d'un muscle qui est frappé pendant sa contraction , sont plus facilement dilacérées , que s'il était dans un état de relâchement.

Lorsque les parties qui ont été immédiatement atteintes par un corps contondant , recouvrent des organes jouissant d'une grande élasticité, ceux-ci peuvent en être très-altérés , et les premières échapper plus ou moins complètement à son action. C'est ainsi que dans des contusions violentes du thorax et de l'abdomen , la peau et les muscles conserveront leur intégrité , tandis que les viscères éprouvent des désordres très-graves et même mortels. Cet effet est encore plus facile, lorsque la partie frappée est couverte de vêtements.

Une contusion sans rupture des vaisseaux capillaires ne se

manifeste d'abord par aucun désordre apparent ; la partie frappée est seulement douloureuse, et ce n'est qu'après quelque temps qu'elle devient rouge et se tuméfie légèrement ; ensuite elle rentre peu à peu et dans l'espace d'un jour ou deux dans son état normal.

Lorsque les vaisseaux capillaires ont été rompus par l'effort contondant, la contusion est toujours accompagnée d'*ecchymose* ou d'extravasion d'une quantité plus ou moins considérable de sang dans les mailles du tissu cellulaire (*ecchymose par infiltration*) ; dans ce cas, la tumeur qui se manifeste est dure, compacte et ferme au toucher.

L'*ecchymose* n'est pas toujours accompagnée de tuméfaction ; elle complique quelquefois une plaie étroite et à direction oblique, lorsque le sang fourni par les vaisseaux rompus ne peut facilement s'écouler au dehors. L'ecchymose n'est pas toujours l'effet d'une contusion, la preuve d'une violence extérieure ; quelquefois elle dépend d'une disposition morbide particulière. Chez certaines personnes, une pression continuée quelque temps, un effort, un mouvement un peu vif, le froissement le plus léger, suffisent pour donner lieu à des ecchymoses plus ou moins étendues.

Une ecchymose est d'abord incolore ; elle devient noirâtre après un espace de temps d'autant plus court que la contusion est plus superficielle, puis elle devient successivement bleue, verte, puis jaune, et enfin elle disparaît. En général, la couleur bleue apparaît vers le troisième jour ; la verte, au cinquième ou sixième jour ; la jaune au huitième, et la disparution est complète au dixième ou douzième jour.

Lorsque le tissu propre de la peau ne participe pas à la contusion, l'ecchymose ne survient qu'au bout de vingt-quatre ou trente-six heures.

Si la contusion a été opérée profondément dans l'épaisseur des chairs, comme dans le cas de fracture par contre-coup, l'ecchymose peut ne paraître qu'au quatrième ou sixième jour, et même au douzième ou quinzième jour ; elle prend alors l'aspect de taches jaunes, inégales, d'une étendue variable, et marbrées de vert ou de bleu.

Les effets consécutifs d'une contusion varient suivant l'importance de la partie atteinte ; ainsi, pour les os, elle peut amener la carie et la nécrose ; pour les articulations, la suppuration, l'ankylose, une tumeur blanche ; pour les autres organes, des symptômes inflammatoires, dont l'intensité et les suites sont en raison de leur importance et de leur sensibilité. Toutefois, le plus souvent, les contusions sont exemptes de ces accidents, et se terminent par résolution.

La *commotion* est un des effets les plus fâcheux d'une violente contusion. Cet ébranlement général du système nerveux, qui produit tant d'accidents différents, peut être le résultat d'une chute d'un lieu élevé ou du choc d'un corps très-lourd.

La commotion peut être limitée à la partie frappée, ou s'étendre plus loin, en raison de la forme, du volume et de la force d'impulsion du corps contondant. La stupeur est le dernier degré de la commotion ; elle peut être générale ou locale.

La commotion est commune à toutes les parties du corps ; mais ses conséquences sont différentes et plus ou moins dangereuses, suivant les fonctions et l'importance des parties du système nerveux qui en sont le siége ; ainsi, les commotions du cerveau, de la moelle-épinière, de l'épigastre, etc., ont des résultats plus fâcheux que les commotions des membres.

Les effets de la commotion varient également suivant la violence du choc ; ils peuvent consister dans un simple trouble des fonctions des nerfs ; dans leur suspension temporaire, ou dans leur cessation définitive et incurable.

La commotion peut ne pas laisser de traces à l'extérieur, et cependant amener des désordres considérables dans les organes intérieurs. C'est ainsi qu'à la suite d'une chute d'un lieu élevé, on rencontre des déchirures du cerveau, des poumons, du foie, de la rate ; des ruptures du diaphragme, du cœur, des gros vaisseaux, etc. C'est ainsi que par suite d'un coup violent sur les différentes parties de l'abdomen, on rencontre des perforations de l'estomac, des intestins, et de la vessie, et par suite des épanchements de nature différente, suivant l'organe blessé.

C'est encore sous l'influence de ces pressions brusques sur le ventre que peuvent s'effectuer des hernies ombilicales, crurales et inguinales.

Ces lésions présentent des aspects différents suivant l'organe affecté et suivant le temps qui s'est écoulé depuis la blessure jusqu'à la mort ; mais, en général, on reconnaît qu'elles ont été faites pendant la vie, aux épanchements de sang auxquels elles donnent lieu, et aux ecchymoses des parties environnantes.

La *désorganisation des tissus* par suite du choc d'une arme contondante, se distingue d'une simple contusion, en ce que le sang épanché n'est pas seulement infiltré dans les mailles du tissu cellulaire, mais en ce qu'il forme un caillot contenu dans une cavité unique, dans laquelle on rencontre en outre, des lambeaux du tissu déchiré (*ecchymose par épanchement*). Le résultat ordinaire de cet accident est une tumeur plus ou moins élevée au-dessus de la peau, dont les bords sont rénitents, fermes au toucher et dont tout le centre est *fluctuant*.

La désorganisation entraîne un pronostic plus fâcheux que la simple contusion ; elle se termine rarement par résolution ; souvent même on est obligé de donner issue à l'épanchement sanguin qui l'accompagne ; elle peut déterminer des inflammations intenses, des anévrismes faux primitifs, la paralysie, la nécrose, des tumeurs blanches. Enfin, elle peut être mortelle, lorsqu'elle intéresse des organes importants.

Lorsque la désorganisation intéresse la peau , il en résulte *une plaie contuse* de forme irrégulière , à lambeaux épais , à bords inégaux , qui donne moins souvent lieu à une hémorrhagie qu'une plaie par instrument tranchant et qui est plus longue à guérir.

Les *armes déchirantes et arrachantes* (tenailles , pinces , dents , défenses d'animaux , roues d'engrenage , etc.) occasionnent des plaies à lambeaux qui offrent beaucoup d'analogie avec les plaies contuses, dont elles se distinguent cependant par l'absence d'ecchymose dans l'épaisseur des parties déchirées. Ces espèces de plaies ont des bords très-écartés , des lèvres épaisses et ne donnent presque jamais lieu à une hémorrhagie ; leurs lambeaux peuvent être considérables et présentent la forme de l'instrument vulnérant.

Lorsqu'un membre entier a été arraché , soit dans sa continuité , soit dans ses articulations , il en résulte une plaie très-inégale, qui présente des saillies et des enfoncements dépendants de la différence de contractilité des tissus déchirés.

Les plaies par arrachement ne sont pas susceptibles d'une réunion immédiate , en sorte qu'elles guérissent toujours par suppuration.

2° La blessure a-t-elle été faite par une personne étrangère ; ou , au contraire , a-t-on voulu simuler une tentative d'assassinat ?

Cette question présente quelquefois beaucoup de difficultés ; cependant on parviendra à la résoudre , en considérant que , le plus ordinairement , l'homme qui veut simuler un attentat à sa vie , n'attaque jamais des parties du corps qu'il ne puisse ni voir , ni atteindre avec assez de facilité pour pouvoir mesurer l'action de l'arme qu'il emploie, et éviter des lésions trop profondes, qui pourraient compromettre sa vie ou sa santé. Il ne se fait jamais des contusions qui sont au contraire fréquentes dans les cas d'attaque et de défense réciproques. Les lésions sont évidemment faites avec une arme tranchante, et leur direction démontre qu'elles ont été faites avec la même main.

3° Quelle était la situation respective de l'assassin et du blessé, au moment où les blessures ont été faites ?

Il est rarement possible de résoudre cette question d'une manière satisfaisante, d'après l'inspection seule des blessures ; cependant l'expert pourra quelquefois établir des probabilités qui pourront servir à la recherche de la vérité. Il reconnaitra, par exemple, d'après la direction d'une plaie d'arme à feu, si l'assassin était situé à droite, à gauche, en avant, en arrière, plus haut ou plus bas que le blessé. S'il rencontre une plaie faite avec une arme peu tranchante, et qui ait divisé profondément des parties molles, telles que, par exemple, celles de la partie antérieure du cou, il pourra affirmer que le blessé était couché sur un corps dur et immobile ; la direction de la plaie pourra même lui faire connaitre si l'assassin était à droite ou à gauche, et même de quelle main il s'est servi, etc.

4° La blessure a-t-elle été faite pendant la vie ou après la mort ?

Les lèvres d'une plaie faite peu de temps avant la mort sont toujours plus ou moins écartées et saignantes ; le derme environnant est injecté et sa surface est couverte de sang coagulé ; si elle est petite, ses lèvres sont agglutinées par du sang caillé.

Une plaie faite plusieurs heures avant la mort, est plus ou moins tuméfiée et rouge ; la mort peut faire disparaître la rougeur ; mais les bords de la plaie présenteront toujours un boursouflement, produit par la combinaison du sang avec les tissus.

Une plaie faite après la mort peut également offrir un écartement de ses lèvres ; mais celles-ci sont toujours pâles, décolorées, non saignantes ; le derme n'est pas injecté, et chaque tissu divisé est net, distinct et conserve tous ses caractères anatomiques. -

Une lésion faite peu de temps après la mort et avant la cessation complète de la circulation capillaire, peut être suivie d'un écoulement de sang ; mais ce sang ne se coagulera que d'une manière imparfaite. Pendant la vie, le sang adhère facilement aux parties du corps qu'il touche, et s'y dessèche en formant une croûte.

Lorsque des gros vaisseaux sont ouverts sur l'homme vivant, il en résulte toujours une hémorrhagie considérable. Après la mort et lorsque le cadavre est refroidi, toutes les causes d'hémorrhagie cessent. Cependant l'ouverture d'une veine d'un certain calibre pourra fournir du sang noir.

Les contusions faites pendant la vie se reconnaissent toujours au gonflement qui les entoure et à la présence de caillots de sang dans le tissu cellulaire sous-cutané ; le tissu cutané lui-même est imprégné de sang dans toute son épaisseur, d'où résulte une marque noire, qui, lorsque la contusion date de quelques jours, est entourée d'une bande jaunâtre plus ou moins large. Aucun de ces effets ne peut résulter de coups portés après la mort.

Toutefois on pourrait commettre une erreur ; si les percussions avaient eu lieu peu de temps après la mort, lorsque le corps est encore chaud, le sang fluide et les muscles encore un peu contractiles ; cependant, même dans ce cas,

il n'y a ni tuméfaction , ni infiltration dans les tissus environnants , le sang épanché reste fluide ou ne forme qu'un
caillot sans adhésion.

Les plaies d'armes à feu faites sur le vivant , sont couvertes d'un mélange de poudre non brûlée , de charbon et de
sang ; leurs lèvres sont toujours plus on moins injectées. Les
tissus d'un cadavre frappé d'un coup de feu , même à bout
portant , ne subissent qu'une division , une attrition mécanique , sans infiltration sanguine et sans caillot.

Il en est de même des fractures et des luxations faites sur
un cadavre ; les tissus environnants ne sont jamais engorgés
et infiltrés de sang.

Il est aisé de voir , d'après cet exposé , que cette question
peut offrir de grandes difficultés et qu'elle exige beaucoup
de sagacité et d'attention de la part de l'expert. La putréfaction du cadavre en rend la solution impossible.

5° Depuis combien de temps la blessure a-t-elle été faite ?

Une *excoriation* récente est facile à reconnaître. Si elle n'est
pas récente , elle se reconnaît à une rougeur de l'épiderme ;
celle-ci disparaît complètement dans huit ou dix jours.

Une *contusion* avec gonflement et ecchymose parcourt ses
périodes dans un espace de temps variable entre quinze et
trente jours, en passant successivement du noir au bleu , au
vert et au jaune. Une fois guérie , elle ne laisse aucune trace,
à moins qu'elle ne se soit terminée par suppuration.

Une *plaie par arme tranchante*, qui a intéressé toute l'é-
paisseur de la peau , peut être saignante pendant les douze
premières heures ; au second jour , elle sécrète de la sérosité ;
au troisième , elle est imbibée d'une matière séro-purulente ;
au quatrième ou au cinquième , au plus tard , elle est en
pleine suppuration ; la durée de la suppuration varie suivant

l'étendue et la profondeur de la plaie ; en général , du quinzième au vingtième jour , la plaie est fermée par une cicatrice de couleur rosée ; celle-ci est ordinairement tout-à-fait
blanche du trentième au quarantième jour.

Ces données peuvent servir de guide à l'expert dans la
plupart des cas ; cependant la durée de ces différentes époques
peut varier en raison de la nature des tissus intéressés , de
l'âge , du tempérament , de l'état sain ou morbide du blessé,
du traitement qui a été employé , etc.

Les *plaies contuses* se terminent toujours par suppuration ;
elles sont longues à guérir , parce que , quelquefois , les parties déchirées se gangrènent au voisinage de la plaie. Les cicatrices qui les remplacent sont irrégulières et leurs bords
sont plus ou moins boursouflés.

6° Une blessure a-t-elle jamais existé ?

Les lésions qui peuvent laisser des traces suffisantes pour
être constatées après leur parfaite guérison , sont les fractures , les luxations et les plaies.

Les *fractures* anciennes sont toujours reconnaissables lorsqu'elles se sont consolidées avec difformité ; dans le cas contraire , il est souvent difficile de vérifier l'existence du cal ,
à moins que l'os fracturé ne soit placé très-superficiellement.

Une *luxation* ne laisse pas de traces , dès qu'elle est réduite ; mais les signes d'une luxation qui aura été méconnue
et par conséquent non réduite , seront , pendant toute la vie ,
presque aussi évidents que le premier jour de l'accident.

Une *plaie* laisse toujours , après sa guérison , une cicatrice
indélébile et qui en a conservé la forme. Récente , elle est de
couleur rosée ; ancienne , elle est plus blanche que la peau
qui l'environne , et ne peut jamais se recouvrir de poils. Elle
est linéaire et très-peu apparente , lorsqu'elle succède à une

plaie qui a été réunie par première intention ; lorsque la plaie a suppuré, elle est d'une étendue proportionnée à la perte de substance qui a eu lieu.

Une cicatrice qui résulte d'une plaie d'arme à feu tirée à distance, est arrondie, déprimée à son centre et rayonnée du centre à la circonférence ; elle est fréquemment adhérente aux tissus sous-jacents ; on distingue l'ouverture de sortie, en ce qu'elle est moins déprimée et rayonnée que celle d'entrée. Une plaie faite à bout portant laisse une cicatrice également déprimée, mais à forme plus inégale ; d'ailleurs il arrive fréquemment qu'elle est noire, par suite de l'incorporation de la poudre non brûlée, avec le tissu même de la peau. On pourrait les confondre avec celles qui proviennent d'abcès scrofuleux ; mais celles-ci sont froncées et plissées et leurs bords sont proéminents.

Les cicatrices des brûlures se reconnaissent à leur étendue, à l'amincissement de la peau et à ses adhérences aux tissus sous-jacents.

Toutes les cicatrices peuvent être modifiées de différentes manières, soit par des opérations chirurgicales qu'ont nécessitées les blessures, soit par les différents accidents auxquels elles peuvent avoir été exposées pendant le traitement.

L'on peut être appelé à constater l'existence d'une plaie ancienne ; dans ce cas, il suffit pour faire ressortir la cicatrice, de faire rougir la partie, soit en la frappant avec la paume de la main, soit en la frottant plus ou moins long-temps.

PRONOSTIC DES BLESSURES SUIVANT LEUR SITUATION.

Blessures de la tête. — Ordinairement, les plaies par piqûre du cuir chevelu, guérissent sans accidents en quatre ou cinq jours ; s'il survient de l'inflammation et de la suppuration, elles peuvent se prolonger jusqu'au quinzième et même au vingtième jour.

Elles peuvent , soit spontanément , soit par suite d'écarts de régime , soit par d'autres causes , se compliquer d'un érysipèle qui peut devenir phlegmoneux ou s'accompagner de symptômes d'embarras gastrique et même d'accidents cérébraux ; ces différentes complications peuvent non seulement prolonger leur durée , mais encore les rendre dangereuses.

Une arme perçante peut étendre son action aux os, et même à la substance cérébrale ; ce n'est que dans le dernier cas , qu'elle peut faire une plaie grave par elle-même , soit en produisant un épanchement sanguin qui peut devenir cause de compression , soit en intéressant directement l'encéphale. Les lésions de la moelle et celles du cervelet produisent une mort instantanée ; celles des autres parties sont un peu moins graves ; leur danger augmente , lorsque la totalité ou une partie de l'instrument vulnérant est restée dans la plaie.

Les *plaies par instruments tranchants* se compliquent rarement d'accidents inflammatoires ; elles guérissent fréquemment par première intention , et lors même que la suppuration survient , leur guérison a lieu dans quinze ou vingt jours ; l'hémorrhagie qui les accompagne quelquefois est facile à arrêter.

Lorsque les os du crâne ont été divisés par une arme tranchante , il est difficile de porter de prime abord un jugement assuré ; cette espèce de lésion pouvant être accompagnée de fractures, de commotion cérébrale ou d'épanchement sanguin.

Les *contusions* du cuir chevelu déterminent des tumeurs dures ou molles ; les premières sont formées par une ecchymose avec infiltration ; elles sont ordinairement le résultat d'un coup porté perpendiculairement sur la surface du crâne et se terminent par résolution du sixième au dixième jour. Les secondes constituent une ecchymose par épanchement et sont plus souvent produites par une cause qui a agi obliquement ; on est quelquefois obligé de donner issue au sang qu'elles contiennent, et leur guérison peut se faire attendre jusqu'au vingtième jour.

Les *plaies contuses* ne guérissent presque jamais par première intention. Lorsqu'elles sont à lambeaux et que la base du lambeau est en bas, elles sont plus longues à guérir et elles exigent des pansements plus réguliers. Elles sont quelquefois compliquées d'une dénudation de l'os, ou au moins, d'un décollement du périoste, et suivies d'une nécrose superficielle. Dans tous les cas, leur dimension pourra servir à établir la durée de la maladie, mais il est rare qu'elle ne soit pas au moins de vingt jours.

Les armes contondantes étendent souvent leurs effets aux os du crâne et en déterminent la contusion ou la fracture. La *contusion* d'un os est difficile à reconnaitre de suite, mais on doit la craindre et la prévoir, lorsque l'os est dénudé dans une certaine étendue ; elle peut être suivie de la nécrose, de la carie et de l'exfoliation de l'os. Cette lésion est longue à guérir, mais elle ne menace la vie du blessé que par ses complications.

Les *fractures des os du crâne* sont directes ou par contrecoup. Les premières sont faciles à constater. Les secondes peuvent avoir lieu, soit lorsque la table interne d'un os se fracture pendant que l'externe conserve son intégrité ; soit lorsque la fracture atteint l'os voisin ou opposé à celui qui a reçu le choc ; soit enfin, lorsque la suture voisine ou éloignée de l'endroit frappé subit un écartement. On conçoit combien est difficile le diagnostic de ces lésions. Leur pronostic ne peut être que fâcheux, et il doit être basé sur la gravité et le nombre des symptômes de commotion, de compression ou de phlegmasie du cerveau.

Ces trois accidents sont susceptibles de compliquer la plupart des plaies de tête, même les plus légères.

La *commotion cérébrale* se reconnaît aux symptômes suivants : perte *subite* de connaissance, assoupissement, dilatation des pupilles, respiration lente, pouls petit et lent, affaissement des membres, sans raideur, sans contraction ; sortie involontaire des urines et des excréments. Le pronostic de la commotion varie suivant l'intensité et le nombre des symptômes qu'éprouve le blessé ; on conçoit qu'il y a une foule de nuances très-variées depuis le premier degré de commotion qui produit un léger étourdissement, jusqu'a la mort instantanée.

La *compression du cerveau* peut être occasionnée par un corps étranger, par une esquille, du sang épanché. Lorsqu'elle s'exerce sur une grande étendue du cerveau, elle peut amener immédiatement la mort ; lorsqu'elle est circonscrite, elle détermine une paralysie qui varie suivant son siége ; le plus souvent un épanchement sanguin se forme peu-à-peu, et alors les symptômes de compression surviennent plus ou moins long-temps après la blessure. Dans tous ces cas, on doit baser son pronostic sur des circonstances individuelles et sur la possibilité reconnue de remédier aux causes de la compression.

L'*encéphalite* est une complication très-fâcheuse des plaies de tête ; elle se déclare deux ou trois jours après l'accident, par des frissons irréguliers, un abattement général, des douleurs profondes et pulsatives à la tête. Si la résolution ne se fait pas promptement, le malade ne tarde pas à tomber dans un délire continu et quelquefois furieux ; il ne peut supporter la lumière ; il a la respiration gênée, et il tombe bientôt dans un état de prostration et de torpeur qui se termine par la mort. Lorsque l'encéphalite se déclare long-temps après la blessure, elle se termine par suppuration, et elle est presque toujours mortelle.

Les trois états que je viens de décrire coexistent et se compliquent très-souvent ; c'est-à-dire que , chez beaucoup de blessés , le crâne ayant été fracturé ou des vaisseaux ouverts, les signes de la compression se manifestent au même instant que ceux de la commotion , ou avant que ceux-ci aient disparu. Alors l'assoupissement succède à la perte de connaissance , la chaleur reparait , sans que le pouls devienne fréquent , et l'hémiplégie succède à l'immobilité des membres. A ces symptômes peuvent se joindre ceux de l'inflammation , si le sujet vit assez long-temps pour qu'elle se développe. D'autres fois, les signes de la commotion sont remplacés par ceux de la phlegmasie , et à ceux-ci succèdent , presque sans intervalle , ceux de la compression , suite de l'épanchement du pus.

Outre les complications qui peuvent primitivement rendre douteux le pronostic des blessures à la tête , elles peuvent encore être suivies de plusieurs accidents ; tels que des vertiges , la perte ou l'affaiblissement des facultés intellectuelles , la paralysie , l'épilepsie , etc. Ces accidents peuvent persister plusieurs années et même toute la vie; d'où il suit que , lorsqu'il s'agit de déterminer les conséquences d'une plaie de tête , de quelque nature qu'elle soit , l'expert doit presque toujours ajouter cette restriction : à moins que des accidents ne se développent et ne viennent retarder la guérison , ou même imprimer à la blessure un caractère de gravité qu'elle n'a pas aujourd'hui.

Blessures de la face. — Elles donnent ordinairement lieu à des difformités apparentes. L'expert ne doit pas négliger d'indiquer cette circonstance qui , d'après l'article 587 du Code pénal , peut changer la nature du délit.

Les *blessures des sourcils* offrent peu de gravité; cependant elles peuvent être suivies d'amaurose, de prolapsus de la paupière ou d'une névralgie frontale. Les piqûres et les contusions peuvent se compliquer d'un érysipèle phlegmoneux du cuir chevelu , de l'inflammation des parties contenues dans l'orbite , et même de celle du cerveau et de ses dépendances. Ces accidents sont souvent déterminés par des écarts de régime , et favorisés par la constitution épidémique , ou une idiosyncrasie particulière ; mais, quoiqu'ils ne soient pas une conséquence directe de la blessure , l'expert devra toujours faire remarquer qu'ils ne se seraient pas déclarés sans elle.

Les *plaies des paupières* avec perte de substance sont fréquemment suivies de leur renversement. Lorsque le cartilage tarse a été divisé , elles peuvent se cicatriser d'une manière vicieuse et déterminer un épiphora. On les a vues quelquefois se compliquer d'inflammation du globe de l'œil et même d'encéphalite ; enfin , elles peuvent masquer une perforation de la voûte orbitaire , avec lésion du cerveau.

Les *ecchymoses* de la conjonctive sont souvent spontanées ; il ne faudrait pas les confondre avec un boursouflement rouge et chronique de cette membrane.

Les *plaies de l'angle interne de l'œil* peuvent ouvrir le sac lacrymal et être suivies d'une fistule.

Blessures du globe de l'œil. — Les plaies par instruments tranchants peuvent être suivies de l'écoulement des différentes parties qu'il contient. L'humeur aqueuse se reproduit assez rapidement ; mais, lorsque la cornée est ouverte largement, que le cristallin passe dans la chambre antérieure et que l'iris proémine en avant , la vision sera toujours imparfaite. Lorsque l'humeur vitrée s'est écoulée , que l'œil est vide , la vue est perdue sans ressource.

Les contusions peuvent donner lieu à des épanchements sanguins et puriformes dans l'intérieur de l'œil , au déplacement et à l'opacité du cristallin. L'inflammation qui en est la suite peut entraîner sa désorganisation complète ; elle peut exposer la vie du blessé en s'étendant jusqu'au cerveau.

Blessures de l'oreille. — Celles du pavillon ne peuvent avoir aucune conséquence fâcheuse.

Les corps étrangers, introduits dans le canal auditif, peuvent déterminer des douleurs très-vives, s'ils ne sont pas extraits.

Les contusions de l'oreille sont moins dangereuses par elles-mêmes, que par l'action indirecte du corps contondant sur le cerveau ; celles de l'apophyse mastoïde peuvent être suivies d'abcès et de carie.

La perforation de la membrane du tympan peut être cause de la surdité, ou au moins, d'un affaiblissement de l'ouïe. Enfin, ces blessures peuvent déterminer une otite.

Les *plaies du nez* n'offrent aucune gravité. Les corps étrangers peuvent séjourner long-temps dans les fosses nasales sans développer d'accidents.

Les *plaies des sinus frontaux et maxillaires* s'accompagnent de fractures avec esquilles ; et peuvent être suivies d'inflammation et de fistules qui sont quelquefois très-longues à guérir.

Les *blessures des joues* sont peu graves par elles-mêmes ; mais lorsque la glande parotide ou le conduit de Sténon ont été intéressés, elles peuvent occasionner des fistules salivaires qui ne guérissent que par des opérations douloureuses.

Les *blessures des lèvres* peuvent se compliquer d'une hémorrhagie considérable par l'ouverture de l'artère labiale.

Les *dents* peuvent être divisées, arrachées ou fracturées ; ces lésions ne présentent pas de gravité ; mais elles sont quelquefois accompagnées d'accidents inflammatoires qui peuvent prolonger la durée de la maladie.

Les *plaies simples de la langue* guérissent facilement. Lorsque cet organe a été déchiré, il peut survenir une glossite capable de compromettre la vie du blessé ; si une partie a été enlevée, il peut en résulter une gêne plus ou moins grande dans la prononciation, la mastication et le goût ; un mutisme complet résulterait de son ablation entière.

Les *blessures du voile du palais* sont quelquefois suivies d'une hémorrhagie difficile à arrêter. Celles des autres parties de la bouche rentrent dans les conditions des plaies des joues.

Blessures du cou. — Il est peu de régions qui renferment autant d'organes importants que les parties antérieure et latérales du cou. La lésion des nerfs qui en occupent les régions latérales peut être suivie de douleurs vives, d'aphonie, d'une gêne dans la respiration, qui peut aller jusqu'à l'asphyxie, etc. Celle des vaisseaux sanguins occasionne des hémorrhagies qui peuvent devenir promptement mortelles. Une piqûre, même superficielle, peut causer la mort, soit par suite de l'inflammation et de la gangrène du tissu cellulaire, soit par l'infiltration du pus dans le médiastin antérieur, le long du muscle sterno-mastoïdien.

Un instrument perçant peut pénétrer dans le larynx ou la trachée, déterminer un écoulement de sang qui s'introduit dans les bronches et donne lieu à l'asphyxie. S'il n'y a pas parallélisme entre la plaie intérieure et l'extérieure; l'air peut s'infiltrer dans le tissu cellulaire et y amener un emphysème.

La gravité des plaies par armes tranchantes augmente en raison de leur étendue et de la nature des parties intéressées. Celles qui ont lieu au dessus de l'os hyoïde, peuvent pénétrer dans l'arrière-bouche; alors les boissons, la salive et du sang s'écoulent par la plaie ou tombent dans le larynx et déterminent la suffocation ou au moins des accès de toux très-pénibles; la déglutition et la parole sont gênées. Les mêmes accidents sont à craindre, lorsque le larynx est ouvert au-dessous de la glotte, ou que la trachée est divisée; dans ce cas, la voix est impossible, à moins qu'on ne mette les parties en rapport pour empêcher l'air de passer par la plaie. Ces blessures sont toutes de nature à mettre la vie en danger, et lors même que la guérison est possible, elle se fait long-temps attendre, et les fonctions des organes blessés restent toujours plus ou moins gênées. La section complète de l'œsophage est toujours mortelle.

Les blessures de la partie postérieure du cou offrent en général peu de gravité; cependant un instrument tranchant et perçant peut atteindre la moelle épinière entre les deux premières vertèbres et occasionner une mort instantanée.

Blessures de la poitrine. — Les contusions de ses parois peuvent offrir plusieurs genres de gravité :

1° Une femme qui reçoit un coup au sein, est exposée primitivement à une inflammation plus ou moins aiguë; secondairement, à des engorgements glanduleux qui peuvent devenir squirrheux et dégénérer en cancer.

2° Les contusions sont fréquemment accompagnées de commotions qui peuvent être suivies de phlegmasies des poumons, des plèvres, du cœur et du péricarde; de rupture du tissu pulmonaire ou d'hémorrhagies capables d'entraîner les suites les plus fâcheuses.

3° Elles sont quelquefois accompagnées de la fracture de la clavicule, du sternum et des côtes; ces fractures sont toujours des accidents graves, soit pour le temps nécessaire à leur guérison, soit par l'influence qu'elles peuvent exercer sur les organes de la respiration. Elles peuvent également devenir causes d'emphysème.

Les plaies qui ne pénètrent pas dans la cavité de la poitrine ne présentent pas de gravité, hors les cas où elles auraient intéressé la moelle épinière, ou bien les vaisseaux sous-claviers ou axillaires. Il n'en est pas de même des plaies pénétrantes, dont la plus simple peut être suivie d'une pleurésie mortelle.

Les plaies pénétrantes peuvent être compliquées par la présence de corps étrangers, par la lésion d'une artère intercostale, par un emphysème, ou par un épanchement de sang dans la cavité de la poitrine. Le pronostic de ces complications est toujours très-fâcheux.

Les plaies du péricarde, du cœur et des gros vaisseaux sont toujours mortelles, soit primitivement, par hémorrhagie ; soit secondairement et dans un temps plus ou moins éloigné, par une cardite ou une péricardite.

Blessures de l'abdomen. — Les corps contondants peuvent agir sur les parois de l'abdomen, sans laisser des traces de leur action, et cependant imprimer au système nerveux ganglionnaire une commotion capable de produire une syncope, ou la paralysie d'un ou de plusieurs des organes qui y sont contenus ; cette commotion peut même causer la mort.

Un coup reçu sur l'abdomen peut ne se manifester par aucun désordre à l'extérieur, et être suivi des conséquences les plus graves. De là, des ruptures du diaphragme, des déchirures du foie ou de la rate, des perforations des organes creux, surtout de l'estomac et de la vessie. Ces différentes lésions sont assez difficiles à reconnaître, et leur pronostic est toujours très-fâcheux ; elles peuvent causer la mort, soit directement, par l'inflammation de l'organe malade, soit indirectement, par des péritonites déterminées par des épanchements de différente nature.

Les contusions de l'abdomen deviennent quelquefois causes de différentes hernies.

Les plaies des parois abdominales présentent peu de gravité ; cependant elles peuvent se compliquer d'hémorrhagies par l'ouverture d'une artère ; si elles ont une grande étendue et qu'elles pénètrent jusqu'au péritoine, elles peuvent occasionner des hernies difficiles à contenir.

Les plaies pénétrantes, sans lésions d'organes, peuvent devenir dangereuses, soit en déterminant une péritonite consécutive ; soit en donnant lieu à une hémorrhagie et, par suite, à un épanchement de sang ; soit en donnant issue à une portion d'épiploon ou d'intestin, qui peut subir toutes les conséquences d'un étranglement, si elle n'est pas réduite promptement.

Une plaie qui a intéressé quelques-uns des organes contenus dans l'abdomen, est d'autant plus grave qu'elle est plus profonde, qu'elle a intéressé plus de parties, et qu'elle les a ouvertes plus largement. Outre que ces viscères ont un système vasculaire très-développé, la plupart d'entre eux contiennent des liquides de différentes sortes ; d'où il résulte que la gravité de leurs blessures dépend non seulement de la phlegmasie qui peut en être la suite, mais encore des épanchements de sang, de matières alimentaires, d'urines, etc., dans la cavité du péritoine.

Dans tous ces cas, l'expert doit être très-réservé dans ses conclusions, d'autant plus qu'il n'est pas toujours facile d'établir un diagnostic assuré sur ces différentes complications.

Blessures des organes génitaux chez l'homme. — Lorsque les contusions de la verge dépendent d'efforts de traction ou de torsion, elles peuvent être accompagnées de déchirures des corps caverneux, qui amènent une hémorrhagie ou une infiltration sanguine, et qui peuvent être suivies, d'abord, de gangrène, et consécutivement d'anévrismes variqueux, qui rendent le coït impossible.

Une violente contusion des testicules peut déterminer la syncope et porter une atteinte très-forte au système nerveux général ; elle peut également être suivie d'une phlegmasie par étranglement, qui peut se terminer par induration et même donner lieu à un sarcocèle.

Les plaies des parties génitales par instruments tranchants ou perçants sont rarement mortelles ; on arrête facilement les hémorrhagies qui les compliquent ; on combat avec avantage les accidents inflammatoires dont elles sont suivies ; mais elles causent souvent des infirmités.

L'ablation totale ou partielle de la verge ou des testicules constitue le crime de castration.

Code pénal. **Art. 600.** Le crime de castration est puni des travaux forcés à vie.

Si la mort en est résultée avant l'expiration des quarante jours qui auront immédiatement suivi le crime, le coupable sera puni de mort.

La loi n'entend pas par la castration, comme on le conçoit généralement en Médecine, l'extirpation des deux testicules. Un arrêt du 1er septembre 1814 a prononcé que le crime de castration se commet par l'amputation d'un organe *quelconque* nécessaire à la génération. En effet, le coupable se propose un but direct, c'est de réduire à l'impuissance la personne à laquelle il a fait cette blessure ; et, si son but n'a pas été rempli, c'est par ignorance des véritables fonctions des organes génitaux. Ainsi, quand un magistrat demandera à un médecin si la castration a été opérée, celui-ci devra répondre affirmativement, lors même que la verge seule a été amputée ou qu'un seul testicule a été enlevé ; sauf à préciser les faits.

Blessures des organes génitaux chez la femme. — Les contusions et les plaies superficielles des parties génitales externes, offrent peu de gravité ; cependant les plaies du tissu érectile du clitoris, des grandes et des petites lèvres, peuvent donner lieu à des hémorrhagies dangereuses.

Un instrument tranchant ou perçant peut établir une communication entre le vagin et la vessie ou le rectum, et donner lieu à des fistules dégoûtantes et difficiles à guérir. L'arme peut aussi pénétrer dans la cavité du péritoine, causer de graves épanchements de sang, ou intéresser les intestins qui peuvent même former hernie dans le vagin à travers les lèvres de la plaie.

Les blessures de la matrice, lorsqu'elle est remplie par le

produit de la conception peuvent être suivies d'inflammation, d'hémorrhagie , d'avortement , etc. (Voyez *Avortement* , page 109)

Blessures des membres. — Leur pronostic varie en raison du tissu affecté et des fonctions qu'il est destiné à remplir. Ainsi , la lésion d'une artère peut avoir des conséquences plus ou moins graves , suivant que l'ouverture est plus ou moins large, et que l'artère elle-même est plus ou moins accessible au secours de la chirurgie.

La section d'un nerf peut donner lieu à une paralysie complète et incurable ; la simple piqûre occasionne quelquefois des douleurs intolérables , des mouvements convulsifs et même le tétanos.

Les plaies des articulations déterminent souvent des accidents mortels ; elles peuvent entraîner une longue incapacité de travail , des abcès , la carie , et par suite , l'amputation du membre ou une ankylose incurable.

L'entorse la plus simple amène toujours beaucoup de raideur et de faiblesse dans les mouvements de l'articulation. Cet accident négligé , chez un individu scrophuleux , peut donner lieu à une arthrocace et nécessiter l'amputation.

Les *luxations* ont des conséquences plus ou moins graves, suivant l'âge du blessé, l'articulation luxée , le temps qui s'est écoulé avant la réduction, et suivant les complications. Chez les vieillards , les articulations reprennent difficilement la liberté de leurs mouvements.

Les luxations de l'épaule et de la cuisse sont plus ou moins difficiles à réduire , mais leurs mouvements se rétablissent toujours. Les articulations ginglymoïdales ne peuvent être luxées sans que des ligaments soient rompus, en sorte qu'elles conservent long-temps de la raideur. Les luxations du genou et du pied peuvent quelquefois nécessiter l'amputation du membre.

Toute *fracture* entraîne nécessairement une longue incapacité de travail ; quelques-unes peuvent être suivies de difformités et d'infirmités. Au terme de l'article 587 , la durée de la maladie n'a aucune influence sur l'application de la peine ; néanmoins l'expert doit la déterminer , au moins approximativement , pour arriver à fixer les dommages et intérêts dûs à la personne blessée.

L'expert pourra être appelé à décider si la fracture a été occasionnée par un coup porté directement, ou si elle est le résultat d'une chute ou d'un contre-coup. Dans le premier cas , les parties molles qui correspondent à l'endroit de la fracture portent toujours des traces d'une contusion avec ecchymose par épanchement ; il peut même exister une plaie contuse ; l'une et l'autre de ces lésions présentent la forme de l'instrument vulnérant. Lorsque la fracture est survenue par contre-coup , les téguments qui recouvrent l'os fracturé ne présentent d'abord aucune trace de lésions ; ce n'est que quelques jours après que l'on remarque une ecchymose de couleur jaune qui couvre presque toute l'étendue du membre.

En général , le pronostic d'une fracture varie en raison : 1° de son siège ; ainsi, les fractures des extrémités inférieures sont plus graves que celles des extrémités supérieures ; celles du fémur sont plus fâcheuses que celles des os de la jambe ; celles du col du fémur, de l'olécrâne , de la rotule et du calcanéum , entraînent presque toujours des infirmités ; enfin, celles des extrémités des os longs sont très-longues à guérir ; 2° de son plus ou moins d'obliquité ; 3° du nombre de fragments dont elle sera composée ; 4° de ses complications avec des contusions violentes, une hémorrhagie , des plaies avec ou sans issue des fragments de l'os , etc. ; 5° de l'âge et de la constitution du blessé : en effet, une fracture faite chez un vieillard sera guérie vingt ou trente jours plus tard que chez un adulte. La fracture laisse souvent une infirmité au vieillard , tandis que la guérison aurait été complète à toute autre époque de la vie.

L'expert ne doit jamais négliger d'apprécier ces différences ; il doit en faire connaître la cause , parce que ; la loi ayant égard, non seulement à l'intention, mais encore au résultat de l'action , le jugement des magistrats pourra être modifié à l'égard de circonstances que le hasard seul a fait naître.

BRULURES.

Lorsqu'elles sont le résultat du calorique appliqué , soit immédiatement , soit par l'intermédiaire d'un corps en combustion , il est facile de les reconnaître. Mais il n'en est pas toujours de même à l'égard des substances caustiques qui agissent chimiquement ; ainsi , il n'est pas toujours facile de distinguer si une escarre est le résultat de l'application de la potasse , de l'azotate d'argent , de l'ammoniaque , des acides minéraux , de la chaux vive, du chlorure d'antimoine , etc. , surtout si la brûlure a été opérée depuis quelque temps. Cependant , en général , et sauf les différences amenées par le degré de concentration de l'agent chimique et l'étendue de la lésion , l'acide sulfurique forme sur la peau une escarre brune ; l'acide azotique , une escarre jaune ; la potasse caustique , une escarre noire ; le beurre d'antimoine , une blanchâtre ; l'ammoniaque rubéfie la peau et y forme des ampoules.

Le pronostic des brûlures est plus ou moins grave , suivant leur étendue , leur profondeur et les parties qui en sont le siége. On en distingue de différents degrés, suivant qu'elles occasionnent , ou la rubéfaction de la peau , ou des phlyctènes , ou des escarres plus ou moins profondes. Celles des deux premiers degrés ne sont dangereuses qu'autant qu'elles sont très-étendues et que la partie affectée est douée de beaucoup de sensibilité. Les brûlures profondes peuvent mettre la vie en danger soit primitivement, par des symptômes d'excitation générale, soit secondairement, par les suites d'une abondante suppuration. Elles ne guérissent jamais sans laisser des cicatrices ineffaçables et difformes.

Une brûlure a-t-elle été faite pendant la vie ou après la mort ?

Toute brûlure superficielle est *instantanément* suivie d'une rougeur qui disparaît à la pression, se dissipe en peu de temps, et ne persiste pas après la mort. Si la brûlure est plus profonde, il se manifeste en outre, autour du point brûlé, un cercle rouge, séparé de l'escarre par une ligne blanche ; la ligne rouge ne disparaît pas à la pression, et *persiste après la mort.*

Sur le vivant, la réaction vitale détermine la formation de phlyctènes ; le feu appliqué sur un cadavre ne détermine jamais ni rougeur ni phlyctènes.

DES MOYENS DE RECONNAITRE LES TACHES DE SANG.

Caractères physiques. — Lorsque du sang pur et riche en fibrine est déposé sur un tissu quelconque, les taches qui en résultent sont uniformément plaquées de rouge, leurs bords sont nets et sans différence de couleur ; si la couche de sang est épaisse, ou si le tissu est peu perméable, la tache présente un enduit luisant, de couleur rouge brunâtre ; lorsque le sang est mêlé de sérosité, les taches sont d'un rouge moins foncé, et leur centre est moins coloré que leur cir—conférence.

Le sang répandu sur des instruments en fer ou en acier,

sur du bois , une pierre , etc. , présente des taches de forme et d'aspect différents , suivant qu'il y a été déposé en gouttelettes ou qu'il a formé des trainées , au moyen d'un frottement. Dans le premier cas , on aperçoit une série de petits points rougeâtres , disséminés uniformément , et d'autant moins appréciables qu'ils sont plus rapprochés des extrémités et de la circonférence de la tache ; dans le second cas , on remarque une tache plus ou moins large , formant une plaque d'une certaine épaisseur , luisante et à surface lisse.

MM. Ollivier (d'Angers) et Pillon ont eu occasion d'observer que des taches de sang , éparses sur du papier peint , des meubles , des chaises de paille , n'étaient nullement *reconnaissables au jour* , et qu'on les distinguait facilement à la lumière.

Caractères chimiques des taches de sang. — Si , après avoir isolé la tache , on la fait macérer pendant deux heures dans de l'eau distillée , en ayant soin de laisser une certaine distance entre la tache et le fond du vase , la matière colorante se détache et gagne le fond du vase , sous forme de légères stries rougeâtres. En même temps , la tache se décolore et il reste à la place une substance molle , élastique , grisâtre ou légèrement rosée , s'enlevant facilement avec l'ongle. On reconnaît que c'est de la fibrine , en ce qu'elle est soluble dans la potasse , et le liquide qui en résulte , traité par le chlore et un peu d'acide chlorhydrique , donne naissance à des flocons de matière animale coagulée.

Quant au liquide de la macération , il présente une couleur rosée qui n'est pas altérée par l'ammoniaque ; il ne rétablit pas le papier de tournesol rougi par un acide ; le chlore le trouble plus ou moins , suivant la quantité d'albumine qu'il renferme ; l'acide azotique le précipite en blanc grisâtre et la liqueur est décolorée ; le cyanure jaune de potassium et de fer ne le trouble pas ; enfin l'infusion de noix de galle y détermine un précipité grisâtre.

Si on le soumet à l'ébullition, il devient grisâtre, se trouble et dépose des flocons qui sont solubles dans la potasse et se coagulent de nouveau par le chlore et l'acide chlorhydrique. Le liquide qu'on a séparé des flocons, traité par la potasse, prend une teinte verte, vu par réflexion de la lumière, et une teinte rosée, vu par réfraction. Aucune matière colorante, unie à une substance animale, ne peut produire l'ensemble de ces phénomènes.

Les taches de sang sur une lame de fer ou d'acier exigent un examen particulier pour ne pas être confondues avec des taches de rouille ; 1° touchées avec l'acide chlorhydrique, elles ne disparaissent pas, et le fer ne devient pas brillant ; 2° si on les expose à une température de 35° à 40° R., elles se détachent en écailles, et le métal n'a rien perdu de son brillant ; 3° les écailles détachées et chauffées dans un tube de verre, donnent des produits ammoniacaux.

Des moyens de reconnaître le sang d'homme, de femme et de différents animaux.

M. Barruel ayant constaté que l'acide sulfurique affaibli, mélangé avec du sang dans la proportion d'un tiers ou de la moitié de son volume, développait une odeur différente, suivant l'espèce de sang employé, eut l'idée d'appliquer cette découverte aux expertises judiciaires.

Les nombreux essais, faits par plusieurs chimistes sur le sang de l'homme, de la femme, du bœuf, du cheval, de la brebis, du chien et de différents autres animaux, ont établi d'une manière positive que le sang a un principe aromatique, une *effluve odorante*, que l'on peut volatiliser, qui varie chez les différents animaux, et qui a la plus grande analogie avec les émanations que ces animaux répandent. Toutefois ces expériences sont très-délicates ; elles ne peuvent être applicables à la Médecine Légale que lorsqu'on a une certaine quantité de sang à sa disposition ; et même alors , elles ne peuvent fournir qu'un indice incertain ; ce n'est donc qu'avec la plus grande réserve , qu'il faut en tirer une conclusion.

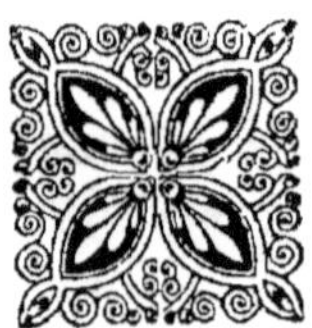

CHAPITRE XII.

DE LA COMBUSTION HUMAINE SPONTANÉE.

Divers exemples consignés dans les annales de la Médecine ont prouvé d'une manière incontestable la possibilité des combustions humaines spontanées , dépendantes du concours de certaines circonstances physiques , et où la quantité des parties brûlées n'est jamais en rapport avec la faiblesse de la cause déterminante. Ce phénomène mérite d'être observé avec attention, sous tous les rapports , mais surtout sous celui de la Médecine légale. Comme le feu peut être employé soit pour commettre un homicide , soit pour soustraire aux investigations de la justice le cadavre d'un homme assassiné , le médecin peut avoir à décider si la combustion d'un corps humain a été spontanée ou le résultat d'un crime.

Un examen attentif des différens cas de combustion recueillis par les auteurs , permet de déduire un certain nombre de conditions générales , desquels il résulte que le sexe féminin , la vie inactive , l'age avancé , l'excessive maigreur ou l'excès d'embonpoint , l'abus des liqueurs alcooliques et la coutume de se laver avec des eaux aromatiques spiritueuses , sont les causes prédisposantes de la combustion humaine spontanée ; qu'un état idio-électrique de l'individu , l'hiver , l'air froid et sec , en sont les causes occasionnelles ; enfin , que le voisinage d'un corps en combustion , tel qu'une lumière, une chaufferette, une pipe, en sont les causes dé-terminantes.

Deux individus peuvent être placés dans des conditions physiologiques tellement identiques, qu'ils peuvent être at-teints en même temps par la combustion spontanée. Deux fem-mes âgées, habitant Nevers, en furent les victimes dans la nuit du 12 au 13 janvier 1820. Le même accident a été con-staté judiciairement le 6 octobre 1836, sur un tailleur et sa femme, dans une commune du département du Calvados.

On reconnaît une combustion humaine spontanée aux si-gnes suivants : la combustion a été très-rapide ; la chambre où elle a eu lieu présente une forte odeur d'empyreume ; l'air en est humide et comme rempli d'un nuage blanchâtre ; les meu-bles et les murs sont couverts d'une suie onctueuse et d'une fétidité insupportable ; les combustibles les plus voisins n'ont pas été atteints ; il ne reste des parties brûlées qu'un monceau de cendres onctueuses, d'odeur nauséabonde, plus ou moins mêlées de charbons très-fragiles, de quelques fragments de vertèbres, de portions d'os des extrémités tant supérieures qu'inférieures, et quelquefois aussi de cheveux intacts.

Mais la chose est bien différente, quand la combustion a été le résultat d'un crime ou d'un accident ; alors elle n'a pu avoir lieu qu'au moyen d'une quantité considérable de combustible, et elle s'est opérée très-lentement. D'ailleurs, dans la combustion spontanée, le tronc est le premier réduit en cendres, ce qui n'arrive pas dans les autres combustions.

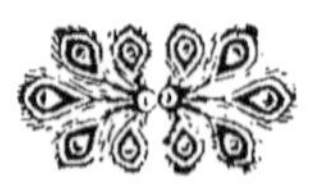

CHAPITRE XIII.

DE L'ASPHYXIE.

On désigne sous le nom d'*asphyxie* la suspension de tous les phénomènes de la vie par des causes qui agissent *primitivement* sur les organes de la respiration. L'asphyxie peut n'occasionner que des désordres passagers ; elle peut aussi se prolonger jusqu'à la mort.

Tantôt elle est le résultat de la privation d'air (submersion , strangulation) ; tantôt elle est la suite de l'inspiration de gaz délétères ou d'un air impropre à la respiration.

ASPHYXIE PAR SUBMERSION.

Les questions relatives à la submersion se réduisent aux deux suivantes :

1° La mort a-t-elle été le fait de la submersion ?

2° Dans le cas de l'affirmative , est-elle le résultat d'un accident , d'un suicide ou d'un homicide ?

PREMIÈRE QUESTION.
Déterminer si la mort a été le fait de la submersion.

Pour résoudre cette question , il faut 1° connaitre les phénomènes qui accompagnent la mort par submersion , et les divers états dans lesquels se trouvent les organes après la mort ; 2° apprécier la valeur des altérations cadavériques , en tant qu'elles tendent à indiquer si l'individu était vivant ou mort avant la submersion ; 3° déterminer jusqu'à quelle époque on peut constater les signes de ce genre de mort , et à quelles causes on peut attribuer leur disparution.

1° Les circonstances qui accompagnent la submersion et la manière dont la mort peut survenir , tendent à établir plusieurs variétés de ce genre d'asphyxie.

A. Si l'homme qui tombe , qui se jette ou qui est poussé dans l'eau , conserve assez de connaissance et de force pour lutter pendant plus ou moins de temps contre le danger , soit qu'il sache nager , soit qu'il n'exécute que des mouvements irréguliers des pieds et des mains ; il saisit tout ce qui se trouve à sa portée , gratte le fond de l'eau , et se cramponne aux corps mobiles comme aux immobiles ; il paraît et disparaît successivement de la surface de l'eau , pousse des cris et s'efforce d'appeler au secours. Au milieu de cette lutte entre la vie et la mort , il aspire de l'air et de l'eau ; le contact de celle-ci avec le larynx excite la toux ; une nouvelle quantité d'eau ne tarde pas à être en partie avalée , en partie inspirée , et bientôt l'individu ne peut plus nager qu'entre deux eaux ; il ouvre la bouche pour respirer , l'eau seule y pénètre , et bientôt les mouvements volontaires cessent et l'asphyxie est complète.

Etat des organes après la mort. Face en général pâle , quelquefois d'une teinte légèrement violacée ; cette coloration peut se rencontrer aux mains , aux pieds et sur divers points de la surface du corps. On observe assez souvent des excoriations au front et sur le nez , de la vase ou du sable dans la concavité des ongles. Bave écumeuse à la bouche , langue fréquemment placée entre les dents. Le larynx , la trachée-artère et les bronches , dont la membrane muqueuse est lé-

gèrement rosée , le plus souvent incolore , contiennent une
écume , ou plutôt une *mousse savonneuse* , rarement sanguinolente ; ces organes renferment également une quantité variable d'eau , et même quelquefois de la vase ou des débris
de végétaux qui flottent au milieu de l'eau. Le diaphragme
est refoulé vers l'abdomen ; les poumons sont très-développés ; ils ont une teinte violacée , et contiennent un sang fluide et écumeux. Les cavités droites du cœur et les veines ca-
ves contiennent une assez grande quantité de sang noir et
fluide ; les cavités gauches sont presque vides , ainsi que les
vaisseaux correspondants. L'estomac renferme presque toujours un liquide analogue à celui dans lequel l'immersion a
eu lieu. Les intestins ont une teinte rosée ; le foie et la rate
contiennent beaucoup de sang. Il existe souvent dans la vessie
quelques cuillerées d'une urine rosée et sanguinolente. Les
vaisseaux cérébraux renferment un peu de sang ; la substance cérébrale est ordinairement piquetée.

B. L'individu peut perdre connaissance au moment de son
immersion , par le fait de la frayeur , de l'ivresse , de l'impression d'une eau très-froide , d'un accès d'épilepsie. Dans
ce cas , le corps va au fond de l'eau , remonte à une certaine hauteur , retombe dans une immobilité complète , et
toutes les fonctions s'arrêtent subitement ; la mort survient
par syncope et non par asphyxie.

Alors , la face est toujours pâle , ainsi que la peau du reste
du corps ; les lèvres conservent un peu de coloris ; la trachée-
artère est vide , ou contient seulement un peu d'eau , mais
sans écume ; les poumons sont peu développés , de couleur
naturelle , un peu congestionnés dans leur partie la plus déclive. Les deux parties du système circulatoire sont également remplies de sang. Le cerveau est dans l'état naturel.
L'estomac ne contient pas d'eau avalée pendant l'immersion.

C. La chute dans l'eau peut coïncider avec une attaque

d'apoplexie ; en tombant, la tête peut heurter contre un corps dur et recevoir une commotion mortelle.

A l'autopsie, on ne trouvera aucune trace d'asphyxie. Les vaisseaux du cerveau seront gorgés de sang ; la substance cérébrale sera piquetée ou présentera des traces évidentes d'un foyer sanguin, les cavités gauches du cœur pourront contenir plus de sang que les cavités droites.

D. L'individu peut conserver pendant quelque temps l'intégrité parfaite de ses facultés intellectuelles et tomber ensuite en syncope. Ici, le noyé succombe à un état mixte dans lequel les fonctions des poumons, du cerveau et du cœur sont suspendues presque en même temps.

Dans ce cas, on ne trouve dans la trachée qu'une petite quantité d'écume, peu ou point d'eau ; les poumons sont médiocrement gorgés de sang ; les cavités droites du cœur contiennent un peu plus de sang que les gauches ; la substance cérébrale est piquetée ; l'estomac contient de l'eau.

2° De la valeur des altérations des organes chez les noyés, en tant qu'elles peuvent servir à indiquer si l'individu était vivant au moment de l'immersion.

Pour qu'une altération cadavérique soit un signe de submersion pendant la vie, il faut nécessairement que ce soit un phénomène vital qui la développe ; qu'elle ne puisse avoir lieu dans un autre genre de mort, et qu'elle se présente constamment.

La *pâleur du corps* se rencontre chez presque tous les cadavres ; la *coloration rosée et violacée* de certaines portions limitées de la peau, occupant les parties les plus déclives du corps, est un résultat ordinaire de la mort par asphyxie.

Les *excoriations des doigts* sont propres aux noyés, mais elles n'existent pas constamment. A part la circonstance où un noyé, en tombant dans l'eau, aura rencontré un corps dur et raboteux, ce signe indique que l'individu a péri par submersion, après avoir lutté quelque temps contre la mort.

Vase, boue, sable ou gravier dans la concavité des ongles. Ce signe est rare, et n'est un indice de lutte contre la mort qu'autant qu'on le remarque dans les cas de submersion récente ou dans une eau calme; alors il est d'une grande valeur.

La rougeur de la base de la langue, sa situation entre et derrière les dents se rencontrent dans toutes les asphyxies, et même quelquefois après l'apoplexie et les convulsions.

La *mousse écumeuse* que l'on rencontre dans les voies aériennes d'un noyé est ordinairement très-blanche, non colorée par du sang ; elle est composée de bulles d'air infiniment petites, formées d'un mélange de beaucoup d'eau et de très-peu de mucus, et d'une consistance suffisante pour qu'elles puissent être déplacées sans se crever. Ces caractères sont propres à l'écume des noyés et la distinguent de celle des pendus. Ce phénomène est essentiellement vital et indique toujours que l'individu est venu respirer à la surface de l'eau, en luttant contre la mort.

L'eau dans la trachée-artère est propre à l'asphyxie par submersion ; mais elle peut y avoir pénétré après la mort, quand la situation du cadavre est favorable à cette introduction.

Le sable, le gravier et la vase dans les voies aériennes ne peuvent se rencontrer que chez les noyés, et l'introduction de ces corps étrangers ne peut avoir lieu après la mort qu'autant qu'ils sont assez fins pour être tenus en suspension dans l'eau.

La plénitude des cavités droites du cœur et la vacuité des cavités gauches se rencontrent dans toutes les asphyxies. Le sang est très-rarement coagulé dans le cœur, et il s'écoule avec facilité d'une ouverture faite aux canaux qui le contiennent. Cette fluidité peut se rencontrer dans quelques cas de mort violente, mais elle n'est jamais si prononcée que dans la submersion.

L'*existence d'eau dans l'estomac* est un signe essentiellement vital, car il suppose la déglutition ; mais, envisagée isolément, elle ne peut devenir un signe de submersion pendant la vie, qu'autant qu'il serait démontré que le liquide est de même nature que celui dans lequel le corps a été trouvé ; qu'il n'a pas été avalé avant la submersion, ni injecté dans l'estomac après la mort.

La *présence d'urine sanguinolente dans la vessie* est un phénomène vital qui se rencontre rarement et qu'on observe quelquefois chez les pendus.

L'*état piqueté de la substance cérébrale*, soit le suintement d'une foule de gouttelettes de sang à la surface d'une tranche du cerveau, se rencontre fréquemment et résulte de la congestion qui a eu lieu quelques instants avant la mort. Il peut se rencontrer à la suite de diverses maladies.

Rigoureusement parlant, aucune de ces altérations cadavériques n'est constante ; mais les plus communément observées peuvent être énoncées dans l'ordre suivant : rougeur de la base de la langue ; langue placée entre les dents ou derrière les arcades dentaires ; fluidité du sang ; état piqueté du cerveau ; eau dans l'estomac ; écume dans la trachée et les bronches ; sable sous les ongles ; excoriations aux doigts et au front ; eau dans les bronches.

On voit d'après ce qui précède que, si chaque signe, pris isolément, ne peut pas être une preuve de la submersion pendant la vie, leur ensemble est assez concluant pour que, dans la grande majorité des cas, l'expert puisse décider la question ; surtout si l'estomac n'offre aucun indice d'empoisonnement, et s'il n'existe ni à l'intérieur ni à l'extérieur aucune trace de lésion antérieure à la submersion et dont la mort ait pu résulter.

3° *Jusqu'à quelle époque peut-on constater les signes de la submersion, et quelles sont les causes qui peuvent les faire disparaître ?*

Les signes propres à constater la mort par submersion disparaissent en hiver, du quinzième au dix-huitième jour ; en été, du quatrième au huitième. Si le cadavre est exposé à l'air par une température très-basse, les signes de la submersion se modifient peu ; mais en été, et surtout au soleil, il suffit de quelques heures pour que la putréfaction gazeuse les fasse disparaître complètement. Toutefois entre ces deux extrèmes de chaleur et de froid, il est une foule de termes intermédiaires qui rendent les signes de submersion plus ou moins appréciables. Les magistrats ne sauraient donc trop hâter le moment des expertises dans le cas dont il s'agit. Quoi qu'il en soit, les signes de la submersion sont différemment influencés par la putréfaction gazeuse. La face se boursouffle, et la pâleur de la peau disparaît. L'état sablonneux des ongles ne peut pas être changé. L'épaississement et la blancheur de l'épiderme font disparaître l'état sanguinolent des excoriations des doigts. La coloration de la base de la langue ne forme plus un contraste assez frappant avec celle des parties environnantes pour que l'on puisse décider si c'est un phénomène vital ou cadavérique. L'écume de la trachée-artère est chassée peu à peu de ce conduit par les gaz qui se développent dans les vésicules pulmonaires et dans les dernières ramifications des bronches. Le peu d'eau que contiennent les voies aériennes est entraînée avec l'écume. Le tissu pulmonaire est devenu emphysémateux, décrépite par la pression et donne peu ou point de sang. Le cœur et les gros vaisseaux ne contiennent plus de sang ; seulement la surface interne des cavités du cœur est fortement colorée. L'eau méme de l'estomac peut disparaître ou diminuer par le développement des gaz,

DEUXIÈME QUESTION.

La submersion est-elle le résultat d'un accident, d'un suicide ou d'un homicide ?

Il est rare que la submersion accidentelle ne se constate pas à la seule inspection des lieux. La submersion est souvent un moyen de suicide; elle est rarement observée comme moyen d'assassinat. La submersion consécutive à un assassinat incomplet est plus fréquente.

Ces distinctions peuvent rarement être résolues d'une manière absolue par le médecin. Toutefois, il pourra fournir aux magistrats des indices propres à la découverte de la vérité, en s'attachant à reconnaître si, à l'extérieur ou à l'intérieur des organes du noyé, il existe des traces de violences quelconques ; si ces violences ont pu donner la mort, ou seulement mettre la personne dans l'impossibilité de se défendre. Il cherchera à déterminer quelle influence aurait pu avoir sur l'évènement, la nature du lieu, qui peut être désert ou habité ; le désordre des vêtements ; l'existence d'un poids attaché au corps, d'un lien qui unit les pieds et les mains.

ASPHYXIE PAR STRANGULATION ET SUSPENSION.

On entend par *strangulation* non seulement l'étranglement proprement dit, mais encore la suspension. Ces deux genres de mort ne diffèrent que par le mode d'exécution ; dans le premier cas, la compression a été exercée sur le cou, de manière à s'opposer à l'entrée de l'air dans les voies de la respiration ; dans le second, un lien placé à l'entour du cou, retient suspendue une partie ou la totalité du corps.

La strangulation et la suspension ne soulèvent que deux questions judiciaires.

Ont-elles été opérées pendant la vie ?

Ont-elles été le résultat du suicide ou de l'homicide ?

PREMIÈRE QUESTION.

La suspension ou la strangulation ont-elles été opérées pendant la vie ?

La mort par suspension peut survenir de quatre manières différentes : 1° par engorgement du système vasculaire du cerveau, lorsque la compression est circulaire et permet encore le passage plus ou moins complet de l'air ; 2° par asphyxie, lorsque le lien exerce sur la trachée-artère une constriction assez forte pour oblitérer le passage de l'air, sans comprimer assez les vaisseaux pour déterminer une congestion cérébrale ; 3° par ces deux modes à la fois, lorsque la constriction est suffisante pour oblitérer à la fois les voies aériennes et les vaisseaux sanguins ; 4° enfin, par la lésion de la moelle-épinière, lorsqu'une force brusque et instantanée agit sur le corps et détermine la luxation de la première vertèbre sur la seconde.

État du cadavre d'un pendu. — La *peau* peut offrir dans des points non déclives du cadavre, des taches violacées ou rosées, bien isolées et limitées. Les pieds et les jambes sont fréquemment teints en violet, surtout lorsque le corps est resté suspendu quelque temps après la mort.

Les doigts sont souvent fléchis ; quelquefois la flexion a été assez convulsive pour enfoncer les ongles dans la paume des mains et y dessiner exactement leur forme.

La *face* est généralement pâle, n'exprimant pas la souffrance, mais offrant un air hébété, au moins dans les cas de suicide ; les yeux sont entr'ouverts et la bouche béante ;

la langue ne présente pas d'engorgement remarquable, elle est plus ou moins saillante ; quelquefois elle est ramassée sur elle-même et recourbée de manière à être bombée, ou bien elle est seulement appliquée contre les arcades dentaires. La machoire inférieure est souvent portée en arrière, de manière à laisser entre les deux arcades dentaires un espace où la langue vient se loger, sans éprouver une forte compression.

Si le cadavre est resté suspendu quelques heures, la face peut être plus ou moins colorée et gonflée ; cet état, ainsi qu'une saillie plus ou moins forte des yeux, s'observe également chez les suppliciés, et probablement aussi dans les cas d'homicide.

A une hauteur variable du *cou* existent un ou plusieurs sillons dont la largeur, l'étendue ou la direction diffèrent en raison du diamètre des liens, du point où ils ont été appliqués et de la direction qu'ils ont reçue pendant la chute du corps au moment de la suspension. Lorsque la suspension est récente et que le lien vient d'être enlevé, la surface des sillons est blanche, décolorée, et leurs lèvres, surtout la supérieure, sont plus ou moins injectées. Le tissu cellulaire correspondant constitue une ligne celluleuse d'un aspect blanc, sec et non brillant. Si le lien a été enlevé peu de temps après la mort et que le cadavre ait été exposé à l'air pendant vingt-quatre ou trente-six heures, la surface des sillons est jaune, sèche et parcheminée, et le tissu cellulaire sous-jacent présente une trace d'un blanc argentin.

Quelques fois, mais très-rarement, au moins dans les cas de suicide, on observe des ecchymoses de la peau et du tissu cellulaire sous-cutané et inter-musculaire.

Les muscles les plus saillants du cou offrent la trace du sillon, lorsque la constriction a été considérable.

Les cartilages du larynx et l'os hyoïde sont presque toujours intacts dans les cas de suspension volontaire ; néanmoins, des cas de désordres variés ont été observés dans ces organes par Valsalva, Weiss, Morgagni, MM. Orfila et Remer. La strangulation au moyen d'une compression sur le larynx peut déterminer des lésions du même genre.

On a quelquefois observé, dans la mort par suspension, une section des tuniques moyenne et interne de l'artère carotide primitive. Cette lésion ne peut s'opérer que sur le vivant.

Les *organes génitaux* présentent presque toujours des traces de congestion sanguiné. La verge est quelquefois en demie érection ; on trouve du sperme dans le canal de l'urètre et des taches spermatiques sur le devant de la chemise.

La *substance cérébrale* est fréquemment piquetée ; les veines des méninges et les sinus de la dure-mère sont remplis de sang ; cet effet est surtout constant, lorsque la mort est survenue par engorgement cérébral.

La *membrane muqueuse* qui tapisse le larynx, la trachée-artère et les bronches, est fréquemment de couleur rosée. On rencontre quelquefois à la fin de la trachée-artère ou dans les premières divisions des bronches, une écume souvent sanguinolente, à bulles plus larges et qui se crèvent plus difficilement que celles des noyés.

Les *poumons* sont peu volumineux, d'un rouge plus ou moins foncé, et moins gorgés de sang que dans l'asphyxie par le charbon. Le sang n'est pas aussi fluide que dans la submersion ; quelquefois même il est coagulé ; les cavités droites du cœur en contiennent ordinairement plus que les cavités gauches.

L'*estomac* n'offre rien de remarquable ; comme dans les autres asphyxies, le système capillaire des intestins est très-injecté. Le foie et la rate sont gorgés de sang.

Les détails anatomiques qui précèdent, ne fournissent aucun signe de suspension pendant la vie, qui soit à l'abri de

toute objection , et à l'aide duquel on ne puisse jamais commettre d'erreur. En effet , les uns peuvent se produire après
la mort , et les autres ne sont pas constants ou peuvent se
rencontrer dans d'autres genres de mort. Cependant on pourra arriver à des données plus positives, si , au lieu d'isoler
chacun de ces signes , on les envisage dans leur ensemble et
si on les rapproche de la connaissance du lieu où le cadavre
a été trouvé, de la manière dont il était pendu , de l'espèce
de lien employé à la suspension , en un mot de tous les renseignements que l'expert pourra se procurer.

Ainsi , que l'on trouve un homme suspendu , la peau des
jambes violette , celle des oreilles rouge ; une injection des
deux lèvres , mais surtout de la supérieure, du sillon formé
par le lien ; la coloration en rouge de la membrane muqueuse de la trachée-artère ; les poumons gorgés de sang ; le
cerveau piqueté ; ses veines remplies de sang ; une plus
grande quantité de sang dans les cavités droites du cœur que
dans les cavités gauches ; une congestion marquée des parties
génitales , avec taches spermatiques sur la chemise, et sperme dans le canal de l'urètre ; la déchirure des tuniques interne et moyenne de l'artère carotide primitive ; et l'on sera
convaincu que l'application du lien autour du cou a eu lieu
pendant la vie.

DEUXIÈME QUESTION.

*La suspension a-t-elle été le résultat d'un homicide ou
d'un suicide ?*

Pour résoudre cette question, l'expert devra examiner quelle
est la longueur et la position de la corde ; s'il existe du désordre dans les vêtements , les meubles et autres objets qui
environnent le cadavre ; s'il se trouve à sa portée des chaises ou des bancs sur lesquels l'individu ait pu monter pour

se pendre ; s'il existait dans les mouvements de ses bras quelque gêne suffisante pour s'opposer à la suspension ; si sa figure exprime la souffrance d'une mort violente ; s'il porte des traces de violences antérieures à la suspension et dont la mort ait pu résulter ; si ces lésions ne seraient pas des indices d'une tentative antérieure de suicide ; si le cou ne présente pas des traces de pressions autres que celles opérées par le lien, ou des traces parcheminées dans des points où le lien n'aurait pas pu exercer son action ; enfin, si les désordres remarqués sont en rapport avec le mode de suspension qui a été employé.

Pour bien apprécier ces diverses circonstances, il faut se rappeler qu'une personne peut se pendre dans les positions les plus incommodes, et que la suspension n'exige pas la totalité du poids du corps pour s'opérer complètement, puisque des malades se sont pendus dans la position horizontale. Il faut surtout examiner avec attention quelle est la situation de la corde ; car, en général, dans le suicide, elle est située à la partie supérieure du cou, et dirigée obliquement en haut, du côté du nœud, vu la pesanteur du corps ; au contraire, sa situation à la partie inférieure du cou, et surtout sa direction tout-à-fait circulaire sont plutôt propres à l'homicide qu'au suicide.

La strangulation est rarement employée comme moyen de suicide ; les phénomènes qu'elle présente se confondent le plus souvent avec ceux de la suspension. Lorsqu'elle est mise en usage dans le cas d'homicide, elle doit laisser des traces profondes et non équivoques de violences, attendu que des assassins ne ménagent pas la constriction. Cependant l'expert n'oubliera pas que plusieurs exemples authentiques prouvent que le suicide est possible de cette manière.

ASPHYXIE PAR LA VAPEUR DU CHARBON.

Elle est ordinairement le résultat d'un suicide ou d'un accident ; dans ces cas, il est rare qu'on ne puisse l'établir d'une manière positive, en s'aidant de l'inspection des lieux, des circonstances qui ont accompagné la mort, et des autres documents fournis par l'instruction.

Toutefois, il ne serait pas impossible qu'un individu profitât de la maladie, de l'état d'ivresse ou de sommeil d'un autre, pour tenter de l'asphyxier. Ce genre de mort peut également être employé comme moyen d'homicide par quelqu'un qui simulerait un double suicide.

Il est difficile de prévoir les questions auxquelles ces diverses circonstances peuvent donner lieu ; cependant les propositions suivantes pourront guider l'expert appelé à donner son avis à la justice.

L'air d'une pièce où brûle du charbon devient impropre à la respiration, d'une part, parce qu'il ne contient plus assez d'oxigène, et d'autre part, parce qu'il acquiert des propriétés délétères par son mélange avec le gaz acide carbonique produit par la combustion.

La vapeur du charbon éteint les corps en combustion ; elle a une odeur caractéristique, désagréable, amenant des nausées et donnant lieu à un mal de tête fort incommode. Cette odeur est surtout sensible pendant que le charbon s'allume ; elle cesse lorsque le charbon est bien allumé. Il est probable qu'elle contribue à la production de l'asphyxie et que c'est à son influence qu'il faut attribuer la tendance au sommeil qui en est un des premiers symptômes.

L'asphyxie est d'autant plus facile que la pièce où brûle le charbon est plus exactement fermée ; cependant elle est possible, même lorsque la pièce communique avec l'air extérieur par une cheminée non bouchée, une fenêtre incomplètement fermée ou une porte entr'ouverte.

Pendant la combustion, la totalité de l'air est également viciée ; mais pendant le refroidissement de l'atmosphère, la vapeur du charbon, qui est plus pesante que l'air atmosphérique, gagne la partie la plus déclive de l'appartement, et y forme une couche dont la hauteur varie en raison de la quantité de charbon qui a été brûlé. Il suit de là que, de deux personnes qui s'asphyxient dans la même chambre, celle qui est couchée à terre est soumise à une cause asphyxiante plus puissante que celle qui est placée sur un lit.

Les symptômes généraux de l'asphyxie par la vapeur du charbon sont les suivants : pesanteur de tête, sentiment de compression aux tempes ; vertiges, trouble de la vue, propension au sommeil, bourdonnements et tintements d'oreilles ; nausées, quelquefois vomissements ; ralentissement des pulsations du cœur et de la respiration ; abolition des forces musculaires ; coma profond ; émission involontaire de l'urine et des matières fécales ; enfin suspension de la respiration et peu après de la circulation ; état de mort apparente dans lequel les membres sont tantôt souples, tantôt raides et contournés. Dans cette position, l'individu est encore vivant, et la mort peut ne survenir que quelques heures après.

Ces symptômes se succèdent plus ou moins rapidement, suivant le degré d'influence de la cause asphyxiante et suivant des circonstances individuelles inappréciables. On a pourtant observé que les personnes qui, par état, consomment une grande quantité de charbon, résistent mieux à ses émanations. Il paraît également que les femmes y résistent mieux que les hommes, et les enfants moins que les personnes plus âgées.

L'asphyxie suspend la digestion, en sorte que l'on retrouve dans l'estomac les aliments qui ont été pris auparavant.

Les cadavres des asphyxiés qui ont succombé présentent

une coloration rosée ou violacée de la face et de diverses parties du corps. Cette coloration, qui peut occuper les parties les moins déclives du corps, a son siége dans le tissu muqueux de la peau et même dans le derme ; dans ce cas, une incision en fait suinter du sang. Les yeux sont vifs et luisants ; la figure est calme et porte rarement l'empreinte de la souffrance ; la rigidité cadavérique est très-prononcée et se conserve pendant long-temps. Les vaisseaux veineux du cerveau contiennent assez de sang ; la substance cérébrale est piquetée. La membrane muqueuse qui tapisse les voies aériennes est rosée au larynx et d'un rouge d'autant plus foncé qu'elle se rapproche davantage des dernières ramifications des bronches. Les poumons sont très-développés ; leur surface est d'un brun noirâtre, leur parenchyme est rouge et contient du sang noir et liquide. Le foie, la rate et les reins sont également gorgés de sang. Les veines du cœur sont très-dessinées ; ses cavités gauches contiennent peu de sang ; ses cavités droites sont remplies de sang d'un rose vif, si on l'examine peu de temps après la mort, et d'une couleur foncée, violacée ou lie de vin, long-temps après, ou bien lorsque l'asphyxie a été lente.

Enfin, abstraction faite du plus ou moins de chaleur de l'atmosphère et des autres circonstances environnantes, la putréfaction du cadavre marche plus lentement que dans les autres espèces d'asphyxie, et surtout que dans les autres genres de mort.

ASPHYXIE PAR CAUSES DIVERSES.

Le gaz acide carbonique peut se dégager de la combustion du coke, de la carbonisation d'une poutre placée dans l'épaisseur d'un mur, d'une cuve en fermentation, d'un four à chaux.

L'asphyxie peut en outre être causée par l'air non renouvelé, par le gaz des fosses d'aisance, celui des égouts, celui de l'éclairage ; par le chlore, par les gaz ammoniaque, acide sulfureux, acide hypoazotique (nitreux), hydrogènes proto-carboné, bi-carboné, phosphoré, sulfuré, arsénié ; par la vapeur de l'acide chlorhydrique, etc.

Enfin, plusieurs maladies, tant internes qu'externes, sont susceptibles de se terminer par asphyxie. La mort par empoisonnement survient quelquefois de la même manière.

Ces différentes causes d'asphyxie ne peuvent agir mortellement que par suite d'accidents connus et facilement constatés, en sorte qu'il ne paraît pas présumable qu'elles puissent donner lieu à des discussions médico-légales.

CHAPITRE XIV.

DES MALADIES SIMULÉES, DISSIMULÉES ET IMPUTÉES.

Les médecins sont fréquemment appelés à constater si un individu est réellement atteint d'une maladie ; tantôt c'est un inscrit qui se présente à la réforme avec une maladie simulée, ou un remplaçant qui cherche à cacher une maladie ou une infirmité ; tantôt une demande en nullité de mariage donne lieu à rechercher si l'un des époux porte des traces de syphilis ancienne ; d'autres fois, c'est un témoin, un tuteur qui veulent se soustraire à des devoirs qui leur sont imposés par la loi ; un coupable qui veut éloigner ou faire diminuer la peine à laquelle il est condamné, etc.

Dans ces circonstances, où tous les moyens de fraude peuvent être mis en usage, l'expert a besoin de beaucoup de prudence et de sagacité pour découvrir la vérité. Il s'aidera non seulement de la science du diagnostic des maladies, mais encore de la connaissance des moyens propres à les simuler ou à les dissimuler, et de celle des caractères qui distinguent les maladies simulées et procurées, de celles qui sont survenues spontanément.

DES MALADIES SIMULÉES.

On simule une maladie , afin d'échapper à un devoir , d'éviter un châtiment ou d'exciter la compassion. La simulation peut avoir lieu par imitation , par provocation ou par exagération. Beaucoup de maladies peuvent être imitées ou provoquées ; presque toutes peuvent être exagérées.

Voici quelles sont celles que l'on simule le plus souvent.

Aliénation mentale. L'usage de substances stupéfiantes provoque assez bien la simulation de cette maladie ; mais c'est surtout à l'imitation que les imposteurs ont recours. L'examen répété de l'aliéné , sa séquestration , peuvent seuls conduire à distinguer cette maladie , en ayant égard aux caractères qui sont propres à ses différentes formes.

Amaurose. Des mouvements lents et peu durables de l'iris s'observent bien dans quelques cas d'amaurose ; mais lorsque la vision n'a éprouvé aucune atteinte , la dilatation et le resserrement de la pupille s'opèrent rapidement et sont toujours en rapport avec le degré d'obscurité et de clarté. La dilatation et l'immobilité de la pupille peuvent être provoquées par la belladone , la jusquiame ou la lauréole ; mais cet état est plus ou moins passager. Il suffira d'examiner plusieurs fois le malade , en le mettant dans l'impossibilité de recourir à de nouvelles applications de ces substances.

Dartres. Elles peuvent être provoquées ou entretenues par différents moyens irritants. Leur incurabilité ne doit être déclarée qu'après une séquestration plus ou moins longue et un traitement infructueux.

Épilepsie. Il est presque toujours impossible de reconnaître , hors des accès , si l'épilepsie est simulée ou non. Toutefois on ne doit pas négliger d'examiner le facies , qui présente quelquefois un cachet particulier , surtout chez les individus avancés en âge et dont les accès sont fréquents. La physionomie est triste et stupide ; les paupières supérieures sont abaissées et tombantes ; la tête est penchée en avant et semble se dévier de sa position naturelle ; le visage est terne, quelquefois affecté de mouvements convulsifs rapides et partiels ; la figure et le front offrent çà et là des cicatrices, résultant de contusions que l'individu s'est faites en tombant.

Pendant l'accès, le pouls est petit, serré et irrégulier ; les pupilles sont dilatées et immobiles, même sous l'influence d'une forte lumière ; la peau est insensible à la brûlure la plus profonde.

Hémorrhagies. Différentes hémorrhagies peuvent être simulées : l'*hématurie*, par une injection de sang dans la vessie ; l'*hémophthisie*, par la succion d'une plaie faite à dessein et l'expuition du sang sucé ; par la piqûre des gencives, ou l'introduction d'un morceau de bol d'arménie sous la langue ; l'*hématémèse*, en avalant du sang et le vomissant ensuite. Il suffit d'une observation soutenue et un peu attentive pour découvrir toutes ces supercheries.

Incontinence d'urine. Lorsque cette maladie est réelle, la verge et surtout le gland sont pâles, parce qu'ils sont toujours baignés ou plutôt macérés par l'urine qui sort goutte à goutte. En essuyant l'extrémité de la verge avec un linge, il s'échappe aussitôt une nouvelle goutte d'urine ; ce qui n'a pas lieu sans un jet et sans efforts inspiratoires, lorsque la maladie est simulée. Mais il pourrait arriver que l'incontinence n'ait lieu que pendant la nuit ; alors on surprend le malade au milieu de son sommeil, et on lui introduit une sonde dans la vessie ; si on la trouve pleine, on est certain de l'imposture.

Myopie. L'habitude rend très-facile la simulation de cette infirmité, il n'est qu'un moyen de constater sa réalité, c'est de s'assurer si l'individu peut lire avec des verres N° 3, soit tout près de l'œil, soit à un pied de distance, et s'il peut voir de loin les objets avec des verres N° 5. La conformation de l'œil ne fournit pas d'indice certain de myopie.

Surdité. C'est une des affections que l'on a le plus souvent imitées ou provoquées. Outre les épreuves auxquelles on a habituellement recours pour s'assurer de sa réalité, le médecin ne doit jamais négliger d'examiner si les conduits auditifs ne contiennent point de corps étrangers , ou ne présentent point d'ulcérations provoquées par des substances irritantes.

MALADIES DISSIMULÉES.

On dissimule une maladie , soit pour n'être pas exclu de certaines fonctions ou de certains emplois ; soit pour contracter un mariage ou d'autres engagements auxquels on ne serait pas admis si la maladie était connue. Quelques maladies peuvent être dissimulées dans un intérêt purement individuel ; de ce nombre sont l'épilepsie, la phtysie, la syphilis , la grossesse , etc.

Dans tous ces cas, le médecin aura à juger si les symptômes de telle ou telle affection existent réellement ; il aura d'autant moins d'erreurs à craindre que , le plus souvent , le malade se prêtera aux investigations nécessaires , dans le but de faire croire à sa véracité.

MALADIES IMPUTÉES.

Des motifs d'intérêt ou de haine ont quelquefois fait imputer à une personne des maladies qu'elle n'avait pas. Dans ce cas, la tâche du médecin est ordinairement facile à remplir , parce que la personne inculpée a intérêt à lui fournir tous les moyens d'éclairer la décision qu'il doit porter à son égard.

CHAPITRE XV.

DES QUESTIONS DE SURVIE.

———

Législation.

Code civil. Art. 964. Si le testateur et l'héritier ou légataire, ou si plusieurs individus respectivement appelés par la loi à la succession *ab intestat* l'un de l'autre, périssent dans un même événement, sans qu'on puisse reconnaître lequel est décédé le premier, la présomption de survie est déterminée par les circonstances du fait, et, à leur défaut, par la force de l'âge ou du sexe.

Art. 965. Si ceux qui ont péri ensemble étaient du même sexe et au-dessous de trente-cinq ans, le plus âgé sera présumé avoir survécu.

S'ils étaient au-dessus de trente-cinq ans, le moins âgé sera présumé avoir survécu.

Si ceux qui ont péri ensemble avaient, les uns plus de trente-cinq ans, mais moins de soixante et dix accomplis, et les autres moins de quatorze ans, les premiers seront présumés avoir survécu.

Si les uns avaient plus de soixante et dix ans, et les autres plus de sept ans, ces derniers seront présumés avoir survécu ; ils seront au contraire présumés décédés les premiers, s'ils avaient moins de sept ans.

Art. 966. Si ceux qui ont péri ensemble étaient de sexe différent, et n'avaient pas plus de quatorze ans accomplis, le plus âgé sera présumé avoir survécu.

S'ils étaient tous au-dessus de quatorze ans, mais au dessous de trente-cinq ans accomplis, la présomption de survie sera en faveur du mâle.

S'ils avaient plus de trente-cinq ans et qu'il y eût égalité d'âge, ou que la différence qui existe n'excédât pas cinq ans, le mâle sera encore présumé avoir survécu.

Lorsque la différence d'âge excédera cinq ans, le plus jeune sera présumé avoir survécu.

Divers genres de mort peuvent frapper à la fois plusieurs membres de la même famille ; la mère et l'enfant ont pu mourir ensemble dans l'accouchement, sans qu'on ait eu le soin de remarquer lequel des deux avait survécu ; le père, la mère et leurs enfants ont pu être submergés à la fois, être empoisonnés dans un repas, périr de froid, de chaud, de faim, dans un incendie, dans un combat, une chute de voiture, un assassinat, etc., sans qu'il reste de témoins pour expliquer le fait. On se demande alors lequel est mort le premier, lequel a transmis son héritage à l'autre.

En général, les données fournies par la Médecine pour résoudre une semblable question, sont tellement vagues et incertaines, que le plus souvent, il ne peut y avoir de règle que dans la fiction établie par la loi.

Cependant les avis des médecins peuvent être utiles pour apprécier les preuves fournies par la position des cadavres, la nature des lésions qu'ils présentent, les circonstances physiologiques ou pathologiques dans lesquelles chaque individu se trouvait au moment de l'événement, etc.

Voici la marche à suivre dans l'examen à faire en pareille matière.

1° *Accouchement.* Peser exactement l'état de la mère et de l'enfant, avant et pendant l'accouchement, les accidents de l'accouchement et les marques de vie que l'un et l'autre ont pu donner.

Il y aura présomption de survie pour la mère : 1° si elle s'était bien portée avant l'accouchement ; 2° si elle a succombé à une maladie aiguë ou à une métrorrhagie, avec décollement partiel du placenta ; 3° si l'accouchement était prématuré, et s'il a été long et pénible.

Il y aura au contraire présomption en faveur de l'enfant : 1° s'il avait donné des signes de vie avant l'accouchement ; 2° si, pendant l'accouchement, il ne s'est pas trouvé dans des conditions propres à le faire périr ; 3° si la mère était primipare, malade ou d'une sensibilité exagérée.

Toutefois, avant de conclure, il faut s'assurer si l'enfant a eu vie et s'il est né viable ; on ne confondra pas avec la vie elle-même des mouvements de contractilité qui peuvent survivre à la vie, tels que quelques légers mouvements des yeux, des lèvres, des doigts et même du cœur, un changement de coloris au visage, ou l'évacuation de l'urine et du méconium.

2° *En matière de blessures.* Déterminer l'organe lésé ; l'influence de la lésion sur la vie ; la perte de sang qu'elle a pu entraîner ; si la blessure offre des caractères de vie et de réaction, ou si, au contraire, elle a été immédiatement suivie de mort. Cette dernière considération est de la plus haute importance ; elle a permis de résoudre la question de survie dans l'affaire Maës. La femme Maës présentait des traces de brûlures faites pendant la vie ; il n'en existait pas sur le corps du mari. Tous deux ayant été assassinés avant l'incendie, il était évident que la femme était encore vivante lorsque son corps a été atteint par les flammes ; ce qui n'a pas eu lieu chez le mari.

3° *En matière de submersion.* On aura égard à l'âge, au sexe, aux habitudes, à la force physique et morale des individus. Celui qui sait nager est probablement mort le dernier ; celui qui aura frappé contre un corps dur sera indubitablement mort le premier, indépendamment de la submersion.

4° *Mort de froid.* Tenir compte de l'état de santé ou de maladie, de la qualité des vêtements de l'individu, avant son exposition au froid ; de son âge, de sa force, de l'état de plénitude ou de vacuité de l'estomac, de l'usage qu'il avait pu faire de liqueurs spiritueuses et de leur quantité.

5º *Mort de chaleur.* Au contraire du froid, les individus forts et robustes périssent plus vite par la chaleur que les personnes faibles.

6º *Mort de faim.* Les personnes supportent d'autant mieux la faim qu'elles usent habituellement de moins d'aliments ; les enfants périssent avant les individus plus âgés, et les hommes avant les femmes.

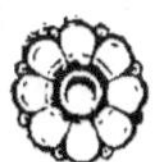

CHAPITRE XVI.

DES QUESTIONS D'IDENTITÉ.

Législation.

Code civil. Art. 164. A défaut de titre et de possession constante, ou si l'enfant a été inscrit, soit sous de faux noms, soit comme né de père et mère inconnus, la preuve de la filiation peut se faire par témoins.

Néanmoins cette preuve ne peut être admise que lorsqu'il y a commencement de preuve par écrit, ou lorsque les présomptions ou *indices* résultants de faits dès lors constants, sont assez graves pour déterminer l'admission.

Les questions d'identité sont de nature à exiger rarement l'intervention d'un médecin. Cependant il peut être appelé à constater les *indices* résultant des faits et à apprécier leur valeur

Pour remplir ce but, il aura à examiner si les taches de naissance que peut offrir un individu, sont bien celles que des témoins déclarent lui avoir connues ; distinguer si une cicatrice donnée appartient à telle ou telle maladie, a succédé à telle ou telle blessure ; reconnaître des vices de conformation ; apprécier enfin les changements que l'âge peut apporter dans l'attitude du corps et sa conformation. S'il s'agit d'un individu mort, dont il ne reste plus que le squelette, il faudra déterminer son âge, et, dans quelques cas, sa stature. L'âge doit aussi être déterminé chaque fois qu'un examen cadavérique a lieu.

Déterminer l'âge. On a généralement partagé la vie humaine en cinq périodes : 1° la première enfance, comprenant les sept premières années de la vie est divisée en trois périodes ; la première s'étend de la naissance à sept mois ; la seconde s'arrête à deux ans ou à la première dentition, et la troisième se termine à sept ans. 2° La deuxième enfance qui s'arrête à douze ans pour les filles, et à quinze ans pour les garçons, âge de puberté dans les deux sexes. 3° L'adolescence qui s'arrête à vingt et un ans chez les filles, et à vingt-cinq chez les garçons. 4° L'âge adulte qui va jusqu'à soixante ans et qui comprend la jeunesse, de vingt-cinq à quarante, et la virilité, de quarante à soixante. 5° La vieillesse qui se termine à quatre-vingt-cinq ans, époque où commence la décrépitude. Certes, pour les premières années de la vie, les caractères sont assez tranchés pour ne pas se méprendre, à une année près ; mais plus on avance en âge, plus il est difficile de porter un jugement certain.

La détermination de l'âge a déjà été établie à l'occasion de l'infanticide, jusqu'au quarante-cinquième jour après la naissance. A partir de cette époque, les caractères les plus saillants de chaque âge sont puisés, pour la première enfance, dans l'éruption des dents, et pour les années suivantes dans le système osseux.

Jusqu'au sixième ou huitième mois, les machoires sont dépourvues de dents ; le bord alvéolaire est tapissé par un cartilage gencival, bosselé, de plusieurs lignes d'épaisseur, et qui s'amincit graduellement à l'approche de la dentition ; l'apophyse coronoïde et le condyle de la machoire sont presque au niveau du bord alvéolaire, et l'angle de la machoire est très-peu dessiné. Lorsque la dentition commence, les bords alvéolaires s'étendent, les os maxillaires prennent plus d'étendue, l'angle se prononce davantage et le corps s'accroit en hauteur.

Du septième au dixième mois, sortent les incisives moyennes inférieures, puis les supérieures ; peu de temps après, et dans le même ordre, apparaissent les incisives latérales.

A un an. Germe osseux à la grosse tubérosité de l'humérus, à l'apophyse coracoïde, à l'extrémité supérieure du tibia et à la tête du fémur. Union des deux points osseux de l'arc postérieur de chaque vertèbre ; soudure des pièces du temporal ; apparition successive des quatre molaires antérieures et quelquefois des canines.

Deux ans. Ossification de l'extrémité inférieure du péroné, des épiphyses des os du métacarpe et du métatarse ; germe osseux de l'extrémité inférieure du radius.

Deux ans et demi. Ossification de la rotule et de la petite tubérosité de l'humérus ; canines et les quatre molaires postérieures sorties.

Quatre ans. Ossification du grand trochanter ; soudure de l'apophyse styloïde du temporal.

Cinq ans. Union des lames de la deuxième vertèbre avec le corps ; ossification de l'extrémité supérieure du péroné et des épiphyses des phalanges.

Six ans. Ossification du pisiforme et des épiphyses de la première phalange des quatre derniers orteils.

Sept ans. Epitrochlée humérale ossifiée. Dans l'intervalle de la sixième à la septième année, a commencé la chute des dents de lait, et la sortie des deux premières grosses molaires de chaque côté, qui ne succèdent à aucune dent, et qui ne doivent pas être remplacées.

De sept à neuf ans. Germe osseux de l'olécrâne, de l'extrémité supérieure du radius ; ossification du scaphoïde de la main ; soudure des deux points osseux qui forment l'extrémité supérieure de l'humérus ; sortie des huit incisives de la seconde dentition, en commençant par les incisives moyennes inférieures.

Dix ans. Apparition des bicuspides antérieures.

Douze ans. Eruption presque simultanée des dents canines bicuspides postérieures et deuxièmes grosses molaires ; point osseux vers le bord interne de la trochlée de l'humérus.

Quatorze ans. Ossification du petit trochanter.

Quinze ans. Point osseux de l'angle inférieur de l'omoplate ; soudure des vertèbres du sacrum et de l'apophyse coracoïde.

Quinze à vingt ans. Germe osseux à l'extrémité sternale de la clavicule ; ossification de la quatrième vertèbre coccygienne ; sortie des dents de sagesse ; soudure des trochanters et de la tête du fémur au corps et au col de l'os ; union de l'extrémité inférieure du fémur et des deux extrémités de l'humérus au corps de ces os.

De dix-huit à vingt-cinq ans. Union du corps du sphénoïde à l'occipital ; soudure des trois pièces du tibia ; union de la première et de la seconde pièce du sternum ; soudure des apophyses transverses et épineuses des vertèbres.

De vingt-cinq à trente ans. Union de la première vertèbre sacrée avec les autres.

De quarante à cinquante ans. Soudure de l'appendice xyphoïde au corps du sternum ; soudure du coccyx au sacrum.

Tels sont les principaux caractères de chaque âge ; mais les époques où ils se manifestent sont loin d'être invariables, et d'ailleurs la plupart d'entre eux ne peuvent être constatés qu'après la mort. Il en est d'autres que l'on ne peut dépeindre et qui ne s'acquièrent que par l'habitude ; nous les avons tous les jours sous les yeux ; ils dérivent de la stature du sujet, de l'expression de sa physionomie, de sa force, de sa taille, de l'agilité et de la souplesse de ses mouvements, du développement des seins chez la femme, de celui du système pileux chez l'homme, de l'état des facultés intellectuelles, et, plus tard, de tous les signes propres à la période de décroissance de la vie.

Déterminer la stature d'un individu. Cette question n'est applicable qu'aux cas d'identité qui se rapportent à des sujets inhumés depuis long-temps; alors, ou le sujet est entier, et il suffit de réunir les os pour avoir la longueur totale du corps; ou une portion seule du corps est mise à la disposition de l'expert. Pour ce dernier cas, Sue a entrepris des recherches dont le tableau suivant indique les résultats; il n'est applicable que dans le cas où l'on dispose du tronc et de la tête réunis, ou bien de l'une des extrémités.

	Pi.	Po.	Li.		Pi.	Po.	Li.
Neuf mois,	1	6	«	*Dix ans,*	3	8	6
Tronc,	«	10	«	Tronc,	2	«	«
Extrémités supér.	«	8	«	Extrémités supér.,	1	7	«
— infér.	«	8	«	— infér.,	1	8	6
Un an,	1	10	6	*Quatorze ans,*	4	7	«
Tronc,	»	13	6	Tronc,	2	4	«
Extrémités supér.,	«	9	«	Extrémités supér.,	2	«	6
— infér.,	«	9	«	— infér.,	2	3	«
Trois ans,	2	9	«	20 à 25 ans,	5	4	«
Tronc,	«	19	«	Tronc,	2	8	«
Extrémités supér.,	«	14	«	Extrémités supér.,	2	6	«
— infér.,	«	14	«	— infér.,	2	8	«

M. Orfila a voulu remplir la lacune que Sue a laissée dans cette matière, et il a dirigé ses recherches dans le but de connaître la taille d'un individu dont on ne possède qu'un des principaux os. Voici le résultat qu'il a obtenu des mesures prises sur vingt squelettes.

Longueur du vertex à la pointe des pieds.	Longueur du vertex à la symphise du pubis.	Longueur des extrémités supérieures depuis l'acromion.	Longueur des extrémités inférieures depuis la symphise du pubis.	Fémur.	Tibia.	Péroné.	Humérus.	Cubitus.	Radius.
M. C.	Cent.	Cent.	Cent.	Cent.	Cent.	Cent.	Cent.	Cent.	Cent.
1,80	92	77	88	46	40	39	33	27	25
1,43	71	65	72	38	31	30	27	22	19
1,49	74	65	75	38	32	31	29	22	20
1,45	70	67	75	40	32	31	29	22	20
1,38	70	55	68	32	27	26	24	19	17
1,47	74	60	73	38	32	31	26	21	19
1,69	85	72	84	44	36	35	31	25	22
1,75	86	76	89	46	39	38	32	26	23
1,54	75	69	79	40	33	32	29	24	21
1,67	80	76	87	45	38	37	31	27	24
1,64	80	71	84	44	36	35	30	26	24
1,65	75	72	90	45	38	37	32	27	25
1,86	95	78	81	47	39	38	33	27	25
1,79	91	77	88	46	38	37	33	27	24
1,78	90	75	88	46	37	36	33	26	24
1,83	95	78	88	46	39	38	34	28	25
1,83	90	78	93	47	43	42	33	27	25
1,60	80	75	80	45	38	37	32	26	24
1,70	82	75	88	46	38	37	32	27	25
1,77	89	78	88	46	38	37	33	28	25

Pour se servir des proportions de ce tableau, il faut ajouter à la longueur totale obtenue un pouce ou un pouce et demi pour l'épaisseur des parties molles. Toutefois, en parcourant ces mesures avec attention, on s'aperçoit qu'elles ne peuvent fournir que des données très-approximatives, lorsqu'il s'agirait de fonder l'identité d'un individu sur la longueur du corps.

Déterminer le sexe chez un squelette. On y arrive en tenant compte des différences que présente le système osseux de la femme comparé à celui de l'homme.

Voici les principales : longueur en général moindre ; tous les os plus grêles ; tubérosités moins saillantes ; lignes et empreintes moins dessinées, en sorte qu'elles paraissent avoir un poli plus grand ; extrémités des os moins volumineuses, et par conséquent, articulations plus petites. Si l'on a égard aux diverses parties, on trouvera les sinus frontaux moins saillants, les deux machoires plus elliptiques, les dents plus petites et moins distinctes entre elles. La poitrine semble représenter un ovoïde ; elle s'élargit vers la quatrième ou la cinquième côte, et se rétrécit en bas ; le thorax a généralement moins de hauteur. La distance qui sépare les dernières côtes, de l'os des îles, est plus considérable. Le sternum est plus court, ne descend que jusqu'à la quatrième côte, tandis que, chez l'homme, il s'étend jusqu'à la cinquième ; le bassin est largement évasé ; tous ses diamètres sont plus grands ; l'arcade pubienne, au lieu d'être anguleuse en avant, est plus élargie et plus arquée ; le trou ovale est triangulaire. Les fémurs sont plus recourbés en avant, et leur col forme avec le corps un angle plus prononcé ; les os des pieds et des mains sont beaucoup plus petits.

Des taches de naissance comme indices d'identité. Les taches congéniales, *envies*, *nœvi materni*, consistent tantôt dans une élévation ou excroissance, tantôt dans un changement de couleur à la peau ; elles affectent une grande variété d'étendue, de forme et de couleur. Ici c'est une couleur rosée ou rouge, se rapprochant pour la forme, d'un fruit connu ; ailleurs, c'est une teinte qui ressemble à celle du café, du chocolat, du vin ; ou bien c'est une excroissance que l'on compare à une lentille, à un pois chiche, comme celle que Marcus Tullius portait sur le nez, et qui lui valut le nom de Cicéron. Dans tous les cas, elles sont toujours bien circonscrites et tranchent plus ou moins avec la coloration de la peau ; elles sont indélébiles, et pour les faire disparaître, il faut altérer la peau, de sorte qu'il en résulte des cicatrices ineffaçables. Le médecin légiste ne doit pas ignorer qu'on peut peindre ces sortes de taches de la couleur de la peau, lorsqu'elles ne sont pas saillantes.

Des Cicatrices, voyez page 153.

Les vices de conformation et les modifications déterminées dans les différentes parties du corps par les habitudes et les professions, peuvent être de puissants indices d'identité : ainsi, les bras sont plus développés dans les professions qui exigent leur fréquent usage ; il en est de même des autres membres. L'épiderme des mains devient épais et noirâtre chez un individu qui serre constamment des outils grossiers ; une personne qui travaille à l'aiguille, porte sur l'indicateur de la main gauche des traces de frottement et d'épaississement de l'épiderme ; un boiteux qui fait usage d'un béquillard, a la paume d'une main plus dure que celle de l'autre, etc., etc.

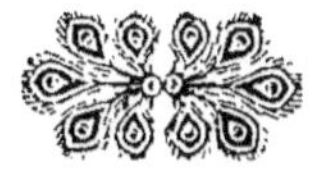

CHAPITRE XVII.

DU SUICIDE.

—

Législation.

Code pénal. ART. 583. Quiconque se donne volontairement la mort est considéré par la loi comme un être vil et comme ayant encouru la privation des droits civils. Les dispositions de dernière volonté qu'il aurait faites seront en conséquence nulles et de nul effet ; il sera en outre privé de tous les honneurs de la sépulture.

Si celui qui s'est rendu coupable de tentative de suicide n'a été arrêté dans l'exécution du crime que par des circonstances indépendantes de sa volonté, et non par un repentir spontané, on le conduira dans un lieu sur, où il sera gardé et soumis à une surveillance rigoureuse pendant un an au moins et trois ans au plus.

Il est souvent nécessaire de rechercher si la mort est le résultat d'un suicide ou d'un homicide, ces deux accidents pouvant facilement être pris l'un pour l'autre. Dans la grande majorité des cas, la question est résolue par le genre de mort, par la nature des mutilations, par des lettres, par une foule de circonstances qui ne permettent pas l'incertitude ; mais lorsqu'aucune preuve, aucun indice ne viennent révéler la cause de la mort, ou que ceux qui existent ne sont pas suffisants, le médecin cherchera dans l'état du cadavre, sa position, le désordre des vêtements et la nature des plaies, s'il en existe, les moyens de résoudre la question.

Les moyens les plus ordinaires de suicide sont dans l'ordre de leur fréquence : la submersion , l'emploi des armes à feu , la suspension , les chutes d'un lieu élevé , l'asphyxie par la vapeur du charbon , les armes tranchantes et l'empoisonnement.

Les preuves matérielles du suicide par submersion sont très-difficiles à obtenir par l'inspection seule du corps, car qu'un homme se jette à l'eau , qu'il y tombe par accident ou qu'on le force à y tomber , les phénomènes de la mort sont les mêmes. S'il existe des traces de violences sur diverses parties du corps , l'expert devra examiner si elles ne sont pas le résultat de la chute sur un pieu , une pierre , etc. S'il remarque des excoriations sur le front , la face , les coudes , les genoux , il verra si elles n'ont pas été occasionnées par le frottement contre le fond de la rivière. Lorsqu'une contusion ou une plaie contuse est le fait de la chute du corps dans l'eau , elle a son siége sur une partie superficielle , elle est très-peu profonde et occupe ordinairement une grande surface. Lorsqu'au fait de la submersion vient se joindre une autre cause de mort , on doit déterminer laquelle des deux causes a produit la mort ; si la submersion n'a pas été secondaire.

L'absence complète de désordres résultant de violences extérieures constitue toujours une présomption de suicide ; toutefois , le médecin ne pourra jamais l'affirmer positivement, et il devra se tenir dans la plus grande réserve en donnant ses conclusions.

Les suicides par armes à feu offrent ordinairement moins de difficultés à être reconnus. L'arme qui a donné la mort est auprès du cadavre ; on trouve des mutilations caractéristiques au front , à la tempe , à la bouche ou au voisinage du cœur , lieux d'élection dans ces circonstances ; la plaie d'entrée de la balle coïncide presque toujours avec la main droite et sa direction est en rapport avec celle que le bras a été obligé de donner à l'arme ; enfin la bourre peut devenir un indice puissant ; si elle est en papier , il faut la faire macérer dans l'eau et l'y déplier , afin de la laver du sang dont elle est recouverte et de pouvoir lire ce qu'elle renferme , sans la déchirer.

La question de suicide par suspension a été traitée suffisamment au Chapitre XIII , page 186.

Les suicides par une chute d'un lieu élevé et par la vapeur du charbon , sont presque toujours expliqués par les circonstances extérieures. Dans ces cas , le rôle du médecin se borne à constater le genre de mort et à s'assurer s'il n'existe point de blessures qui aient précédé l'accident et qui puissent faire présumer un attentat.

L'individu qui attente à sa vie avec un instrument tranchant , attaque de préférence la région du cœur ou celle du cou. Dans le premier cas , la blessure est faite avec une arme perçante , elle est presque nécessairement dirigée de droite à gauche ; tandis que si elle est le fait d'un homicide , elle est plus ou moins horizontale et même oblique de gauche à droite ; cependant si l'individu est gaucher , la blessure pourra simuler un homicide , de même qu'elle simulera un suicide , si l'assassin est placé derrière. Toute blessure oblique de haut en bas est commune au suicide et à l'homicide , alors que l'assassin est placé à droite et en arrière de sa victime ; mais les blessures dirigées de bas en haut n'appartiennent guères qu'à l'assassinat.

Les désordres intérieurs de la blessure peuvent aussi fournir des indices puissants. L'homme qui n'est pas égaré par le délire ou la démence choisit ordinairement une arme bien tranchante et se borne à l'enfoncer dans les chairs ; en sorte qu'il en résulte des blessures dont les lèvres sont nettes, les parties exactement coupées et sans déchirures ; au contraire l'assassin multiplie les blessures , et souvent en aggrave les résultats , en dilacérant les parties intérieures.

C'est lorsqu'il existe une blessure au cou qu'on peut le mieux reconnaître le suicide , en ayant surtout égard à sa direction et à la forme de ses angles qui dénotent le point où elle a commencé et celui où elle a fini ; car tout instrument tranchant forme queue , alors qu'il a opéré la section de la peau. Enfin la personne qui se suicide a toujours auprès d'elle l'instrument qui lui a servi.

Quant au suicide par empoisonnement, il ne peut être constaté que par les circonstances du fait ; cependant la nature du poison peut quelques fois fournir des indices.

CHAPITRE XVIII.

DE L'ALIÉNATION MENTALE.

Législation.

Code civil. Art. 368. Le majeur qui est dans un état habituel d'imbécillité, de démence ou de fureur, doit être interdit, même lorsque cet état présente des intervalles lucides.

Art. 370. Tout parent ou allié est recevable à provoquer l'interdiction de son parent; il en est de même de l'un des époux à l'égard de l'autre.

Art. 371. Dans le cas de fureur, si l'interdiction n'est provoquée ni par l'époux ni par les parents ou alliés, elle doit l'être par l'Avocat-Fiscal, qui, dans le cas d'imbécillité ou de démence, peut aussi la provoquer contre un individu qui n'a ni époux, ni épouse, ni parents ou alliés connus.

Art. 374. Les faits d'imbécillité, de démence, de fureur ou de prodigalité, seront articulés par écrit. Ceux qui poursuivront l'interdiction indiqueront les témoins et présenteront les pièces.

Art. 380. Dans le cas où des informations prises ne présenteraient pas des motifs suffisants pour donner lieu à une interdiction absolue, le Tribunal pourra néanmoins, si les circonstances l'exigent, ordonner que le défendeur ne pourra désormais plaider, transiger, emprunter, recevoir des capitaux ni en donner décharge, aliéner ni grever ses biens d'hypothèques, sans l'assistance d'un conseil, qui lui sera nommé par le même jugement. Le Tribunal pourra aussi, lorsqu'il le jugera nécessaire, déclarer le défendeur inhabile à exercer, en tout ou en partie, les actes de pure administration, et charger le conseil susdit d'administrer pour lui, ainsi qu'il sera déterminé par le jugement.

Art. 385. Les actes antérieurs à l'interdiction pourront être annulés, si la cause de l'interdiction existait notoirement à l'époque où ces actes ont été faits.

Art. 386. Après la mort d'un individu, les actes par lui faits ne pourront être attaqués pour cause d'imbécillité, de démence ou de fureur, ou pour cause de prodigalité, qu'autant que son interdiction aurait été prononcée ou provoquée avant son décès ; à moins que la preuve de l'imbécillité, de la démence, de la fureur ou de la prodigalité, ne résulte de l'acte même qui est attaqué.

Art. 701. Sont incapables de disposer par testament.

Les interdits, etc.

Les personnes même qui n'auraient pas été interdites, lorsqu'il sera prouvé qu'elles étaient en état d'imbécillité, de démence ou de fureur ; ou que, pour toute autre cause, elles n'étaient pas saines d'esprit à l'époque du testament.

Art. 1151. Sont incapables de disposer par acte de donation entre vifs : Celui qui ne peut pas tester ; etc.

Code pénal. Art. 99. Il n'y a pas infraction, lorsque l'accusé était, au temps de l'action, dans un état d'imbécillité absolue, ou de démence, ou de fureur occasionnée par maladie ; Il en sera de même s'il a été contraint par une force à laquelle il n'a pu résister.

Art. 100. Lorsqu'il sera reconnu que la démence, l'imbécillité, la fureur ou la violence, n'avaient pas atteint le degré voulu, pour que l'action ne fût pas imputable à celui qui l'a commise, les Cours suprêmes et les Tribunaux pourront, suivant les circonstances, lui appliquer la peine de l'emprisonnement, même pour dix ans, ou le condamner à la simple détention.

Un aliéné étant incapable d'apprécier la moralité et les conséquences de ses actions, ne peut en être responsable ; il ne peut, par la même raison, exercer les charges qui lui sont imposées par la Société.

En désignant particulièrement l'imbécillité, la démence et la fureur, la loi a entendu toute espèce d'altérations morbide des facultés intellectuelles. Dans l'imbécillité, elle a voulu comprendre l'idiotisme qui n'en est qu'un degré plus avancé ; par démence, l'aliénation avec faiblesse d'esprit, entraînant l'incapacité de gérer, et par fureur, l'exaltation des facultés intellectuelles qui amène le même résultat.

Dans les différentes circonstances où l'aliénation mentale est admise comme un empêchement ou comme une excuse, la loi en reconnaît évidemment différents degrés, d'après lesquels elle se borne à nommer un conseil pour gérer ou administrer les biens de l'aliéné ; ou bien elle prononce son interdiction absolue. Dans ces deux cas, il est rare que le médecin soit appelé à donner son avis ; la question se juge plutôt par des actes antérieurs, par les habitudes journalières de la vie, que par l'examen même de la personne. L'intervention du médecin est au contraire souvent invoquée dans les cas de délit, et lorsqu'il s'agit de faire incarcérer un insensé par mesure de sûreté publique ou de le faire admettre dans un hospice.

Pour s'assurer de la réalité de l'aliénation mentale, on réunira tous les renseignements possibles sur les habitudes, le genre d'éducation et la conduite antérieure de celui qu'on est chargé d'observer ; on s'informera s'il a déjà donné des preuves de quelques troubles dans sa raison ; s'il a été sujet à des attaques d'épilepsie, d'emportement et de fureur ; si quelques-uns de ses parents ont été aliénés. On se mettra ensuite en rapport avec lui, sous un prétexte quelconque et sans lui faire connaître l'objet de la visite ; on cherchera à fixer son attention sur divers objets de détail, de manière à déterminer s'il est capable d'observer ; on lui fera ensuite comparer ces objets entre eux pour connaître la portée de son jugement ; on établira avec lui une discussion sur un sujet à la hauteur de son intelligence, afin d'apprécier la force de son raisonnement ; on se fera donner des détails sur quelques circonstances de sa vie, afin de voir si sa mémoire le sert bien, si ses souvenirs sont exacts et quelles impressions ils lui font éprouver ; enfin , on le questionnera sur ses besoins , ses désirs , ses projets.

Comme application à la Médecine légale , l'aliénation mentale peut être divisée en deux grandes classes : aliénations idiopathiques , et aliénations symptomatiques. La première classe comprend ; 1° l'aliénation par impuissance : idiotisme , imbécillité , démence et imperfection de l'intelligence comme conséquence de la surdi-mutité ; 2° l'aliénation par perversion qui comporte la manie et la monomanie ; celle-ci subdivisée en lypémanie ou monomanie triste , synonime de mélancolie , et en chœromanie ou monomanie avec gaieté. L'aliénation symptomatique , ou qui tient à une cause accidentelle , agissant primitivement ou secondairement sur le cerveau , comprend le délire dans les maladies , celui de l'ivresse , celui qui résulte de l'usage de certains médicaments , le trouble de la raison qui peut succéder à l'épilepsie , la catalepsie , l'hypocondrie , etc.

Idiotie. Cet état est congénial ; il est une conséquence de l'organisation. Les idiots sont tous scrophuleux , rachitiques , paralysés ; la tête et la face sont démésurées en plus ou en moins ; les yeux sans expression , ou très-vifs , mais hagards ; les lèvres pendantes ; le sourire stupide. L'idiot ne comprend rien ; il ne parle pas , ou il profère à peine quelques paroles ; désirs , passions , besoins , tout lui est étranger ; il n'a aucune idée des liaisons de famille , de parenté ; la douleur seule exerce de l'influence sur lui.

Imbécillité. Les individus qui en sont atteints ne sont pas dépourvus de toute intelligence ; mais tout ce qu'ils font , ils l'exécutent d'une manière imparfaite ; ils manquent de force et d'attention et ne peuvent comparer , ni combiner leurs idées ; quelques-uns ont de la mémoire ; d'autres font trèsbien certaines choses , et sont inhabiles à toutes les autres. Du reste l'imbécillité présente des nuances tellement variées qu'il faut beaucoup de sagacité pour décider jusqu'à quel point les individus qui en sont affectés sont ou ne sont pas responsables de leurs actes.

Démence. Faciès exprimant toute la faiblesse des facultés intellectuelles ; figure pâle, yeux ternes, mouillés de larmes, pupilles dilatées, regards incertains, physionomie immobile et sans expression. Les individus en démence n'éprouvent que des sensations faibles et obscures ; ils ont peu d'attention, pas de comparaison, la mémoire souvent confuse du passé, nulle du présent ; leurs idées toutes disparates, se succèdent sans liaisons et sans motifs ; désirs, aversion, haine, tendresse, tout est étranger pour eux ; ils n'éprouvent aucune affection pour des parents ou des amis.

SURDI-MUTITÉ.

Code pénal. ART. 97. Le sourd-muet de naissance ou celui qui l'est dès son enfance, lorsqu'ils auront agi avec discernement, seront soumis, quel que soit leur âge, aux peines prononcées contre les mineurs âgés de moins de quatorze ans.

Néanmoins, le sourd-muet qui aura atteint la majorité pourra, eu égard aux circonstances aggravantes de l'infraction et à la méchanceté dont il aura fait preuve, être soumis aux peines infligées aux mineurs qui ont plus de quatorze ans et moins de dix-huit.

La disposition de l'alinéa de l'article 93 est commune aux sourds-muets qui n'auront pas quatorze ans accomplis.

ART. 98. Si le sourd-muet qui sait lire et écrire, n'avait pas dix-huit ans accomplis à l'époque où l'infraction a été commise, il sera puni comme les mineurs âgés de moins de quatorze ans ; s'il avait dix-huit ans révolus, on lui appliquera les mêmes peines qu'aux mineurs ayant moins de dix-huit ans et plus de quatorze ans ; s'il était majeur, il sera puni comme les mineurs qui ont moins de vingt-un ans et plus de dix-huit ans.

Le sourd-muet agit avec d'autant plus de discernement

qu'il a reçu une éducation plus adaptée à son infirmité. Dans le cas contraire , il peut être placé dans les catégories des idiots ou des imbécilles à divers degrés.

Manie. Délire général et universel, s'étendant à toute sorte d'objets , à toute sorte d'idées, permanent , chronique, sans fièvre. Les maniaques méconnaissent leurs parents et leurs amis ; ils voient une foule d'objets qui n'existent pas ; ils entendent des voix qui leur parlent et leur donnent des conseils, le plus souvent mauvais ; le goût est perverti ; le toucher est nul ou presque nul , ce qui les rend impropres à toute espèce de travail manuel. Chez eux , toutes les propriétés vitales sont excitées ; presque toutes les fonctions s'exercent avec trop d'énergie ; l'exaltation des idées peut aller jusqu'à mettre en jeu toutes les passions : la haine, la colère , la vengeance , l'amour avec fureur.

On admet trois degrés dans la manie : 1" degré ou folie raisonnante de Pinel : l'individu raisonne bien , il écrit ; mais par un contraste singulier , il déchire ses vêtements , ses couvertures , et trouve toujours une raison pour justifier ses écarts ; 2ᵐᵉ degré : agitation , mais pas assez grande pour qu'on ne puisse fixer l'attention du malade ; réponses justes, raisonnement sensé , mais court. Prolonge-t-on les raisonnements ; alors divagation sans fin , propos incohérents, ris , chants , emportement, fureur ; 3ᵐᵉ degré : excitation très-vive des facultés intellectuelles ; idées rapides, fausses, incohérentes ; illusions des sens, hallucinations, dispositions à crier , à s'emporter ; le malade est étranger à tout ce qui l'entoure ; il oublie ses premiers besoins , et n'a aucune sensation du froid, du chaud et de la douleur.

Monomanie triste , lypémanie , mélancolie. Teint coloré , traits immobiles , crispés et concentrés ; yeux fixes, regard inquiet, teint jaune ou pâle ; idées tristes et douloureuses. Craintifs , défiants , soupçonneux , les mélancoliques recherchent la solitude , parlent peu et se refusent à tout exercice ; toutes leurs fonctions se font péniblement et avec lenteur.

Monomanie avec gaieté, chœromanie. Physionomie animée, expansive, très-mobile ; yeux vifs , quelquefois injectés et brillants. Ces monomanes sont gais , pétulants, audacieux , téméraires, d'une loquacité intarissable, d'une susceptibilité très-grande , d'une irascibilité extrême. Excités par des idées de grandeur , de richesses , de félicité , ils se croient grands seigneurs , princes , rois , dieux , ou bien poètes, orateurs, savants distingués par leurs découvertes et leurs inventions ; quelques-uns , comblés de richesses , distribuent leurs bienfaits , dispensent leur fortune à tous ceux qu'ils rencontrent ; il en est enfin qui , sous l'empire d'une passion amoureuse , s'occupent sans cesse de leur amour et se bercent des plus douces illusions. Plus que tous les autres aliénés , ils sont sujets aux hallucinations. Ils témoignent peu d'affection pour leurs parents et leurs amis , ou bien leur tendresse est exagérée , extravagante.

Aliénation mentale symptomatique. On ne peut établir que des données générales qui se rattachent à cette sorte d'aliénation : ainsi plusieurs épileptiques sont maniaques, imbécilles ou en démence ; d'autres sont tellement excitables après un accès , que la moindre contrariété suffit pour les faire entrer en fureur.

Tout le monde connaît le délire de l'ivresse. Certainement l'homme ivre ne jouit pas de son jugement, et , sous ce rapport, il ne devrait pas être responsable de ses actes ; « mais, comme l'ivresse est , en fait, volontaire et répréhensible , elle ne peut jamais constituer une excuse que la loi et la morale permettent d'accueillir. » (*Jugement de la Cour de cassation.*) Toutefois elle est excusable dans le cas où d'autres personnes auraient enivré le furieux à son insçu.

Le délire provoqué par des médicaments , celui de la rage,

celui des fièvres cérébrales , peuvent conduire aux mêmes résultats que l'aliénation furieuse. La grossesse elle-même peut faire naître des penchants très-prononcés au vol et même à des actions plus criminelles ; il est vrai qu'alors elle est accompagnée d'une véritable aliénation mentale qui se manifeste ordinairement par d'autres signes apparents.

Les magistrats ont souvent un intérêt puissant à connaître quelles peuvent être les conséquences de l'aliénation mentale dont un individu est affecté. Voici les données qui résultent des travaux de M. Esquirol à ce sujet. — Les idiots sont incurables. — Les imbécilles retombent très-fréquemment et peu à peu dans la classe des idiots ; ils sont peu curables par cela même que l'imbécillité dépend d'un arrêt dans le développement des organes. — La manie guérit plus souvent que la monomanie ; mais elle est sujette à des récidives. — La monomanie avec gaieté guérit plus souvent que la monomanie avec tristesse. — La démence aiguë guérit ; la démence chronique ne guérit jamais. — La folie héréditaire peut guérir , mais les rechutes sont à craindre. — La folie chronique guérit difficilement et avec d'autant plus de peine que les causes prédisposantes ont agi plus long-temps avant l'explosion du délire. — Quelque ancienne que soit l'aliénation mentale , on peut en espérer la guérison tant qu'il existe des dérangements physiques notables. — Les causes morales qui agissent promptement sont une circonstance favorable de guérison ; mais si elles ont agi lentement , l'aliénation guérira difficilement. — Les folies entretenues par des idées religieuses ou par l'orgueil , guérissent rarement. — Celles qui sont entretenues par des hallucinations sont difficiles à guérir. — Celles dans lesquelles les malades jugent très-bien leur état , sont très-difficiles à guérir , si elles ne guérissent pas promptement. — Lorsque les aliénés ont repris l'intégrité de leurs fonctions organiques , l'appétit , le sommeil , l'embonpoint etc., on doit peu espérer de leur guérison. — Les aliénés qui fixent le soleil, qui mangent leurs excréments, ne guérissent pas. — La folie est incurable quand elle est la suite du scorbut, de la paralysie, de l'épilepsie ; la complication avec ces maladies est promptement mortelle.

CHAPITRE XIX.

DE L'EMPOISONNEMENT.

Législation.

Code pénal. **ART. 570.** L'homicide volontaire commis à l'aide de substances vénéneuses , de quelque manière que ces substances aient été employées ou administrées , est qualifié *empoisonnement.*

Sont réputées substances vénéneuses , non seulement celles dont l'effet naturel est de procurer une mort prompte , mais encore toutes autres substances simples ou composées , qui , à raison de leurs qualités pernicieuses, altèrent insensiblement la santé et finissent par donner la mort.

ART. 577. Tout individu coupable de parricide , d'empoisonnement , d'infanticide et d'assassinat , sera puni de mort.

ART. 578. Ceux qui se seront rendus coupables de parricide ou d'empoisonnement , lors même que le crime aurait été manqué, seront punis de mort.

On pourra toutefois , selon les circonstances , diminuer la peine d'un degré.

ART. 584. *Voyez Chapitre XI.*

ART. 419. Il est défendu à toutes personnes de tenir des poisons , si ce n'est dans les cas où ils leur sont nécessaires pour l'exercice de leurs professions ou de leurs métiers , et en se conformant aux règlements.

Les transgresseurs seront punis d'une amende qui pourra être portée à trois cents livres , et même, suivant les cas , d'un emprisonnement.

ART. 426. Celui qui , pour en faire l'objet d'un négoce, et sans y être autorisé , composera des poisons et en fournira à d'autres personnes , ou qui en achétera et en fera un commerce quelconque , sera puni de la reclusion.

La seule composition de poisons , lors même qu'il n'y aurait pas eu de vente, sera , à défaut d'autorisation , punie d'un emprisonnement de six mois au moins.

ART. 429. Tout vendeur de comestibles , de vins , de liqueurs spiritueuses ou d'autres boissons, qui les aura mélangées avec des substances nuisibles , ou de nature à le devenir par leur combinaison avec ces boissons ou ces comestibles, sera, pour ce fait seul, puni d'un emprisonnement d'un mois à deux ans.

ART. 431. Si la transgression des dispositions contenues dans les articles 426 , 427 , 429 et 430 , a occasionné la mort de quelque personne, le coupable sera puni de sept ans au moins de reclusion , ou même des travaux forcés pendant dix ans ; sans préjudice de plus fortes peines, dans le cas où il serait établi qu'il a eu la volonté positive de nuire.

Il résulte de l'esprit de la loi que , pour qu'il y ait crime d'empoisonnement , il faut qu'il y ait eu intention d'occasionner une mort plus ou moins prompte , au moyen de substances vénéneuses , de quelque manière et à quelque dose qu'elles aient été employées.

Le fait seul de l'empoisonnement emporte nécessairement et implicitement la préméditation , à cause des préparatifs qu'il exige ; voilà pourquoi la loi n'a pas exprimé la circonstance de la préméditation.

Il paraît résulter des articles 578 et 584 , que celui qui, pour masquer l'administration d'un poison , ou même dans l'intention de le rendre plus actif, l'aura mêlé à une substance qui en aura neutralisé l'effet , est également considéré comme coupable ; il en serait de même de celui qui aurait administré une substance inerte , en croyant donner une substance vénéneuse.

Pour prévenir les empoisonnements , la loi restreint la vente des substances vénéneuses, et prononce des peines contre ceux qui en débitent illégalement ou sans les précautions indiquées : la peine peut s'étendre à celle des travaux forcés, dans le cas où il en serait résulté la mort de quelqu'un.

La loi n'a pas spécifié les substances qui peuvent donner la mort ; c'est une question de fait dont la solution appartient exclusivement à la médecine et à la chimie ; de là l'importance de la toxicologie légale.

Dans la plupart des cas d'empoisonnement, un magistrat peut adresser aux médecins les questions suivantes :

1° Quelle est la nature d'une substance solide, liquide ou gazeuse, pure ou impure, mélangée à des liquides ou à des solides, et supposée être un poison ?

2° Une substance donnée est-elle du sublimé, de l'arsenic, etc. ?

3° Le mélange de tel poison avec tel liquide ou solide est-il capable d'en altérer les propriétés physiques et la nature, ou d'être lui-même modifié dans sa composition et dans sa nature vénéneuse ?

4° Quels sont les effets de telle substance vénéneuse, en tant qu'elle exerce son action à l'intérieur ou à l'extérieur ?

5° A quelle dose telle substance est-elle capable de donner la mort ?

6° La putréfaction peut-elle faire disparaître la substance vénéneuse qui existerait dans un cadavre ?

Outre ces questions principales qui sont applicables à l'empoisonnement en général, il en est un grand nombre d'autres qui sont soulevées à l'occasion de circonstances particulières et pour chaque espèce de poison. Il est impossible de les exposer d'une manière générale, et même de les prévoir ; l'ordre que j'ai suivi dans l'étude des poisons en particulier aura pour objet de fournir successivement les moyens de les résoudre.

ÉTUDE, CARACTÈRES ET DIVISION DES POISONS; LEUR MODE D'ACTION SUR L'ÉCONOMIE; MOYENS DE LES RECONNAITRE ET D'EN CONSTATER LA PRÉSENCE.

On désigne sous le nom de poison toute substance qui, prise à l'intérieur ou appliquée à l'extérieur du corps de l'homme et à petites doses, est habituellement capable d'altérer la santé ou de détruire la vie, sans agir mécaniquement et sans se reproduire. L'ensemble des phénomènes développés par la matière vénéneuse porte le nom d'intoxication.

Il n'est pas possible d'établir une délimitation bien tranchée entre un médicament et un poison, car la même substance peut devenir l'un ou l'autre, suivant le but que l'on se propose en l'administrant, les doses auxquelles on la donne et les conditions dans lesquelles on l'emploie.

Les poisons peuvent, comme tous les corps de la nature, exister en même temps ou séparément, à l'état solide, liquide ou gazeux. Une foule de substances minérales, végétales ou animales sont susceptibles d'en fournir.

L'étude des poisons, comme application à la médecine légale, a pour but de chercher des caractères tirés de phénomènes sensibles à nos sens et qui distinguent un poison d'un autre. Autant que possible, ces caractères doivent être suffisants pour reconnaître le poison, non seulement dans son état de pureté, mais encore dans ses mélanges avec les liquides végétaux ou animaux. Cette démonstration doit être d'une exécution aussi facile que les circonstances le permettent. En outre, le médecin légiste doit apprécier le mode d'action physiologique que le poison exerce sur l'économie animale, la dose à laquelle il peut occasionner la mort et les altérations pathologiques que chaque poison développe.

Il suit de là que la preuve d'un empoisonnement s'acquiert

par la connaissance des symptômes morbides, celle des altérations cadavériques, et, *comme complément indispensable*, par des expériences chimiques propres à démontrer l'existence du poison.

Un poison peut être employé ou administré de plusieurs manières. La plus commune est son introduction dans l'estomac ; mais il peut être porté dans le rectum, sur d'autres membranes muqueuses, sur la peau ; enfin, il peut être déposé sur une plaie ou injecté dans les veines.

Tous les poisons n'agissent pas aux mêmes doses, mais d'après leur degré d'énergie. Ils deviennent nuisibles, les uns, en exerçant une action purement locale ; d'autres, en agissant, indépendamment de leurs effets locaux, comme stupéfiants du système nerveux général, ou comme lui occasionnant un état d'anéantissement, d'engourdissement et d'insensibilité. D'autres espèces de poisons paraissent agir en altérant les liquides de l'économie, et surtout le sang.

Les effets résultant de l'action des poisons peuvent être modifiés ; 1° par le lieu de leur application : ainsi, un poison irritant appliqué sur une membrane muqueuse agira avec plus d'énergie que s'il était déposé sur la peau ; 2° par la substance qui lui sert de véhicule : ainsi, certains poisons deviennent insolubles, inertes ou moins actifs, par leur mélange avec certains autres corps ; 3° par l'état de vacuité ou de plénitude de l'estomac : ainsi, un individu qui aura beaucoup mangé, subira moins facilement l'influence du poison que s'il était à jeun ; 4° par la facilité avec laquelle le vomissement peut avoir lieu ; 5° par l'état physiologique, le tempérament et les habitudes de l'individu empoisonné.

La classification la plus généralement adoptée est celle de M. Orfila, qui divise les poisons suivant leur analogie d'action, et quel que soit le règne naturel auquel ils appartiennent, en quatre classes : 1° *poisons irritants* ; 2° *narcotiques* ; 3° *narcotico-âcres* ; 4° *septiques ou putréfiants.*

CLASSE PREMIÈRE.

POISONS IRRITANTS.

Introduits dans l'estomac, et sauf quelques différences spéciales, qui seront indiquées à leur place, les poisons de cette classe déterminent les symptômes suivants : saveur acide, âcre, caustique, cuivreuse ou métallique ; chaleur de la bouche, de la gorge ; sensibilité excessive le long de l'œsophage et à l'épigastre ; nausées, vomissements, éructations ; soif vive ; constipation opiniâtre, ou selles abondantes, fétides et mêlées de sang ; prostration des forces ; peau froide, couverte d'une sueur épaisse et visqueuse ; pouls petit, serré et fréquent ; défaillances ; hoquet, respiration difficile et accélérée.

A l'autopsie, on trouve tous les signes d'une violente inflammation ; taches jaunes ou brunes de la bouche, de l'œsophage et de l'estomac ; coloration analogue des liquides que ces organes renferment ; plissement et contraction de l'œsophage ; racornissement ou distension, excoriations, ulcères, perforations de l'estomac ; rougeur avec ou sans ulcérations du canal intestinal ; ecchymoses plus ou moins nombreuses ; épaississement, quelquefois ramollissement ou réduction en bouillie de la muqueuse digestive.

Appliqués sur le tissu cellulaire sous-cutané, la surface d'une plaie ou d'un ulcère, les poisons irritants déterminent les symptômes d'une brûlure ; quelquefois, ils ont une action simplement locale ; le plus souvent, ils sont absorbés, et déterminent des lésions dans le système nerveux, les poumons, le cœur et le canal digestif.

Lorsqu'on les injecte dans les veines, les accidents sont beaucoup plus prompts ; le sang est coagulé, et la vie détruite instantanément ; ou bien ils agissent comme s'ils eussent été absorbés, mais plus rapidement.

ÉTUDE SPÉCIALE DES POISONS IRRITANTS.

DU PHOSPHORE.

Solide, pulvérulent, en bâtons cylindriques ou en masses irrégulières ; incolore et demi-transparent, ou coloré, d'une odeur *sui generis*, improprement comparée à celle de l'ail ; fumant à l'air, lumineux dans l'obscurité.

Il s'enflamme à l'approche d'un corps en combustion, en répandant des vapeurs blanches (acide hypo-phosphorique) et laissant un résidu rouge (oxide de phosphore). Traité à chaud et à l'air libre, par l'acide azotique, il produit des vapeurs rouges (acide hypo-azotique), et se transforme en acide phosphorique. L'eau le précipite sous forme de poudre blanche, de sa dissolution dans l'alcool et dans l'éther.

Il résulte de faits puisés dans la pratique de la médecine : 1° que le phosphore solide, appliqué à l'extérieur, peut produire des brûlures graves par sa combustion spontanée ; 2° qu'introduit dans l'estomac, en dissolution et à petites doses, il est absorbé, réagit sur le système nerveux et particulièrement sur les parties génitales ; 3° qu'à la dose de quelques grains, il peut produire la mort, soit qu'il ait été dissout dans un véhicule quelconque, soit pris à l'état solide ; 4° que dans ce dernier état, il paraît agir comme corrosif, et qu'il détermine l'inflammation de la muqueuse gastro-intestinale ; 5° qu'il paraît exercer beaucoup plus d'action, quand il a été transformé en acide hypo-phosphorique par le contact de l'air.

DE L'IODE.

Ce corps est solide, gris bleuâtre, lamelleux, d'une odeur *sui generis*, se rapprochant un peu de celle du chlore ; chauffé légèrement, il se volatilise en vapeurs d'un très-beau violet. Il fait sur le papier et la peau, des taches jaunâtres qui disparaissent peu à peu au contact de l'air, et instantanément par le contact de la potasse et de l'ammoniaque.

Sa *solution aqueuse* est plus ou moins rougeâtre, et a l'odeur de l'iode ; sa *teinture alcoolique* est rouge brunâtre et présente une odeur d'alcool et d'iode. L'une et l'autre se décolorent instantanément et complètement par la potasse et l'ammoniaque, et colorent en violet la dissolution d'amidon.

Un peu de teinture d'iode rend le vin d'un rouge plus vif ; dans une proportion plus forte, elle lui communique une couleur rouge virant au jaune ; elle fonce de plus en plus la couleur de la bière et du cidre, et donne au lait une teinte jaune et un aspect crémeux plus prononcé.

On peut regarder l'iode comme mortel, à la dose de 18 à 30 grains ; il produit sur la membrane muqueuse digestive, des taches d'un jaune clair ; le point coloré est ramolli et s'enlève facilement. On trouve çà et là de petites ulcérations linéaires dont les bords offrent la même coloration. Il agit également par absorption, sur le système lymphatique, et en déterminant un état fluxionnaire vers les organes de la génération.

DE L'IODURE DE POTASSIUM.
(*Hydriodate de potasse*).

À l'état de pureté, il est solide, cristallisé en cubes, d'une saveur âcre et piquante, déliquescent, soluble dans les deux tiers de son poids d'eau. L'iodure ioduré de potassium a la même forme, mais il répand une forte odeur d'iode, est souvent coloré en jaune et légèrement déliquescent dans l'air humide. L'iodure du commerce n'a aucune forme cristalline, est très-déliquescent, ne se dissout qu'en partie dans l'alcool et fait fortement effervescence avec les acides.

L'iodure de potassium est décomposé par l'acide azotique ou par l'acide sulfurique en excès ; l'iode est mis à nu sous la forme d'une matière brunâtre qui, chauffée, se reconnait à ses vapeurs violettes, et mieux encore à la coloration violette qu'elle fait prendre à la dissolution d'amidon.

Le vin, la bière, le café et le thé ne changent pas de couleur, par leur mélange avec l'iodure de potassium.

L'action de cette substance sur l'économie animale est la même que celle de l'iode.

DE L'ACIDE SULFURIQUE.

C'est un liquide blanc, jaunâtre, brun ou noir, suivant son degré de pureté ; inodore et d'une consistance oléagineuse. Mêlé à l'eau, il en élève la température ; il rougit fortement la teinture de tournesol. Introduit dans une fiole avec du charbon pulvérisé, ou avec du mercure, et chauffé, il se décompose et dégage de l'acide sulfureux, reconnaissable à son odeur de soufre en combustion. Il forme avec l'azotate de baryte, un précipité blanc de sulfate de baryte, insoluble dans une grande quantité d'eau, ainsi que dans l'acide azotique, et qui, mêlé avec du charbon et calciné au rouge dans un creuset, donne une matière qui, refroidie et humectée d'eau, dégage l'odeur d'œufs pourris. Le sulfate de baryte se précipite d'autant plus rapidement que l'acide est plus concentré.

L'acide sulfurique détruit rapidement toutes les matières

végétales et animales ; noircit et charbonne les premières , rend grisâtres , puis noires, les secondes. Il détermine sur les vêtements une coloration en brun , qui est presque toujours précédée de celle en rouge , lorsque les vêtements sont bleus ou noirs. Ces taches conservent long-temps leur humidité.

L'acide sulfurique coagule immédiatement l'albumine liquide , le lait chaud et le sang ; il ne modifie pas sensiblement l'aspect de l'eau sucrée , de l'alcool , de l'éther , du vin , de la bière , du cidre , du café , du vinaigre et du thé ; il se borne à aviver un peu ceux qui sont colorés , tels que le vin et le café. Son mélange avec ces diverses liqueurs , mais surtout avec l'alcool, développe une forte chaleur, quelquefois avec tant de rapidité , qu'il en peut résulter la rupture du vase dans lequel il s'opère.

L'acide sulfurique exerce sur les tissus vivants l'action la plus énergique ; il peut produire la mort, sans même qu'il soit nécessaire qu'il parvienne jusqu'à l'estomac ; car son contact avec l'arrière-gorge donne lieu à des angines et à des tuméfactions tellement considérables des amygdales , que le malade peut périr suffoqué.

Lorsque la quantité d'acide parvenue dans les organes digestifs , n'a pas été suffisante pour en déterminer la perforation , le péritoine et les intestins sont plus ou moins injectés ; l'estomac est distendu par des liquides ou des gaz, et sa surface interne , généralement blanche , offre quelques points noirs d'un petit diamètre.

DE L'ACIDE AZOTIQUE.
(acide nitrique).

C'est un liquide incolore , lorsqu'il est pur ; mais ordinairement coloré en jaune par de l'acide hypo-azotique , quelquefois par du chlore ; d'une odeur particulière , nauséabonde ;

rougissant la teinture de tournesol et ayant pour caractères essentiels : 1° de dégager par la chaleur ou par le contact avec la limaille de cuivre ou de fer, de l'acide hypo-azotique, reconnaissable à sa couleur rouge-orangée et à son odeur ; 2° de jaunir d'abord, puis de rougir la morphine ; 3° de produire par sa réaction sur le bi-carbonate de potasse, un azotate qui fuse sur le charbon et en accélère la combustion, et qui, décomposé par le cuivre et l'acide sulfurique, donne des vapeurs hypo-azotiques, reconnaissables à leur couleur et à leur odeur.

L'acide azotique donne une couleur plus foncée au vin et au thé ; il modifie peu les autres liquides végétaux. Il n'en est pas de même du lait qui est caillé immédiatement. Un excès d'acide redissout le coagulum, et la liqueur prend une teinte jaune. L'albumine liquide perd de suite sa transparence ; elle se concrète, devient d'abord très-blanche, puis jaunit par un contact prolongé. Le sang noircit et se coagule.

Toutes les matières végétales et animales, les vêtements, les étoffes jaunissent par leur contact avec l'acide azotique concentré. Cette couleur jaune devient *rouge-cerise* avec la potasse, la soude et l'ammoniaque. L'acide azotique répandu en petite quantité sur la peau, la jaunit bien ; mais l'épiderme acquiert, par la suite, une densité plus grande et se détache, au bout de quelques jours, sous la forme d'une pellicule parcheminée. Une cautérisation plus profonde donne lieu à une escarre d'une grande densité.

L'acide azotique agit sur l'homme vivant de la même manière que l'acide sulfurique ; il produit les mêmes symptômes de maladie et les mêmes altérations pathologiques. Concentré, il jaunit les parois de l'estomac ; il les colore en noir, s'il est étendu d'eau.

DE L'ACIDE CHLORHYDRIQUE.
(Acide hydrochlorique , muriatique).

Liquide incolore , lorsqu'il est pur , mais presque toujours coloré en jaune par un peu d'oxide de fer ; d'une odeur piquante ; répandant à l'air des vapeurs plus ou moins abondantes , suivant son degré de concentration , et plus ou moins visibles , suivant l'humidité ou la sècheresse de l'air. Mêlé à du bi-oxide de manganèse , et chauffé légèrement , il dégage du chlore , reconnaissable à sa couleur , à son odeur et à la décoloration qu'il fait subir au papier bleu de tournesol. Il forme avec l'azotate d'argent un chlorure blanc , caillebotté , soluble dans l'ammoniaque , insoluble dans l'eau et dans l'acide azotique , même à chaud. Ce caractère le distingue de l'acide cyanhydrique , qui forme avec le même réactif , un précipité blanc , soluble à chaud dans l'acide azotique , *sans changer de couleur.*

L'acide chlorhydrique avive la couleur du vin , et modifie peu l'aspect du cidre , de la bière , du vinaigre et du thé. Il coagule facilement le lait chaud ; en plus grande proportion il coagule le lait froid ; s'il est employé en excès , le liquide prend une teinte noirâtre. Il noircit et coagule instantanément le sang ; il dissout l'albumine et la colore en bleu.

Son contact blanchit la peau , et noircit la surface interne de l'estomac , par un séjour prolongé. Il rougit les vêtements et altère leur tissu , mais d'une manière bien moins prononcée que les acides sulfurique et azotique. Cet acide ne retarde pas la putréfaction ; à la longue , il se sature par l'ammoniaque qu'elle produit , et se transforme en chlorhydrate d'ammoniaque.

L'acide chlorhydrique agit à la manière de tous les acides

caustiques; il produit les mêmes symptômes et détermine les mêmes altérations de tissus.

DE L'EAU RÉGALE.

(Mélange d'acides chlorhydrique , azotique et hypo-azotique ,
d'eau et de chlore.)

Liquide coloré en rouge ou en jaune-rougeâtre , répandant à l'air des vapeurs rutilantes d'acide hypo-azotique ; d'une odeur nauséabonde ; rougissant la teinture de tournesol.

Elle forme avec l'azotate d'argent un précipité blanc , lourd, caillebotté , insoluble dans l'eau et dans l'acide azotique , soluble dans l'ammoniaque. Mise en contact avec la limaille de cuivre , elle dégage des vapeurs de bi-oxide d'azote , qui devient acide hypo-azotique au contact de l'air , et il se forme un liquide vert ou bleu (azotate de cuivre).

L'eau régale exerce sur les liquides végétaux et sur les matières animales , la même action que les acides azotique et chlorhydrique. Son action sur l'économie animale est la même que celle de l'acide azotique.

DE L'ACIDE OXALIQUE.

Solide , blanc , cristallisé , inodore et d'une saveur très-désagréable. Chauffé , il se volatilise et se sublime en totalité , sans se décomposer , s'il est pur. L'azotate d'argent y fait naître un précipité blanc d'oxalate d'argent qui , desséché et chauffé à la flamme d'une bougie , jaunit , puis brunit sur les bords , détonne et se dissipe en une fumée blanche. Il forme avec l'eau de chaux et le chlorure de potassium un précipité blanc , insoluble dans un excès d'acide oxalique , soluble dans l'acide azotique. Ce précipité recueilli , desséché et calciné dans une cuillère de platine , donne de la chaux vive. Enfin, le sulfate de cuivre est précipité en blanc bleuâtre par cet acide.

L'acide oxalique n'exerce aucune action sur les fluides végétaux et animaux, excepté sur la gélatine, qu'il dissout rapidement, sans lui faire subir, ni sans subir lui-même de changements dans sa composition.

L'action de ce poison est différente, suivant son état de concentration. Il agit localement et en raison de sa causticité; il est, en outre, absorbé, porté dans le torrent de la circulation, et il influence principalement le cœur et les centres nerveux.

DE LA POTASSE.

La potasse pure se nomme *potasse à l'alcool ;* mêlée à du sulfate de potasse, à du chlorure de potassium, à de la silice et à de l'oxide de fer, elle est connue sous le nom de *pierre à cautère;* enfin, la potasse du commerce a pour base le sous-carbonate de potasse ou sel de tartre.

Tous ces corps verdissent le sirop de violettes, ramènent au bleu le papier de tournesol rougi par un acide, attirent l'humidité de l'air et sont déliquescents. Ils forment avec l'azotate d'argent un précipité *vert-olive*, complètement soluble dans l'acide azotique. Traités par le chlorure de platine, en dissolution concentrée, ils fournissent un précipité *jaune-serin*, soluble dans l'eau, grenu, pesant, se rassemblant rapidement au fond du vase et adhérant facilement au verre. L'acide carbazotique y fait naître un précipité *cristallin* jaune, soluble seulement dans 260 fois son poids d'eau. Enfin, traités par l'acide carbonique gazeux, ils ne produisent pas de précipité.

Une dissolution de potasse donne au vin une teinte d'un vert noirâtre foncé; elle ne modifie ni l'eau sucrée, ni l'in-

fusion de thé ; rend plus transparentes l'albumine et la gélatine , et ne coagule pas le sang. Elle ramollit rapidement et
réduit en bouillie liquide les matières animales et le canal digestif ; elle produit sur la peau des escarres molles et humides.

Dans un empoisonnement par la potasse , on observe des
vomissements réitérés de matières qui ne font pas effervescence sur le carreau , et qui sont , au contraire , grasses et sa-
vonneuses au toucher ; ces matières sont mêlées de sang ; les
déjections alvines sont également sanguinolentes. Pour les altérations pathologiques : ramollissement considérable des tissus ; perforations de l'estomac ; sang fluide dans les vaisseaux.

DU CHLORE EN DISSOLUTION DANS L'EAU.

Liquide jaune-verdâtre , transparent , dégageant une odeur
forte *sui generis* , décolorant presque toutes les substances
végétales ; dégageant du chlore gazeux par la chaleur , et
donnant par l'azotate d'argent dissous , un précipité blanc ,
caillebotté , lourd , insoluble dans l'acide azotique , *même
à chaud* , soluble dans l'ammoniaque. Ce précipité qui est
du chlorure d'argent , acquiert une couleur violette , par son
exposition à la lumière. Ce liquide fait perdre la couleur bleue
à l'iodure d'amidon , ou au bleu de composition , et noircit
instantanément une lame d'argent. Il se transforme peu à
peu en acide chlorhydrique , et en présente à la longue toutes les propriétés.

Le vin et les autres boissons colorées prennent bientôt une
teinte jaune , par leur mélange avec la dissolution de chlore ;
le café à l'eau est la boisson qui résiste le plus à son action.

Il paraît que l'action de cette substance est tout-à-fait locale , qu'elle détermine une inflammation intense de l'estomac , et que par conséquent , elle agit comme irritant , si ce
n'est même comme caustique.

16

DE L'EAU DE JAVELLE.
(*Mélange d'hypochlorite de potasse et de chlorure de potassium*).

Liquide incolore , coloré quelquefois en rose , d'une odeur de chlore , d'une saveur âcre , brûlante ; verdissant ou décolorant le sirop de violette , suivant que la potasse ou le chlore prédominent dans sa composition.

Traitée par un acide , elle fait effervescence , dégage du chlore gazeux , et la liqueur se colore en vert , si la quantité de chlore dégagé est suffisante. Elle précipite en blanc , par l'azotate d'argent et par l'acide perchlorique ; en jaune serin , par le chlorure de platine.

L'eau de javelle décolore le vin , après l'avoir préalablement coloré en vert-noirâtre ; elle altère également la bière et le cidre , rend le lait plus fluide et ne modifie pas sensiblement le café au lait.

L'eau de javelle est un poison peu énergique ; elle doit exercer une action complexe , à raison des éléments qui la constituent , et suivant la prédominance de l'un d'eux.

DE L'AZOTATE DE POTASSE.

Solide , blanc , pulvérulent ou cristallisé en prismes cannelés ; d'une saveur fraîche , amère et piquante. Il fuse sur les charbons ardents et en accélère la combustion. Réduit en poudre et traité par l'acide sulfurique , il dégage des vapeurs blanches d'acide azotique. Mêlé préalablement à de la limaille de cuivre , il fournit des vapeurs rutilantes d'acide hypo-azotique. Il précipite en jaune-serin par le chlorure de platine , et en blanc par l'acide perchlorique.

L'azotate de potasse n'altère en rien les fluides et les li-

quides végétaux et animaux. Il a été signalé tantôt comme
un sel très-dangereux ; d'autrefois, comme ne l'étant pas
du tout ; il est probable qu'il y a exagération des deux côtés,
et qu'il est vénéneux ou inoffensif, suivant la dose et le degré de concentration dans lequel il est administré. Il agit localement en irritant les voies digestives, et par absorption,
sur les reins et le système nerveux.

FOIE DE SOUFRE.

(Mélange de quinti-sulfure de potassium et de sulfate
de potasse).

En morceaux plus ou moins épais, bruns-rougeâtres, extrêmement durs, d'une odeur d'œufs pourris ; très-solubles
dans l'eau. — Sa dissolution est de couleur brune foncée, elle
précipite en noir ou en rouge-brun, les sels de plomb, de
mercure, de bismuth et de cuivre. Traitée par l'acide chlorhydrique, elle fait effervescence, dégage une odeur forte
d'œufs pourris et précipite une poudre blanche, en même
temps que la liqueur se décolore. Le mélange jeté sur un filtre y dépose du soufre pur. La liqueur qui a filtré, rapprochée par évaporation, donne un précipité jaune-serin avec le
chlorure de platine, et ne dégage pas d'ammoniaque, quand
on la traite par la chaux vive. Ces phénomènes sont plus
ou moins sensibles et se produisent plus ou moins rapidement suivant le degré de concentration de la solution.

Le foie de soufre mêlé au vin, à la bière, au cidre ou à
toute autre liqueur acide, se décompose, laisse précipiter
du soufre, et celui-ci entraîne avec lui la matière colorante.
Il ne coagule pas le lait.

C'est un poison très-actif. Il peut amener la mort, ou par
l'inflammation de l'estomac, ou par absorption, en stupé-

fiant le système nerveux ; ou enfin , parce qu'étant décomposé par les acides qui existent dans l'estomac , une grande quantité d'acide sulfhydrique est mise à nu tout-à-coup , et, rendue au moyen des éructations , vient asphyxier l'individu , en pénétrant dans les voies de la respiration.

A l'autopsie , on trouve dans l'estomac des taches d'un rouge très-vif, recouvertes d'une couche de soufre jaune-verdâtre assez épaisse ; quelquefois un peu de poison a passé dans les intestins.

DE LA SOUDE.

La soude peut se présenter dans les mêmes états de pureté et d'impureté que la potasse. Elle en offre les caractères chimiques ; seulement elle ne fournit pas de précipité jaune-serin avec le chlorure de platine.

Son action sur les liquides et les solides végétaux et animaux , ainsi que sur l'économie animale , est la même que celle de la potasse. Il en est de même des sels qu'elle concourt à former.

DE LA BARYTE.
(Protoxide de baryum hydraté).

Solide , blanche ou grise , suivant qu'elle est ou qu'elle n'est pas délitée ; sa dissolution qui verdit le sirop de violette , est troublée par les sous-carbonates alcalins qui forment un sous-carbonate de baryte insoluble. L'acide sulfurique , les sulfates de potasse ou de soude y font naître un dépôt de sulfate de baryte , insoluble dans l'eau et dans l'acide azotique.

Le chlorure de baryum et le carbonate de baryte se reconnaissent par les procédés indiqués pour découvrir leurs acides et leur base.

Toutes les préparations de baryum sont vénéneuses ; mais on ne connaît qu'un seul exemple d'empoisonnement par le chlorure de baryum, pris à la dose d'une once. Il agit localement comme irritant ; absorbé, il exerce une action excitante très-vive sur le cerveau et sur la moelle-épinière.

DE L'AMMONIAQUE.

Liquide, incolore, d'une odeur vive, pénétrante, urineuse et provoquant le larmoiement. Elle verdit le sirop de violette, précipite en jaune-serin par le chlorure de platine et par l'acide carbazotique ; ce dernier précipité est très-soluble dans l'eau. Traitée par un acide affaibli, l'acide chlorhydrique, par exemple, elle ne fait pas effervescence, lorsqu'elle est pure.

C'est un caustique très-puissant ; il rubéfie la peau sur le vivant et y forme des ampoules ; il blanchit instantanément les membranes muqueuses et les cautérise. Toutefois sa causticité ne paraît pas suffisante pour pouvoir amener la perforation de l'estomac.

Le *sesqui carbonate d'ammoniaque* est solide, blanc, répandant l'odeur d'ammoniaque ; il verdit le sirop de violette et fait effervescence avec les acides, en dégageant un gaz piquant et inodore. Il est moins caustique que l'ammoniaque.

Le *chlorhydrate d'ammoniaque* ou *sel ammoniac* est solide, blanc, inodore, difficilement réductible en poudre. Il est facilement décomposé par la chaux et la potasse. Il précipite en jaune-serin par le chlorure de platine et en blanc par l'azotate d'argent.

Il résulte des expériences de M. Smith, que le chlorhydrate d'ammoniaque irrite les parties avec lesquelles il est en contact ; qu'il agit de plus, avec beaucoup d'énergie sur le système nerveux et sur l'estomac en vertu de son absorption rapide.

PRÉPARATIONS MERCURIELLES.

DU BICHLORURE DE MERCURE.
(Sublimé corrosif, deutochlorure de mercure).

Toutes les préparations mercurielles sont vénéneuses, le mercure métallique excepté, encore le devient-il, lorsqu'il est extrêmement divisé. Le sublimé corrosif possède cette propriété au plus haut degré ; très-répandu dans le commerce, souvent employé en médecine et dans les arts, il a fréquemment causé des empoisonnements.

Blanc, demi-transparent, en morceaux plus ou moins volumineux et très-pesants, ou, en poudre blanche ressemblant au sucre, d'une saveur âcre et métallique ; celui du commerce est toujours plus ou moins altéré par du fer. Si on jette du sublimé en poudre dans de l'eau, la partie la plus fine reste à la surface et le reste se précipite au fond ; il faut agiter fortement pour parvenir à le précipiter entièrement.

Une lame de cuivre, frottée avec une petite quantité de sublimé, se recouvre à l'instant d'une couche métallique argentine. On produit le même effet en versant une goutte de dissolution de chlore sur le sublimé placé sur la lame.

Si l'on fait chauffer graduellement jusqu'au rouge un mélange de sublimé et de flux noir, dans un tube fermé à une de ses extrémités, le mercure vient se déposer en petits globules sur les parois du tube.

La dissolution aqueuse du bichlorure de mercure rougit la teinture de tournesol ; précipite en jaune-rougeâtre par la dissolution de potasse, employée en petite quantité ; en jaune, par la potasse en excès ; en rouge-brique, par l'eau de chaux en petite quantité et par le carbonate de potasse ; en blanc, par l'ammoniaque; en noir, par l'acide sulfhydrique et les sulfures alcalins; en jaune devenant couleur de chair, puis rouge-carmin, par l'iodure de potassium; en blanc, par un peu de proto-chlorure d'étain, et en gris noirâtre, par le même réactif employé en excès.

Une pile formée d'une lame d'or appliquée sur une lame d'étain, et plongée dans cette dissolution, rendue acide par l'addition de quelques gouttes d'acide chlorhydrique, se recouvre instantanément d'une couche de mercure qui blanchit la surface de la lame d'or; on peut alors en séparer le mercure en chauffant la lame dans un tube effilé.

Tous les fluides végétaux et animaux peuvent opérer, soit immédiatement, soit à la longue; soit à froid, soit à une température plus ou moins élevée, la décomposition du sublimé et sa transformation en calomel. Il peut également se décomposer par son contact avec une foule de matières animales solides, telles que la fibrine, les tissus musculaire et fibreux, les membranes muqueuses et séreuses, la substance cérébrale. Ces parties solides animales acquièrent alors une densité plus marquée; deviennent friables quand elles sont sèches et prennent une teinte grisâtre. Cette action chimique a lieu dans le corps vivant, aussi bien qu'après la mort.

La décomposition du sublimé ne peut jamais être portée au point de fournir du mercure métallique, à moins qu'il n'ait été pris mélangé avec un corps capable d'en opérer la réduction, tel que le zinc, le cuivre, le fer, l'arsenic et le phosphore, et encore dans cette supposition même, sa revivification est-elle fort douteuse.

Il suit de là que, si l'on trouve du mercure en globules dans les voies digestives d'une personne morte rapidement, avec un ensemble de symptômes propres à élever des soupçons d'empoisonnement, on devra rechercher si le mercure a été revivifié; ou bien s'il n'y a point été introduit au moyen d'une préparation qui le contiendrait à l'état métallique, telle que le protoxide de mercure, le sucre métallique, les onguents gris et napolitains et le mercure gommeux.

Symptômes principaux de l'empoisonnement par le bichlorure de mercure. — Sentiment de resserrement et de chaleur brûlante à la gorge; anxiétés; douleurs très-aiguës le long de l'œsophage et surtout dans l'estomac; soif vive; déglutition difficile, nausées; vomissements de matières d'abord blanchâtres, filantes, puis sanguinolentes; déjections fréquentes, ordinairement mêlées de sang, et accompagnées d'épreintes et de cuissons à l'anus; ensuite abattement complet; peau froide, couverte de sueurs; face pâle; yeux ternes, abattus, exprimant la souffrance; pouls petit, filiforme; respiration lente; insensibilité de la peau; convulsions; syncopes de plus en plus rapprochées; enfin la mort survient sans que les facultés intellectuelles aient été altérées un seul instant.

Altérations cadavériques. — Tuméfaction avec teinte violacée du voile du palais et du pharynx; injection et rougeur du larynx, de la trachée-artère et des bronches; œsophage plus ou moins altéré et d'une couleur blanchâtre; estomac contracté et enfoncé sous les côtes; sa surface extérieure est violette et tachetée de points d'un rouge brunâtre, principalement le long de ses deux courbures; ecchymoses nombreuses le long de l'insertion des deux épiploons, avec teinte noire très-prononcée; intestins en général peu injectés. Membrane muqueuse de l'estomac de couleur rouge-brique, replis noirs; érosions multipliées; tous les vaisseaux fortement injectés. Par fois, on trouve une ou plusieurs plaques grisâtres, provenant d'une décomposition du sublimé dans l'épaisseur du tissu, et à la surface desquelles existe une couche blanchâtre, qui n'est autre chose que du calomel.

On rencontre quelquefois des taches rougeâtres ou noirâtres dans les cavités du cœur, ainsi qu'à la fin du gros intestin. Le cerveau peut aussi être gorgé de sang.

PROTO-CHLORURE DE MERCURE.
(*Calomel*).

En poudre blanche ou légèrement blanc-jaunâtre ; sans saveur ; insoluble dans l'eau. Chauffé, il se volatilise sans se décomposer, et se condense sous la forme d'une masse cristalline. Trituré avec de la potasse, il devient noir. Chauffé dans un tube avec de la potasse, il donne du mercure métallique. Le résidu de la volatilisation, *chlorure de potassium*, est soluble dans l'eau, et la dissolution forme avec l'azotate d'argent, un précipité blanc caillebotté, lourd, insoluble dans l'eau et dans l'acide azotique.

Le calomel est purgatif ; il provoque et détermine souvent la salivation. Il enflamme le tube digestif et peut amener la mort.

PROTOXIDE DE MERCURE.

La poudre noirâtre qui porte ce nom est un mélange de mercure métallique très-divisé et de bi-oxide ; solide, gris-noirâtre, insoluble dans l'eau. Comprimé entre deux feuilles de papier, et examiné ensuite à la loupe, il offre des globules mercuriels. Traité par l'acide chlorhydrique, il donne du calomel et du sublimé.

BI-OXIDE DE MERCURE.
(*Précipité rouge*).

Solide, cristallisé ou en poudre rouge ; insipide. Fortement chauffé dans un tube, il donne du mercure métallique et dégage de l'oxigène ; il se dissout dans l'acide chlorhydrique avec lequel il forme du bi-chlorure de mercure.

Il est vénéneux, soit qu'on le prenne à l'intérieur, soit qu'il soit appliqué extérieurement.

PROTO-AZOTATE DE MERCURE.

Solide, blanc ; d'une saveur âcre et métallique ; mêlé à de la limaille de cuivre et chauffé, il dégage des vapeurs nitreuses ; il accélère la combustion du charbon. Sa dissolution offre les caractères du sublimé ; elle s'en distingue en ce qu'elle fournit par la potasse un précipité gris-noirâtre.

DEUTO-AZOTATE DE MERCURE.

Solide, cristallisé en aiguilles jaunâtres, d'une saveur très-styptique et métallique. Dissous dans l'eau, il offre tous les caractères du sublimé, excepté qu'il ne précipite pas par l'azotate d'argent.

Il est un azotate acide de mercure employé en chirurgie, et qui est déjà devenu la source d'empoisonnements. C'est une solution de deux parties d'azotate de mercure dans une d'acide azotique. Cette liqueur présente les caractères chimiques des deux substances dont elle est composée.

PROTO-IODURE DE MERCURE.

Gris ou jaune-verdâtre, insoluble dans l'eau. Chauffé dans un tube de verre fermé, il fournit des vapeurs violettes. Mêlé à de la potasse, et fortement chauffé dans un tube effilé, il donne du mercure métallique qui se volatilise et laisse un résidu ioduré de potassium.

DEUTO-IODURE DE MERCURE.

Il ne se distingue du proto-iodure que par sa couleur d'un rouge vif ; il jaunit quand on le chauffe.

CYANURE DE MERCURE.

Solide, cristallisé en prismes quadrangulaires coupés obliquement ; saveur styptique. Chauffé dans un tube fermé à l'une de ses extrémités, il donne une vapeur épaisse qui miroite le verre, et il dégage un gaz (*cyanogène*) qui brûle avec une flamme purpurine. Sa dissolution donne avec l'azotate d'argent un précipité blanc, insoluble dans l'eau et dans l'acide azotique à froid, soluble dans l'ammoniaque. Il ne précipite pas par la potasse, et se colore en noir par l'acide sulfhydrique.

SULFURE DE MERCURE.
(*Cinnabre, vermillon*).

Solide, rouge, pulvérulent ou cristallisé en aiguilles ; insoluble. Chauffé dans un tube, il se volatilise sans changer de nature ; si on l'a mêlé préalablement avec de la potasse, il donne du mercure volatilisé, et du sulfure de potassium capable de noircir par l'addition d'acétate de plomb.

Ces divers sels de mercure exercent sur l'économie animale la même action que le bi-chlorure.

PRÉPARATIONS ARSÉNICALES.

DE L'ACIDE ARSÉNIEUX.
(Oxide blanc d'arsenic , mort aux rats).

Solide , en morceaux demi-transparents comme du verre ou d'un blanc mat à l'extérieur, avec cassure vitreuse à l'intérieur, ou enfin complètement opaques ; saveur âcre et corrosive. Pulvérisé , il ressemble à du sucre en poudre.

Projeté sur des charbons incandescents, il répand *une odeur alliacée* , et dégage une fumée peu visible au voisinage du charbon , mais très-blanche à un pouce plus haut. Placé dans un creuset ou sur une lame de fer chauffée , la vapeur est blanche dans toute son étendue , et n'a pas d'odeur alliacée.

Mêlé intimément à du flux noir , et chauffé dans un tube effilé , il donne de l'arsenic métallique , solide , gris d'acier, fragile et brillant , lorsque la cassure est récente.

La dissolution concentrée d'acide arsénieux est incolore, inodore ; d'une saveur légèrement âcre. Traitée par l'acide sulfhydrique pur , elle se colore en jaune-rougeâtre , sans fournir de précipité ; mais si l'on ajoute au mélange quelques gouttes d'acide chlorhydrique , il se produit immédiatement un précipité jaune qui a pour caractères : 1° de dissoudre rapidement dans l'ammoniaque , en donnant une liqueur incolore et très-limpide ; 2° de donner de l'arsenic métallique, si on le dessèche après l'avoir mélangé avec du flux noir ou de la potasse.

En outre , la dissolution d'acide arsénieux précipite en blanc par l'eau de chaux ; en vert, par le sulfate de cuivre ammoniacal , et en jaune , par l'azotate d'argent. Enfin, deux ou trois gouttes mises dans un appareil de Marsh donnent de l'arsenic métallique.

L'acide arsénieux ne change pas l'aspect du vin, du café, du cidre, de la bière, du lait, du bouillon et des autres aliments liquides et solides. C'est à cette cause et au peu de saveur qu'il communique aux mets auxquels il est mêlé, ainsi qu'à la facilité avec laquelle on peut se le procurer, qu'il faut attribuer la fréquence des empoisonnements par cette substance.

Examen chimique des matières que l'on suppose contenir de l'acide arsénieux.

On réunit les matières des vomissements et celles qu'on a trouvées dans l'estomac, aux eaux de lavage et à l'estomac lui-même coupé par morceaux ; on soumet le tout, pendant une heure, à l'ébullition avec de l'eau distillée ; on filtre la liqueur et on l'évapore jusqu'à siccité ; on reprend le résidu par l'eau distillée, on filtre de nouveau et on précipite la matière animale par l'acide chlorhydrique, de manière à rendre la liqueur acide ; on filtre et l'on traite par l'acide sulfhydrique, au moyen duquel on obtient un précipité jaune-serin de sulfure d'arsenic, à la réduction duquel on procède.

Si l'on parvient, par ce procédé, à se procurer de l'arsenic, la preuve de l'empoisonnement est à l'abri de toute objection. Mais ces opérations, peu compliquées en apparence, peuvent être sans résultat pour la découverte du poison, soit parce qu'elles ont été mal faites, soit parce que les matières à analyser contiennent une trop petite quantité d'arsenic. Alors, comme celui-ci a pu être absorbé dans le tube digestif, porté dans le torrent de la circulation et transmis dans tous les organes, on doit le rechercher successivement dans le tissu même du tube digestif, du foie, de la rate et des autres parties du corps.

Pour cela on carbonise les matières animales au moyen de

l'acide sulfurique concentré, et l'on traite le charbon qui en résulte par l'acide azotique ou l'eau régale. On évitera toute chance de perte en faisant la carbonisation dans une cornue de verre munie de son récipient.

Il est de la plus haute importance que la carbonisation de la matière organique soit complète; sans cela, on obtient non seulement une liqueur qui mousse dans l'appareil de Marsh, mais cette liqueur peut donner des taches qui présentent quelquefois, dans leur aspect, de la ressemblance avec les taches arsénicales. Lorsque la carbonisation est complète, on reprend le tout par l'eau bouillante, on le concentre le plus possible par l'évaporation, on filtre et la liqueur est mise dans l'appareil de Marsh.

Cet appareil, à l'aide duquel on peut facilement découvrir un millionième d'acide arsénieux existant dans une liqueur, est basé sur la propriété dont jouit l'hydrogène de se combiner avec l'arsenic pour former du gaz hydrogène arséniqué, que l'on décompose ensuite par l'action de la chaleur, afin d'obtenir l'arsenic métallique.

Inventé en 1836 par M. James Marsh, il a subi plusieurs modifications plus ou moins heureuses. Celle qui a été adoptée par l'Académie des Sciences de Paris, d'après les expériences de MM. Regnault, Thénard, Dumas et Boussingault, paraît promettre les résultats les plus concluants.

Un flacon à col droit, à large ouverture, est fermé par un bouchon percé de deux trous, par lesquels passent deux tubes; un droit, de trois lignes de diamètre et qu'on fait descendre jusqu'au fond du flacon, est destiné à introduire les liquides dans l'appareil; l'autre plus petit donnera issue au gaz arséniqué; il est recourbé à angle droit et s'engage dans un autre tube plus large, de huit à dix pouces de longueur et rempli d'amiante ou de coton. A l'extrémité de ce tube on en adapte un autre en verre peu fusible, d'une ligne de diamètre intérieur, d'un pied de longueur et effilé à son extrémité ; celle-ci est enveloppée d'une feuille de clinquant sur une longueur d'environ trois pouces.

Le flacon est choisi de manière à pouvoir contenir toute la liqueur à essayer, et à laisser encore un vide du cinquième environ de la capacité totale. On devra se rappeler cependant qu'il est important que le volume du liquide ne soit pas trop considérable, si l'on a à traiter une liqueur qui ne renferme que des traces de matière arsénicale.

L'appareil étant ainsi disposé, on introduit dans le flacon du zinc laminé en feuilles minces et une couche d'eau suffisante pour fermer l'ouverture du tube de sureté ; enfin, on y verse un peu d'acide sulfurique. Le gaz hydrogène qui se dégage chasse l'air du flacon. On porte au rouge le tube dans la partie qui est enveloppée de clinquant, au moyen de charbons placés sur une grille. Un petit écran empêche le tube de s'échauffer à une distance trop grande de la partie entourée de charbons. On introduit ensuite le liquide suspect par le tube ouvert, au moyen d'un entonnoir effilé, de manière à le faire descendre le long des parois du tube, afin d'éviter que de l'air ne soit entraîné dans le flacon. Si le dégagement du gaz se ralentit après l'introduction de la liqueur, on ajoute une petite quantité d'acide sulfurique, et l'on fait marcher l'opération lentement et d'une manière aussi régulière que possible.

Si le gaz renferme de l'arsenic, celui-ci vient se déposer, sous forme d'anneau, en avant de la partie chauffée du tube. Alors on constate toutes les propriétés physiques et chimiques qui caractérisent cette substance. Ainsi l'on vérifiera facilement : 1° sa volatilité. 2° Son changement en une poudre blanche volatile, l'*acide arsénieux*, quand on chauffera le tube ouvert aux deux bouts dans une position inclinée. 3° En chauffant un peu d'acide azotique ou d'eau régale dans le tube , on fera passer l'arsenic à l'état d'acide arsénique très-soluble dans l'eau. La liqueur évaporée à sec avec précaution dans une petite capsule de porcelaine , donnera un précipité rouge-brique , quand on versera dans la capsule quelques gouttes d'une dissolution bien neutre d'azotate d'argent. 4° Après toutes ces épreuves , on peut isoler de nouveau l'arsenic à l'état de métal. Pour cela , il suffit d'ajouter une petite quantité de flux noir dans la capsule où l'on a fait la précipitation par l'azotate d'argent , de dessécher la matière et de l'introduire dans un petit tube , dont une des extrémités est effilée , et dont on ferme l'autre extrémité à la lampe , après l'introduction de la matière. On fait tomber la matière dans la partie évasée , et l'on porte celle-ci à une bonne chaleur rouge ; l'arsenic passe à l'état métallique , et vient former , dans la partie étroite du tube , un anneau d'arsenic métallique.

Si l'on éprouve quelques difficultés dans le procédé que je viens de décrire , on ne chauffe pas l'extrémité du tube , on laisse dégager le gaz hydrogène pendant quelques minutes , pour que l'appareil ne contienne pas de mélange d'hydrogène et d'air atmosphérique qui *détonnerait ;* on enflamme le gaz et on le reçoit sur une soucoupe de porcelaine. Si le liquide contient de l'arsenic , la flamme laisse déposer sur la soucoupe , des taches dues au métal , et qui se reconnaissent aux caractères suivants.

Elles sont plus ou moins larges , d'un reflet brillant , miroitant , irisé , à teinte brune ou chocolat ; elles n'attirent pas l'humidité de l'air , ne se volatilisent pas à froid et se volatilisent à la chaleur ; se dissolvent et se détachent instantanément dans l'acide azotique pur. Si on évapore jusqu'à siccité le liquide de la dissolution , on obtient un résidu d'un blanc légèrement jaunâtre que l'azotate d'argent fait passer au rouge-brique. Aucune substance connue autre que l'arsenic , ne réunit l'ensemble de ces caractères.

M. Bebert, professeur de chimie à Chambéry, a constaté qu'en frottant une tache arsénicale avec du grès calciné ou avec du verre pilé, que l'on projette ensuite sur des charbons ardents, il s'en élève une fumée ayant une odeur alliacée.

Quand l'on a obtenu suffisamment de taches, on peut encore recourber le tube et faire plonger son extrémité dans une dissolution d'azotate d'argent, pour condenser au besoin les dernières portions d'arsenic.

Quant à l'arsenic que l'on avait annoncé exister dans le corps de l'homme à l'état normal, *toutes les expériences*, faites sur les différents tissus, par MM. les Commissaires de l'Académie des Sciences et de l'Académie royale de Médecine, *ont donné des résultats négatifs.*

Le moyen d'investigation que je viens de décrire, est tellement puissant, qu'il est impossible que des atômes presque impondérables d'arsenic lui échappent, si les recherches sont bien dirigées. Mais comme la preuve matérielle d'un empoisonnement doit toujours être de toute évidence, l'expert doit : 1° n'employer que de l'acide sulfurique purifié par distillation, et s'assurer, avant toute opération, qu'aucun des réactifs qu'il emploie ne renferme de l'arsenic ; 2° obtenir l'anneau d'arsenic métallique, ou constater la nature arsénicale des taches, par les moyens indiqués, afin de ne pas les confondre avec d'autres taches que l'on peut obtenir par le même procédé, telles que celles de soufre, de fer, d'antimoine et de phosphore ; 3° s'informer si l'individu n'aurait pas, avant sa mort, fait usage, dans un but thérapeutique, de quelques préparations pouvant contenir de l'arsenic ; 4° s'assurer, en cas d'exhumation, que la terre du cimetière ne contient pas de l'arsenic, qui aurait pu être transporté dans le cadavre pendant une inhumation très-prolongée et après la destruction de la bière.   17

Si l'on a pris toutes ces précautions, on aura acquis la preuve matérielle la plus sure de l'empoisonnement, et l'on pourra porter la conviction dans l'esprit des juges.

Action de l'arsenic sur l'économie animale. — L'arsenic agit, et sur les parties où il est appliqué, et sur toute l'économie. Qu'il soit placé sur la peau, sur une plaie ou introduit dans l'estomac, il donne lieu aux mêmes symptômes. Toutes choses égales d'ailleurs, il agit plus rapidement en dissolution qu'en morceaux ou en poudre. Ordinairement il détermine une inflammation locale plus ou moins vive ; mais cet effet n'est pas constant. Il agit sur le cœur d'une manière spéciale et paraît déterminer la mort par l'extinction graduelle des contractions de cet organe.

On connait plusieurs exemples d'individus empoisonnés par l'arsenic, qui ont succombé sans avoir présenté d'autres symptômes morbides que quelques syncopes. Toutefois, on observe ordinairement les symptômes suivants : crachotement continuel, constriction de la gorge, vertiges, ardeur et douleur à l'épigastre ; fièvre ardente, soif, hoquets, syncopes ; pouls petit, fréquent, concentré et irrégulier, respiration difficile ; sueurs froides, enflure du corps, insensibilité des pieds et des mains ; convulsions ; démangeaisons générales ; quelquefois, éruption urticaire ou miliaire non vésiculeuse ; fétidité de l'haleine ; évacuations par haut et par bas, de matières putrides et noires ; enfin, faiblesses fréquentes et mort.

Altérations cadavériques. — Rougeur plus ou moins marquée de la membrane muqueuse gastrique, s'étendant quelquefois à l'œsophage ; teinte brunâtre de quelques replis de l'estomac ; ecchymoses sous-muqueuses plus ou moins larges, se rencontrant principalement dans des points où un petit fragment d'arsenic a séjourné ; injection des vaisseaux gastriques ; membrane muqueuse intestinale participant, dans quelques cas, à ces altérations ; quelquefois aussi, plaques rouges sur les valvules mitrale et tricuspide, ainsi que sur les principaux faisceaux des ventricules du cœur. Rien de plus variable que ces diverses altérations ; dans certains cas, elles manquent entièrement ; d'autrefois, elles sont à peine prononcées, en sorte qu'il ne faudrait pas conclure de leur absence que le poison a été introduit après la mort.

OXIDE NOIR D'ARSENIC (*poudre aux mouches*).

PROTO-SULFURE ROUGE D'ARSENIC (*réalgar*).

DEUTO-SULFURE JAUNE D'ARSENIC (*orpiment*).

POUDRES ET PÂTES ARSÉNICALES DU FRÈRE CÔME, etc.

ACIDE ARSÉNIQUE.

ARSÉNITES DE POTASSE ET DE SOUDE.

ARSÉNITE DE CUIVRE (*vert de Schéele*).

ARSÉNIATES.

Ces différentes préparations arsénicales ont sur l'économie animale, une action plus ou moins irritante ; elles donnent lieu aux mêmes accidents que l'oxide blanc d'arsenic. Elles présentent à l'analyse les mêmes phénomènes chimiques, avec quelques différences relatives à leurs combinaisons, et qu'un chimiste appréciera facilement. Elles donnent toutes de l'arsenic métallique, lorsqu'on les met dans l'appareil de Marsh.

PRÉPARATIONS CUIVREUSES.

CUIVRE MÉTALLIQUE.

Solide ; rouge , quand il est pur ; jaune , lorsqu'il est allié à du zinc , du plomb ou de l'étain ; brillant , malléable. Traité par l'acide azotique à froid , il dégage des vapeurs rouges d'acide hypo-azotique et se dissout dans l'acide restant pour former de l'azotate de cuivre vert qui , traité par l'ammoniaque en excès , prend une teinte d'un beau bleu céleste.

Le cuivre métallique n'est pas un poison par lui-même , mais il est susceptible de le devenir par une longue exposition à l'air humide , et par son contact avec des corps gras ou bien avec des aliments ou des liquides renfermant un acide libre. Dans ces circonstances , il se forme différents sels de cuivre qui occasionnent fréquemment des empoisonnements accidentels.

ACÉTATE DE CUIVRE NEUTRE (cristaux de Vénus).

Solide , cristallisé , d'un vert foncé , d'une saveur âcre , styptique , cuivreuse. Trituré dans un mortier , et traité par l'acide sulfurique et quelques gouttes d'eau , il répand une odeur forte de vinaigre. Introduit dans un tube fermé à l'une de ses extrémités et chauffé , il donne des vapeurs acétiques et laisse un résidu de cuivre métallique. Il se dissout dans l eau , sans laisser de résidu.

Une goutte de cette dissolution , placée sur une lame de fer bien décapée , additionnée d'un peu d'acide acétique concentré , se décolore instantanément , et le fer se tapisse de cuivre rouge très-apparent. Elle précipite : en bleu , par la potasse , la soude et l'ammoniaque ; en vert , par l'arsénite

de potasse ; en brun-marron , par le ferro-cyanure de potassium ; en brun-noirâtre , par l'acide sulfhydrique et les
sulfhydrates solubles. Un bâton de phosphore plongé dans
la dissolution , se recouvre instantanément d'une couche de
cuivre métallique , et finit par la décolorer entièrement.

VERT-DE-GRIS ARTIFICIEL (*sous-deuto-acétate de cuivre*).

Solide , en poudre ou en morceaux d'un blanc bleuâtre ,
d'une saveur styptique , cuivreuse , nauséabonde. Traité par
l'acide sulfurique , il dégage des vapeurs d'acide acétique ; le
produit liquide de cette opération , mis sur une lame de fer
décapée , y fait naître immédiatement une couche de cuivre
métallique. Si l'on fait bouillir le vert-de-gris dans de l'eau
distillée , il donne une liqueur verte et un dépôt brun mélangé de bi-oxide de cuivre anhydre et de matières étrangères ; la liqueur se comporte avec les réactifs , comme la
solution d'acétate neutre de cuivre ; le dépôt cède à l'acide
sulfurique tout le deutoxide qu'il renferme , et à l'acide azotique , le cuivre qui n'a pas été attaqué par l'acide sulfurique ; il en résulte un sulfate et un azotate de cuivre.

SULFATE DE CUIVRE (*vitriol bleu , couperose bleue*).

Solide , cristallisé , d'un bleu foncé , ou en poudre , d'un
blanc bleuâtre ; tout-à-fait blanc , s'il n'est pas hydraté. Traité par l'acide sulfurique , il ne dégage pas d'odeur de vinaigre. Il est très-soluble dans l'eau. Sa dissolution concentrée
se distingue de celle d'acétate neutre de cuivre , en ce qu'elle
forme avec l'azotate de baryte , un précipité blanc de sulfate de baryte , insoluble dans l'eau et dans l'acide azotique.

SULFATE DE CUIVRE AMMONIACAL.

Liquide, d'un beau bleu céleste plus ou moins foncé, répandant l'odeur d'ammoniaque, verdissant le sirop de violette, se comportant avec les réactifs comme le sulfate de cuivre, avec ces différences : 1° qu'il précipite en vert la dissolution d'acide arsénieux ; 2° que, traité par l'acide sulfurique, il donne un précipité bleu-verdâtre, soluble dans un excès d'acide.

BI-OXIDE DE CUIVRE.

Bleu, lorsqu'il est à l'état d'hydrate ; brun, lorsqu'il est sec. Traité par le charbon à une haute température, il donne du cuivre métallique. Il se dissout très-bien dans les acides sulfurique, azotique et chlorhydrique, et fournit un sel de cuivre reconnaissable aux caractères indiqués précédemment.

Les sels cuivreux donnent au vin une teinte violacée plus ou moins foncée, suivant la quantité qui s'y trouve dissoute et suivant l'ancienneté du mélange. Ils colorent le lait en bleu et le coagulent ; ils communiquent au bouillon une couleur verte.

Tous les sels de cuivre sont vénéneux ; ils agissent sur le tube digestif en occasionnant l'inflammation, et par suite, la gangrène et des perforations. Ils sont également absorbés et portés dans tous les organes, où l'on peut parvenir à en démontrer la présence au moyen de l'appareil de Marsh.

AZOTATE D'ARGENT.

On le trouve dans le commerce sous deux formes différentes : 1° cristallisé en lames hexaédriques, demi-transparentes , incolores et inodores ; 2° en cylindres d'un gris noirâtre , friables , à cassure lamelleuse (*pierre infernale*). Projeté sur un charbon ardent , il en active fortement la combustion et y laisse une couche blanche d'argent mat. Mêlé à la potasse et calciné , il donne un culot métallique.

Sa dissolution dans l'eau donne , avec la potasse ou la soude , un précipité olive (*oxide d'argent*) , soluble dans l'acide azotique et dans l'ammoniaque. Les sulfures alcalins et l'acide sulfhydrique la précipitent en noir (*sulfure d'argent*) ; l'arsénite de potasse , en jaune-serin (*arsénite d'argent*). Traitée par un chlorure soluble , ou par l'acide chlorhydrique , elle donne un précipité de chlorure d'argent, d'un blanc mat , caillebotté , lourd , insoluble dans l'eau et dans l'acide azotique à froid et même bouillant , soluble dans l'ammoniaque ; exposé à la lumière , il devient violet et même noir.

L'azotate d'argent trouble la transparence du vin et le rapproche de la lie ; il est décomposé par la plupart des liquides végétaux et animaux , mais surtout par le lait , le café et le thé.

L'azotate d'argent exerce une action énergique sur l'économie animale. Administré à faible dose , pour combattre l'épilepsie , il a donné lieu à des accidents graves et , dans quelques cas , il a causé la mort. A l'ouverture du cadavre , l'estomac offrait une coloration d'un noir de jais , dans presque toute son étendue ; quelques points de la membrane muqueuse étaient détruits ; tout le tube intestinal était phlogosé. L'administration de l'azotate d'argent , à faible dose , produit à la longue un symptôme remarquable , la coloration en noir de la peau.

PRÉPARATIONS ANTIMONIALES.

ÉMÉTIQUE.
(Tartrate de potasse et de protoxide d'antimoine).

Solide, cristallisé ou en poudre blanche, d'une saveur nauséabonde. Mis sur un charbon ardent, il noircit, met à nu du charbon et même de l'antimoine métallique sous forme de globules brillants.

Sa dissolution dans l'eau est incolore, rougit légèrement la teinture de tournesol et forme avec l'eau de chaux un précipité blanc, soluble dans un excès d'émétique et dans l'acide azotique. Traitée par l'acide sulfhydrique gazeux ou dissous dans l'eau, elle se colore en rouge-orangé, *sans se troubler* ; puis elle fournit, par l'addition d'acide chlorhydrique, un précipité floconneux, de couleur jaune-orangée *(soufre doré)*.

C'est l'agent le plus puissant pour reconnaître l'émétique étendu d'eau ; c'est aussi celui qui peut le mieux caractériser une préparation antimoniale. Cependant il ne suffit pas pour constater la présence de l'émétique, d'obtenir un précipité blanc avec de l'eau de chaux, et un précipité jaune-orangé avec l'acide sulfhydrique ; il est encore nécessaire d'isoler l'antimoine métallique, en agissant sur le soufre doré qui le contient.

La dissolution d'émétique fournit encore un grand nombre de précipités avec les réactifs ; ainsi, la potasse, la soude et leurs carbonates, l'eau de baryte et l'acide sulfurique, la précipitent en blanc ; l'infusum alcoolique de noix de galle, en blanc grisâtre, tirant sur le jaune ; les sulfhydrates solubles, en brun.

Quelques gouttes de la dissolution, mises dans l'appareil

de Marsh donnent de l'antimoine métallique sous forme de taches d'un reflet bleu très-marqué , à circonférence presque toujours très-arrêtée , très-nette ; quelquefois, couvertes , en partie , d'une matière noire, opaque et d'un aspect charbonneux ; elles disparaissent lentement par l'action de la chaleur et n'exhalent pas d'odeur arsénicale. Elles se dissolvent dans l'acide azotique ; mais le produit de la dissolution est toujours plus ou moins jaune, et ne se colore pas en rouge-brique , par l'addition de l'azotate d'argent.

M. Marsh vient de faire remarquer que l'appareil qui porte son nom , peut servir à distinguer l'arsenic de l'antimoine, au moyen de l'azotate double d'ammoniaque et d'argent. Voici comment : on humecte avec la dissolution du sel d'argent , un morceau de verre , de porcelaine ou de mica , et on présente horizontalement la partie humectée au jet enflammé d'hydrogène , en le maintenant à un pouce au-dessus de la flamme. S'il y a de l'arsenic dans le mélange , il se produit immédiatement la couleur jaune-citron , caractéristique de ce métal. Si , au contraire , il y a de l'antimoine , il se produit un précipité blanc caillebotté. Enfin , si aucun de ces deux métaux n'existe dans le mélange que l'on examine , l'hydrogène réduit immédiatement l'argent à l'état métallique. M. Marsh affirme que cette épreuve , toute délicate qu'elle paraisse , donne des résultats si nets et si précis qu'elle peut satisfaire les experts les plus timorés , et dénoncer les plus petites quantités des deux métaux vénéneux.

L'incorporation de l'émétique n'apporte immédiatement aucun changement remarquable dans l'aspect des matières animales ; il change peu la couleur du vin, de la bière et du thé ; mêlé au lait, en grande quantité , il peut le coaguler, au bout d'un certain temps.

L'émétique est vénéneux à des doses variables , suivant une foule de circonstances physiologiques ou pathologiques;

il exerce principalement son action sur le canal digestif et sur les poumons. Quelque soit son mode d'administration, il détermine des nausées, des vomissements, des déjections alvines, de la difficulté à respirer et une accélération de la circulation. On trouve après la mort des traces de phlegmasie du tube digestif et des poumons.

L'émétique peut être absorbé, porté dans tous les organes et éliminé par l'urine. Dans un cas d'empoisonnement, on doit donc le rechercher dans le tube intestinal, le foie, les reins et surtout dans l'urine, en suivant les mêmes procédés que s'il s'agissait de l'arsenic. (*Voyez page 247*).

KERMÈS MINÉRAL.
(*Oxi-sulfure hydraté d'antimoine*).

Pulvérulent, brun, insoluble dans l'eau, soluble dans l'acide chlorhydrique, avec dégagement d'acide sulfhydrique. Traité par la potasse et le charbon, le métal est mis à nu et il se produit du sulfure de potassium. Rendu soluble par l'acide chlorhydrique et mis dans l'appareil de Marsh, il donne de l'antimoine métallique.

SOUFRE DORÉ.
(*Oxi-sulfure sulfuré d'antimoine hydraté*).

Possédant toutes les propriétés du kermès, et n'en différant que par sa couleur d'un jaune-rougeâtre assez vif.

BEURRE D'ANTIMOINE.
(*Chlorure*).

Solide, blanc ou liquide oléagineux. Projeté dans l'eau, il se transforme en un corps blanc, insoluble, poudre d'algaroth *(S. oxi-chlorure d'antimoine) ;* et en un corps soluble *(chlorhydrate acide de protoxide d'antimoine).* Les deux substances traitées par l'acide sulfhydrique, fournissent du kermès décomposable par la potasse et le charbon, à une température élevée. Introduit dans l'appareil de Marsh, il donne de l'antimoine métallique.

VERRE D'ANTIMOINE.

(Combinaison de sulfure et de protoxide d'antimoine).

Solide, en lames demi-vitreuses, d'un rouge hyacinthe ; ou en poudre jaune à parcelles brillantes ; insipide, inodore, insoluble dans l'eau ; se transformant en chlorure, quand on le traite par l'eau régale.

Toutes ces préparations d'antimoine agissent à peu près de la même manière que l'émétique, à l'exception du chlorure qui détruit, désorganise les tissus sur lesquels il est appliqué, mais dont l'action est toujours locale.

PRÉPARATIONS DE PLOMB.

PLOMB MÉTALLIQUE.

Solide, blanc-bleuâtre, mou, flexible, se coupant facilement. Traité par l'acide azotique et chauffé légèrement, il se dissout et forme un azotate soluble dans l'eau, qui précipite par les réactifs des sels de plomb.

Le plomb métallique n'est pas vénéneux, mais il le devient aussitôt qu'il subit une transformation chimique ; le danger est en raison du plus ou moins de solubilité du produit.

ACÉTATE DE PLOMB.

L'acétate neutre *(sucre de saturne)* est blanc , cristallisé , d'une saveur sucrée , soluble dans l'eau ; le sous-acétate *(extrait de saturne)* est toujours liquide. Les deux corps liquides précipitent : en blanc par la potasse dont un excès redissout le précipité ; en blanc , par le ferro-cyanure de potassium , le sulfate et le carbonate de soude ; en jaune-serin , par l'acide iodhydrique et l'iodure de potassium ; en noir , par l'acide sulfhydrique et les sulfhydrates solubles. Mêlés à du charbon et calcinés dans un creuset , ils donnent du plomb métallique.

Presque tous les liquides végétaux et animaux décomposent l'acétate de plomb ; en sorte qu'au moment du mélange , la liqueur se trouble instantanément.

CARBONATE DE PLOMB.
(*Blanc de céruse*).

Blanc , pesant , insipide , inodore ; soluble avec effervescence dans l'acide azotique , d'où il résulte un azotate qui se comporte avec les réactifs comme l'acétate de plomb dissous.

OXIDES DE PLOMB.
(*Litharge , Massicot*).

De couleur jaune-rougeâtre ; à lames brillantes ; insipides , insolubles dans l'eau , solubles dans l'acide azotique , qui les transforme en azotates. *Minium.* De couleur rouge qui se change en couleur puce par le contact avec l'acide azotique. Ces trois oxides donnent du plomb métallique , quand on les décompose par le charbon.

Il n'y a pas d'exemple d'empoisonnement par les sels de plomb pris à haute dose et en une seule fois ; mais leur usage prolongé donne lieu à des accidents qui peuvent devenir mortels. Ils agissent en déterminant une inflammation gastro-intestinale. A l'autopsie, on trouve dans l'estomac, une couche d'un gris blanchâtre, composée d'oxide de plomb, combiné avec de la matière animale ; et sous cette couche, une coloration rouge qui s'étend plus ou moins loin dans les intestins.

PRÉPARATIONS D'OR.

CHLORURE D'OR.

Solide, cristallisé en aiguilles, jaune, d'une saveur acide, styptique, soluble dans l'eau ; placé sur des charbons ardents, il donne de l'or métallique. Sa dissolution est jaune-rougeâtre et rougit la teinture de tournesol ; elle précipite en jaune, par l'ammoniaque ; en chocolat, par l'acide sulfhydrique ; le proto-sulfate de fer donne un précipité brun, qui acquiert, par le frottement, l'aspect et le brillant de l'or.

Le chlorure d'or est décomposé par la presque totalité des matières végétales et animales. Il exerce sur l'économie animale la même influence que le bi-chlorure de mercure.

CANTHARIDES.

La poudre de cantharides est d'un gris verdâtre, parsemée de points brillants d'un jaune-doré ; d'une odeur nauséabonde, répandant sur le feu l'odeur fétide de la corne brûlée ; elle colore l'éther en jaune-verdâtre. L'alcool, qui macère long-temps sur elle, prend une couleur jaune-rougeâtre ; cette liqueur précipite en jaune-verdâtre, par les acides chlorhydrique et sulfurique ; en jaune , par l'acide azotique ; en blanc , par l'eau et par le carbonate de potasse ; le premier précipité est soluble dans un excès d'eau.

La poudre de cantharides est un poison très-violent ; vingt-quatre grains peuvent suffire pour amener la mort. Outre les symptômes communs aux poisons irritants , son ingestion occasionné des ardeurs dans la vessie , avec urines sanguinolentes ; un priapisme opiniâtre et très-douloureux , des convulsions et le tétanos. A l'autopsie , on trouve sur toutes les parties qui ont été touchées des traces d'une violente inflammation ; elles agissent par absorption, sur le système nerveux , en général , et sur l'appareil génito-urinaire , en particulier.

POISONS IRRITANTS VÉGÉTAUX.

Tous les poisons de cette classe ont une saveur âcre et caustique tellement prononcée , qu'ils peuvent difficilement servir d'instrument à un homicide ; ils ne peuvent donc intéresser le médecin légiste que comme causes de morts accidentelles.

La plupart agissent localement, comme irritants et comme purgatifs ; de ce nombre sont : la bryone , l'élatérium , le jalap , la gratiole , la coloquinte , la gomme-gutte , le ricin et le pignon d'Inde ou croton tiglium. D'autres provoquent le vomissement ; tels sont l'émétine et le narcisse des prés. Enfin , il en est qui jouissent de propriétés irritantes tellement énergiques que leur simple contact suffit pour déterminer la vésication et même la mortification de la peau. Les plus actifs sont : le rhus radicans et toxicodendron , le mancenillier , l'euphorbe , le garou , la renoncule âcre , le suc de chélidoine et la créosote.

Il est encore un assez grand nombre d'espèces végétales

qui jouissent de propriétés plus ou moins irritantes, telles
que la staphysaigre, la sabine, une foule de renoncules, la
joubarbe des toits, plusieurs clématites et rhododendron, la
couronne impériale, la pédiculaire des marais et quelques
arums.

CLASSE DEUXIÈME.

POISONS NARCOTIQUES.

La plupart des poisons narcotiques sont employés en médecine comme médicaments ; leur mode d'action est très-diffé-
rent, suivant la dose à laquelle ils sont administrés, et suivant
des prédispositions individuelles inappréciables. Qu'ils aient
été introduits dans l'estomac ou le rectum ; injectés dans les
vaisseaux ou déposés sur les membranes séreuses ou sur le
tissu cellulaire, ils déterminent toujours les mêmes symptômes.

Donnés à des doses capables de causer des accidents graves
et funestes, on observe qu'ils agissent primitivement sur le
cerveau et la moelle-épinière, dont ils troublent et paraly-
sent les fonctions. Les individus soumis à leur influence,
éprouvent les symptômes suivants : engourdissement général,
pesanteur de tête, assoupissement, vertiges, ivresse, délire,
nausées, quelquefois même vomissements ; figure pâle, peau
froide, physionomie calme, regard fixe, pupilles plus souvent contractées que dilatées ; le malade tombe ensuite dans
une torpeur profonde, dans un état comme apoplectique ; le
pouls, qui d'abord est plein et fort, devient inégal, petit,
intermittent ; des convulsions ont lieu, le refroidissement
augmente et la mort survient.

A l'autopsie, on trouve une forte congestion du cerveau et
de ses membranes ; le cœur mou et flasque ; le sang noir et

fluide ; quelquefois cependant , on l'a trouvé coagulé peu de temps après la mort ; les poumons sont gorgés de sang ; le canal digestif offre rarement des traces évidentes d'inflammation ; le corps reste long-temps chaud et flexible.

OPIUM.

L'opium est le suc épaissi du pavot blanc , *papaver somniferum album.* Il est solide , d'un brun rougeâtre , légèrement luisant, opaque , d'une consistance molle , d'une odeur nauséabonde particulière , qu'on désigne sous le nom de *vireuse* , d'une saveur amère. Mis sur des charbons ardents , il répand une fumée épaisse, d'une odeur ammoniacale et laisse du charbon pour résidu. Lorsqu'on l'approche d'une bougie allumée , il brûle avec flamme. Il est incomplétement soluble dans l'eau , qu'il colore d'autant plus qu'il s'y trouve en plus grande quantité.

Sa dissolution précipite et se décolore par l'acétate de plomb ; il se forme un précipité de méconate de plomb , et il reste dans la liqueur une solution d'acétate de morphine. On sépare l'acide méconique , en soumettant le précipité obtenu à l'action d'un courant d'acide sulfhydrique , et en rapprochant la liqueur filtrée ; puis en la concentrant jusqu'à siccité , on obtient cet acide à l'état solide ; on l'essaie par les réactifs. Quant à la solution d'acétate de morphine , on la débarrasse de l'excès d'acétate de plomb qu'elle peut contenir, à l'aide de l'acide sulfhydrique gazeux ; on rapproche la liqueur , après l'avoir filtrée ; on la décolore par le charbon , si elle est encore colorée ; on la concentre par évaporation , et on l'isole ensuite, à l'aide de l'ammoniaque. Cette dernière opération n'est pas même indispensable pour constater l'existence de la morphine , car ses caractères chimiques sont les mêmes à l'état de sel qu'à l'état alcalin.

L'analyse de l'opium y fait reconnaître plusieurs substances différentes, au nombre desquelles peuvent surtout figurer comme principes actifs, la *morphine*, la *narcotine* et la *codéine*.

MORPHINE. Solide, incolore, cristallisée en aiguilles prismatiques, presque insoluble dans l'eau ; très-soluble dans l'alcool et dans les acides sulfurique, chlorhydrique et acétique; insoluble dans l'éther et dans l'huile d'olive. L'acide azotique la jaunit d'abord, puis lui donne une couleur rouge de sang. Mêlée avec une solution d'amidon et un peu d'acide iodique, il se produit une couleur bleue très-marquée ; le même effet a lieu avec un sel de protoxide de fer, à moins que celui-ci ne soit très-concentré et d'une couleur jaune-intense, le perchlorure de fer, par exemple. Enfin, elle devient jaune-rougeâtre, avec l'iode, et jaune-orangée, avec le brôme.

ACÉTATE DE MORPHINE. Ce sel ne diffère de la morphine que par ses propriétés physiques et sa solubilité. Il est solide, d'un aspect gris-jaunâtre, d'une saveur très-amère, soluble dans l'eau et dans l'alcool, insoluble dans l'éther. Il se comporte avec les réactifs comme la morphine. Il est décomposable par la magnésie et l'ammoniaque, et laisse précipiter de la morphine insoluble que l'on peut reprendre par l'alcool.

Le *chlorhydrate* et le *sulfate* de morphine présentent les mêmes caractères physiques et chimiques que l'acétate ; le premier est plus soluble et par conséquent plus actif que les autres.

NARCOTINE. Cette substance est blanche, cristallisée en prismes, et ne forme point de sels cristallins avec les acides; fusible comme les graisses ; insoluble dans l'eau, peu soluble dans l'alcool à froid, très-soluble dans l'éther. Elle se colore en rouge-brun, avec l'iode, et en jaune-rougeâtre avec le brôme ; l'acide azotique ne la rougit pas ; elle ne se colore pas, comme la morphine, par les sels de fer et l'acide iodique. L'acide sulfurique mélangé d'un atome d'acide azotique, ou soumis à l'influence du gaz protoxide d'azote, lui donne une belle couleur rouge de sang.

La narcotine n'est pas vénéneuse par elle-même ; mais elle le devient dans le cas où l'estomac contiendrait des acides propres à la rendre soluble.

CODÉINE. Solide, blanche, cristallisée en aiguilles ; fusible à la manière des graisses, soluble dans l'eau, dans l'éther et dans les acides ; insoluble dans les alcalis. L'acide azotique ne la décolore pas ; elle ne bleuit pas les sels de peroxide de fer. L'infusion de noix de galle précipite abondamment ses dissolutions.

Malgré les nombreux et brillants travaux qui ont été faits sur l'opium, il n'est pas encore possible de distinguer, parmi les principes qu'il renferme celui qui est sédatif de celui qui est irritant. Ce qui est certain, c'est que, suivant la dose à laquelle l'opium et ses diverses préparations sont administrés, ils produisent de l'assoupissement ou de l'insomnie, une exaltation intellectuelle ou l'idiotisme, des convulsions ou des symptômes apoplectiques.

A l'autopsie de ceux qui ont succombé, on trouve des traces d'irritation du canal digestif et une forte congestion de l'appareil cérébro-spinal.

JUSQUIAME.
(*Hyosciamus niger*. Solanées).

Toutes les parties de cette plante sont vénéneuses, ses émanations seules ont suffi pour provoquer des accidents. A doses variées, elle détermine de la céphalalgie et du trouble dans les idées ; des nausées, des vomissements, des convulsions, du délire ; enfin, de l'assoupissement, un état apoplectique, la stupeur et la mort.

La laitue vireuse, la solanine et plusieurs autres végétaux jouissent de propriétés à peu près analogues, mais moins énergiques.

ACIDE CYANHYDRIQUE.

(Cyanure d'hydrogène, acide hydrocyanique).

Liquide, transparent, incolore, mais devenant facilement brun et même noir; répandant une odeur d'amandes amères, plus prononcée à une certaine distance que de très-près; se volatilisant facilement à la chaleur; brûlant avec une flamme purpurine, à l'approche d'un corps en combustion.

Si l'on introduit une goutte d'acide cyanhydrique dans un verre, et que l'on sature l'acide par la potasse en dissolution, la liqueur reste incolore; si on y verse quelques gouttes d'un mélange de proto et de persulfate acide de fer, il se forme une coloration d'un bleu verdâtre (bleu de Prusse), mêlée à un précipité rougeâtre (sesquioxide de fer). En ajoutant une ou deux gouttes d'acide chlorhydrique dans le mélange, le précipité rougeâtre est dissous, et il reste le bleu de Prusse (protocyanure et sesquicyanure de fer), sous forme de précipité ou celle d'une simple coloration. A la longue, la coloration devient plus intense par le contact de l'air, et le dépôt s'effectue.

Un mélange d'acide cyanhydrique et de potasse, traité par une solution de sulfate de cuivre, donne un précipité blanc-jaunâtre, qui, traité par quelques gouttes d'acide chlorhydrique, donne un précipité pulvérulent, très-blanc et peu soluble dans l'eau. Ce précipité est toujours abondant, quoiqu'on ait agi sur des quantités d'acide infiniment petites; en sorte que ce mode d'expérimentation, indiqué par M. Lassaigne, peut démontrer la présence de l'acide cyanhydrique dans une liqueur qui n'en contiendrait qu'un vingt-millième de son poids.

Enfin, si l'on verse une goutte d'acide cyanhydrique dans de l'azotate d'argent, on obtient immédiatement un précipité blanc, caillebotté, lourd, insoluble dans l'eau et dans l'acide azotique à froid, soluble dans cet acide bouillant et dans l'ammoniaque.

L'acide cyanhydrique n'altère en rien la couleur des liquides dans lesquels il peut être incorporé, tels que le vin, le café, la bière, le lait, etc. ; ce n'est qu'au bout d'un certain temps que ces mélanges peuvent acquérir une couleur brune plus ou moins foncée. Il en est de même des matières animales avec lesquelles il peut avoir été mêlé.

Action de l'acide cyanhydrique sur l'économie animale.

L'acide cyanhydrique pur et liquide est tellement vénéneux, qu'une goutte placée sur la langue ou sur la conjonctive d'un animal, suffit pour le faire périr après deux ou trois inspirations. Une goutte mêlée à quatre gouttes d'alcool et injectée dans les veines, tue un chien avec la même rapidité que la foudre.

Les animaux plongés dans la vapeur d'acide cyanhydrique périssent d'autant plus promptement, qu'elle est plus ou moins pure, ou qu'elle est mêlée à une plus ou moins grande quantité d'air. Il est certain que les plus petites portions d'acide volatilisé agissent toujours avec une grande énergie.

Si l'on fait avaler à un animal de l'acide cyanhydrique étendu d'eau, quelques minutes s'écoulent avant l'apparition des symptômes ; ceux-ci consistent dans des vertiges, de la difficulté à respirer, un accroissement des battements du cœur, auxquels succèdent des mouvements tétaniques, et presque toujours l'opisthotonos et une insensibilité générale. Un état d'affaissement suit l'état de contraction, qui reparaît bientôt avec plus d'intensité, en laissant des intervalles plus ou moins longs ; enfin , après plusieurs alternatives de contraction et d'affaissement , l'animal meurt dans ce dernier état.

On connait plusieurs exemples d'empoisonnement par l'acide cyanhydrique. La *Revue Médicale*, année 1825 , rapporte l'observation suivante. Un médecin de Rennes , après avoir pris impunément deux cuillerées à café d'acide cyanhydrique *médicinal* ou *de Scheèle*, avala , le 3 septembre 1824, à sept heures du soir , une pareille dose d'acide , en deux fois, et à quelques secondes d'intervalle. Il avait fait un dîner copieux cinq heures auparavant. A peine sorti de l'officine où il avait avalé le poison , il ressentit à la tête une sorte d'ébranlement qui lui fit soupçonner les accidents auxquels il allait être en proie. Rentré dans la pharmacie , il tombe comme un homme frappé d'apoplexie foudroyante. Perte subite de connaissance , de mouvement et de sentiment ; face vultueuse et comme gonflée , ainsi que le cou ; pupille fixe , dilatée ; trismus, coucher en supination ; difficulté croissante de respirer ; respiration bruyante et râleuse ; froid des extrémités ; odeur d'amandes amères s'exhalant de la bouche ; petitesse extrême du pouls ; bientôt renversement du tronc en arrière ; puis convulsions violentes , dans lesquelles tout le corps se roidit , en même temps que les bras se tordent et se contournent en dehors. Cet état persista pendant deux heures et demie , au bout desquelles le malade commença à recouvrer connaissance. Plusieurs jours après , il entra en convalescence.

L'administration du sirop de l'ancien Codex a causé la mort de sept épileptiques. Un médecin de Bicêtre , ayant obtenu en ville , des résultats avantageux de l'emploi du sirop d'acide cyanhydrique de M. Magendie (contenant un cent-vingt-neuvième d'acide), à la dose d'une demi-once et même d'une once , le prescrivit dans cet hôpital. On fit prendre au contraire, à chaque malade, deux gros soixante-quatre grains de sirop composé d'après la formule du Codex (il renfermait un 10me d'acide; les deux gros soixante-quatre grains contenaient donc cinq grains soixante-quatre 100mes d'acide concentré). L'élève appelé à donner des soins aux malades durant le court espace de temps qui s'est écoulé entre l'administration du médicament et le moment de la mort, a rapporté qu'étant arrivé sept minutes après l'ingestion du sirop, il trouva les sept épileptiques étendus sur leur lit. Chez tous, les mêmes symptômes avaient eu lieu; perte absolue de connaissance et convulsions. L'un d'eux avait éternué plusieurs fois; on n'a pas pu savoir si ce phénomène s'était manifesté chez d'autres malades. Au moment où il les vit, les convulsions venaient de cesser; la perte de connaissance était complète, la respiration bruyante et agitée, la bouche écumeuse, le corps couvert de sueur, le pouls dans un état de fréquence marquée; bientôt à l'excitation générale succéda un affaissement dont la marche graduelle, quoique rapide, ne s'arrêta qu'à la mort. Les mouvements respiratoires diminuèrent de fréquence et d'étendue; le pouls, naguère excité, présenta une lenteur et une faiblesse à chaque minute plus inquiétante; la sueur devint froide, ainsi que les extrémités, et la mort survint. Chez quelques malades, la face et les téguments du crâne avaient été fortement injectés; chez d'autres, elle avait été très-pâle; la pupille était en général médiocrement dilatée.

Il ne paraît pas qu'il y ait eu de vomissements; l'un des malades a seulement fait de violents efforts pour vomir, à une époque peu éloignée du moment de la mort.

L'ouverture du corps des sept malades a fait connaître les altérations suivantes. Tous les gros vaisseaux du système veineux étaient gorgés d'un sang très-fluide et très-noir; les poumons contenaient une grande quantité de sang; la membrane muqueuse des bronches et de la trachée était fort injectée ; les traces de phlegmasie du canal digestif étaient en général peu marquées. On apercevait un développement notable des cryptes muqueux ; des plaques rouges, disséminées çà et là le long de la surface interne de l'estomac et des intestins avec une injection des vaisseaux veineux qui se rendent à ces organes. Les vaisseaux du cerveau participaient de l'état du système veineux. Aucun organe ne développa l'odeur d'amandes amères : cette odeur ne fut pas sensible pour MM. Adelon, Marc et Marjolin, dans les matières contenues dans l'estomac. Cependant MM. Gay-Lussac et Orfila l'ont constatée dans ces substances, huit jours après l'ouverture du corps ; ce qui prouve que, dans un grand nombre de circonstances, il faut une grande habitude pour l'apprécier ; et peut-être qu'elle reçoit plus de développement par la putréfaction.

L'acide cyanhydrique est donc le poison le plus violent que l'on connaisse ; toutefois, la rapidité de son action délétère est toujours proportionnée à son degré de concentration et à l'importance des organes sur lesquels il est déposé. Injecté dans les veines, il tue comme la foudre ; appliqué sur les membranes muqueuses, la mort est moins rapide ; il agit avec plus d'énergie sur l'estomac que sur le rectum ; s'il est placé sur une plaie, son action sera d'autant plus rapide que la plaie sera plus rapprochée des principaux organes de la circulation et de la respiration.

Ce poison n'est pas sensiblement caustique ; il ne cause pas la mort par une action locale exercée sur les parties où il est placé, mais bien par le fait de son absorption et de son action sur le système nerveux en général, et peut-être sur le sang.

Altérations pathologiques.—Le cadavre conserve long-temps de la souplesse et se putréfie rapidement ; toutes ses parties et surtout les organes dans lesquels le poison a été introduit, répandent ordinairement une odeur très-manifeste d'amandes amères. L'estomac et les intestins présentent des traces d'inflammation, à moins que la mort n'ait été très-rapide ; la bile renfermée dans la vésicule du fiel est d'un bleu foncé ; le foie, la rate, les reins, mais surtout le cerveau et les poumons contiennent beaucoup de sang *fluide*, d'un aspect oléagineux et d'une couleur bleuâtre.

LAURIER-CERISE.
(*Prunus lauro-cerasus*, rosacées).

Son huile essentielle est jaune-fauve, si elle est récente ; jaune-foncée, si elle est ancienne. Elle a l'odeur des amandes amères, est très-soluble dans l'eau. Si on l'a fait préalablement bouillir dans une solution étendue de potasse, elle forme un précipité blanc avec l'azotate d'argent. *L'eau distillée de laurier-cerise* exhale l'odeur des amandes amères, précipite en blanc l'azotate d'argent, et forme du bleu de Prusse, quand on la traite par la potasse et un mélange de proto et de sesquioxide de fer.

Huile d'amandes amères. — Incolore, limpide, d'une saveur brûlante et aromatique, soluble dans les acides azotique et sulfurique, indécomposable par la chaleur, volatile.

Les huiles essentielles de laurier-cerise et d'amandes amères ont sur l'économie animale une action analogue à celle de l'acide cyanhydrique.

CLASSE TROISIÈME.

POISONS NARCOTICO-ACRES.

Parmi les poisons de cette classe, il en est peu qui puissent donner lieu à des expertises médico-légales. Souvent employés comme médicaments, quelques-uns comme aliments, d'autres pouvant être confondus avec des aliments vulgaires, ils peuvent bien déterminer des accidents plus ou moins graves, lorsqu'ils sont administrés à trop forte dose, ou pris par inadvertance ; mais, jusqu'à présent, il n'y a pas d'exemple qu'aucun d'eux ait servi d'instrument à un homicide ou à un suicide.

Outre une action locale irritante, qu'ils exercent sur les parties où ils ont été déposés, ils ont encore sur le système nerveux une action qui n'est pas la même pour tous et qui permet de les diviser en différents groupes, d'après l'analogie de leurs effets.

1º *Colchique, varaire, digitale, belladone, datura stramonium, tabac, laurier-rose, ciguës, ellébore, aconit napel.*

Peu de temps après l'ingestion de ces substances végétales dans l'estomac, on observe les symptômes suivants : sensation de chaleur à la gorge et dans la région épigastrique ; nausées et quelquefois vomissements ; tendance au sommeil ; immobilité, insensibilité, stupeur ; puis agitation, délire, convulsions des muscles de la face, des machoires et des membres ; pupilles dilatées, contractées ou dans l'état naturel ; pouls fort, fréquent, régulier, ou bien petit et irrégulier.

À l'autopsie, traces de phlegmasie plus ou moins intense des organes digestifs ; engorgement du tissu pulmonaire ;

plénitude du système veineux général et surtout de celui du cerveau ; cavités droites du cœur gorgées de sang.

COLCHIQUE , tue-chien , safran des prés ,
Colchicum autumnale.

Dans le commerce sa racine se présente sous la forme d'un corps ovoïde de la grosseur d'un marron ; convexe d'un côté et présentant la cicatrice occasionnée par la tige qui en a été enlevée ; creusée longitudinalement de l'autre côté ; d'un gris-jaunâtre à l'extérieur, blanche et farineuse à l'intérieur; sans odeur et d'une saveur âcre et mordicante ; quand elle est fraîche , l'on en retire un suc laiteux et âcre. Ce végétal ne possède pas en tout temps et à toutes les époques de son développement , les mêmes propriétés et la même énergie. Il contient de la vératrine à l'état de gallate acide , qui ne se forme qu'à une époque de la végétation , et qui parait être modifié par la dessication. MM. Geiger et Hesse y ont en outre découvert un alcaloïde , la colchicine , substance très-vénéneuse.

VARAIRE , *veratrum album* , ellébore blanc.

Racine de la forme d'un cône tronqué , noirâtre et ridée au dehors , blanche à l'intérieur, d'une saveur âcre. Elle contient les mêmes principes et jouit des mêmes propriétés vénéneuses que la précédente.

CÉVADILLE , *veratrum sabadilla* (colchicées).

Les capsules de ce végétal , seule partie connue dans le commerce , doivent leurs propriétés vénéneuses à la vératrine et à la sabadilline.

Vératrine.

Alcali , découvert en 1829 par MM. Pelletier et Caventou , sous forme d'une résine presque entièrement blanche , incristallisable , inodore , d'une âcreté excessive ; fusible et offrant l'apparence de la cire ; très-peu soluble dans l'eau à laquelle elle communique une partie de son âcreté , soluble dans l'éther et dans l'alcool ; rougissant , puis jaunissant par l'acide azotique ; devenant successivement jaune , rouge de sang et violette par l'acide sulfurique.

Sabadilline.

Découverte en 1833 par M. Couerbe , dans les mêmes plantes que la vératrine. Blanche , cristallisée en étoiles hexaèdres ; très-âcre , fusible , prenant alors un aspect résineux et brunâtre ; assez soluble dans l'eau , très-soluble dans l'alcool ; insoluble dans l'éther ; formant des sels cristallisables avec les acides sulfurique et chlorhydrique.

DIGITALE POURPRÉE , *digitalis purpurea* (scrophulariées).

Plante bisannuelle , remarquable par ses longues colonnes de fleurs d'un beau rouge pourpre , toutes penchées et tournées d'un seul côté. Elle agit directement sur les contractions du cœur qu'elle ralentit ; elle exerce une grande influence sur le système nerveux ; à haute dose, elle produit ou un état comateux et un affaiblissement extrême , ou des convulsions. Le principe actif de la digitale , auquel on a donné le nom de digitaline, n'est pas encore bien connu ; il paraît cependant , d'après des travaux récents , qu'il a des propriétés délétères comparables aux poisons les plus énergiques.

BELLADONE , *atropa belladona* (solanées).

Plante vivace, dont toutes les parties jouissent de la propriété remarquable de dilater la pupille , quel que soit leur mode de préparation ou d'administration. A haute dose , elle occasionne des nausées , de la cardialgie , des vertiges , du délire , des hallucinations bizarres , de l'insomnie et quelquefois un état comateux avec soubresauts des tendons.

DATURA STRAMONIUM , *pomme épineuse* , *stramoine* (solanées).

Toutes les parties de cette plante ont une grande énergie vénéneuse , son action a beaucoup d'analogie avec celle de la belladone.

TABAC , *nicotiana tabacum* (solanées).

Cette plante et ses préparations produisent , entre autres phénomènes particuliers , des vomissements opiniâtres et un tremblement général ; elle est absorbée ; elle agit plus rapidement en injection dans l'anus , qu'introduite dans l'estomac.

LAURIER-ROSE , *nerium* (apocinées).

Les feuilles , le bois , l'eau distillée , l'extrait de cette plante , donnent lieu à des symptômes d'empoisonnement , dont le vomissement et la stupéfaction sont les caractères saillants.

GRANDE CIGUE, *conium maculatum.* CIGUE AQUATIQUE,
cicutaria aquatica, virosa. PETITE CIGUE,
ætusa cynapium (ombellifères).

Toutes les espèces de ciguës jouissent de propriétés délétères très-prononcées , surtout lorsqu'elles sont fraîches ;
mangées par inadvertance , elles ont occasionné des phlcg-
masies des voies digestives , le délire , des convulsions et
même le tétanos.

ELLÉBORE NOIR, *rose de noël* (renonculacées).

L'éllébore noir du commerce est par petites souches épaisses , noiratres , d'où partent beaucoup de petites racines et
de radicules à écorce épaisse , dont le méditullium est grisâtre et se détache assez facilement ; il est inodore , d'une
amertume très-prononcée et d'une saveur très-àcre dans son
état de sécheresse.

Cette plante est vénéneuse pour tous les animaux ; elle est
essentiellement émétique ; elle augmente la sécrétion salivai-
re , détermine des coliques très-vives , une faiblesse des muscles , des convulsious , le tétanos et la mort. Elle agit par
absorption et enflamme les tissus avec lesquels elle est en
contact.

ACONIT NAPEL , *aconitum* (renonculacées).

Toutes les parties de cette plante sont vénéneuses ; la racine
paraît l'être plus que les feuilles , et l'extrait résineux plus que
l'extrait aqueux ; l'extrait provenant du suc évaporé est surtout très-actif. L'énergie de cette plante paraît varier suivant
les lieux où elle a crû. Elle donne lieu aux symptômes suivants:
ardeur brûlante , soif intense , vertige , céphalalgie , vomis-

sements , coliques , fixité des yeux et des mâchoires , petitesse du pouls , respiration précipitée , agitation ; sueur froide et mort rapide.

2° *Fève de Saint-Ignace , noix vomique , strychnine , fausse angusture , brucine.*

Ces substances végétales agissent spécialement sur la moelle-épinière , et déterminent des accès de tétanos et l'immobilité du thorax ; ensuite l'asphyxie s'annonce par la coloration violacée des lèvres et de la face ; le malade éprouve des
secousses convulsives et la mort survient au bout d'un
temps variable et toujours très-court.

On trouve , à l'ouverture du corps , toutes les altérations
d'organes qui accompagnent l'asphyxie.

FÈVE DE SAINT-IGNACE (graine de l'*ignatia amara*).

Grosse comme une olive , arrondie et convexe d'un côté ,
anguleuse et à trois ou quatre faces de l'autre ; substance
cornée , dure , brune , recouverte d'une efflorescence grisâtre ; saveur très-amère ; pas d'odeur.

NOIX VOMIQUE (graine du vomiquier , *strychnos nux
vomica*).

Graine ronde , aplatie , large de près d'un pouce , épaisse
de deux à trois lignes ; couleur cendrée , recouverte de soies
très-courtes ; intérieur corné , blanc demi-transparent ; saveur âcre et très-amère. Sa poudre , de même saveur , a une
odeur qui a quelque analogie avec celle de la réglisse ; l'a-
cide azotique lui donne une couleur jaune-orangée. Si on la
fait bouillir dans l'eau , on obtient un liquide jaunâtre , sus-

ceptible d'acquérir une couleur plus foncée par l'ammoniaque, et une couleur jaune-rougeâtre par l'acide azotique, qui donne une couleur rouge à la dissolution de la poudre de noix vomique dans l'alcool.

Les deux substances précédentes doivent leurs propriétés vénéneuses à deux alcalis végétaux, la strychnine et la brucine.

STRYCHNINE.

En cristaux presque microscopiques, prismatiques ; d'une amertume insupportable ; presque insoluble dans l'eau, soluble dans l'alcool et dans les huiles volatiles, insoluble dans les huiles fixes, les graisses et l'éther ; formant des sels cristallisables avec les acides ; ne rougissant pas par l'acide azotique, si elle est pure ; rougissant, si elle est altérée par de la brucine ou de la matière jaune ; colorant en rouge de vin la dissolution d'acide iodique ; l'iode n'est pas mis à nu.

ECORCE DE FAUSSE ANGUSTURE, *brucæa antidysenterica.*

Roulée sur elle-même, compacte, pesante ; couleur variable à l'extérieur, d'un gris-jaunâtre à l'intérieur ; odeur presque nulle, saveur très-amère.

Sa poudre est en général d'un blanc légèrement jaunâtre ; réduite en poudre fine, et épuisée, à plusieurs reprises, par l'alcool bouillant, elle donne une liqueur qui, évaporée, reprise par l'eau, filtrée, précipitée par l'acétate de plomb, filtrée de nouveau, et traitée par l'acide sulfhydrique, puis évaporée, fournit un résidu qui rougit par l'acide azotique, et prend une couleur d'un beau violet, si l'on ajoute au mélange, du protochlorure d'étain.

L'écorce d'angusture doit ses propriétés à la brucine combinée, à l'état de sel, avec l'acide gallique.

BRUCINE ; pseudangustine.

Solide, cristallisée en prismes ou en masses feuilletées, d'une saveur très-amère ; très-soluble dans l'alcool, peu soluble dans les huiles volatiles ; insoluble dans l'eau, l'éther et les huiles grasses. Traitée par l'acide nitrique, elle prend une couleur rouge, qui devient d'un beau violet, par l'addition du protochlorure d'étain.

3° *Camphre, coque du levant, picrotoxine, upas tieuté, upas antiar, etc.*

Ces substances agissent avec plus ou moins d'énergie, en déterminant des convulsions terribles, l'irrégularité et même la suspension de la respiration, et enfin, la mort par asphyxie. On trouve à l'autopsie, des phlegmasies locales, qui prouvent combien leur contact immédiat est irritant.

CAMPHRE.

Solide, blanc, d'une odeur caractéristique, d'une saveur chaude et piquante ; brûlant facilement et sans noircir ; très-soluble dans les huiles, l'alcool, l'éther, les acides acétique et azotique. Sa dissolution alcoolique a une odeur d'alcool et de camphre. Mise dans l'eau, il se forme aussitôt un précipité pulvérulent, blanc, léger, de camphre, dont on peut constater les propriétés.

COQUE DU LEVANT (fruit du *menispermum cocculus*).

Volume d'un gros pois , presque ronde , déprimée et un peu aplatie , de manière à être réniforme. Elle doit ses propriétés actives à la *picrotoxine* ; substance paraissant être plutôt un acide qu'un alcali ; blanche , cristallisée en aiguilles , en filaments soyeux ou en cristaux grenus et mamelonnés ; elle est très-amère ; soluble dans trois parties d'alcool , dans vingt-cinq parties d'eau bouillante et dans cent cinquante parties d'eau froide. L'acide sulfurique , à la température ordinaire , la jaunit peu-à-peu , puis la fait passer au rouge-safrané.

UPAS TIEUTÉ, UPAS ANTIAR , TICUNAS , VOORARA , CURARE.

Différents extraits végétaux avec lesquels les sauvages de l'Amérique empoisonnent leurs flèches. Ils déterminent une mort très-rapide , précédée de vomissements réitérés , de convulsions violentes et d'un état tétanique très-prononcé.

4° *Champignons.*

La plupart des champignons peuvent servir d'aliments ou d'assaisonnements ; mais il en est plusieurs qui sont vénéneux, et malheureusement , il n'y a point de caractères invariables propres à les distinguer les uns des autres. Il paraît même que quelques-uns sont inoffensifs , ou ne sont qu'indigestes , à un certain degré de maturité , et peuvent devenir malfaisants un peu plus tard ; et la durée d'un champignon est si courte !

En général , il faut rejeter les champignons dont l'odeur

et le goût sont désagréables ; ceux dont la chair est mollasse et aqueuse ; ceux qui croissent dans des lieux ombragés et trop humides, qui se gâtent avec facilité ; ceux dont le goût est amer, astringent ou trop poivré ; ceux qui changent de couleur, quand on les entame.

Le médecin légiste peut être appelé à distinguer les indices d'empoisonnement propres aux champignons, d'avec ceux qui résulteraient de l'action d'un autre poison, mêlé à dessein, parmi eux, pour donner le change à la Justice.

Les champignons les plus vénéneux sont les suivants :

GENRE AMANITE.

1° *Fausse oronge*, amanita muscaria.

2° *Amanite vénéneuse*, agaricus bulbosus. Distinguée en trois variétés principales, savoir :

l'amanite bulbeuse blanche, ou *oronge ciguë blanche* ;

l'amanite sulfurine, ou *oronge ciguë jaunâtre* ;

l'amanite verdâtre, ou *oronge ciguë verte*.

3° *Oronge dartreuse*, hypophyllum maculatum.

4° *Oronge blanche ou citronée*, hyp. albo citronum.

5° *Oronge à pointe de trois quarts*, hyp. tricuspidatum.

6° *Oronge à râpe*, hyp. rapula.

7° *Oronge souris*, hyp. anguineum.

8° *Oronge croix de Malte*, hyp. crux Melitensis.

Les champignons du genre amanite doivent leur propriété vénéneuse à un principe particulier isolé et nommé par M. Letellier *amanitine*.

Amanitine. Elle est brune, incristallisable, déliquescente, sans odeur ni saveur caractéristiques ; indécomposable par les acides, les alcalis faibles, le sous-acétate, l'acétate neutre de plomb, l'infusion de noix de galle ; soluble dans l'eau et dans tous les véhicules qui en contiennent, insoluble dans les huiles et l'éther.

Action sur l'économie animale. — Très-délétère : quelques grains injectés dans le tissu cellulaire de plusieurs animaux ont produit chez eux une stupeur de plus en plus profonde, interrompue par des convulsions. Cette substance, ainsi que les champignons dont elle est tirée, agit par absorption et stupéfie le système nerveux cérébro-spinal.

GENRE AGARIC.

1° *Agaric annulaire*, tête de Méduse.
2° *Agaric de l'olivier*, oreille de l'olivier.
3° *Agaric brûlant*, agaricus urens.
4° *Agaric meurtrier*, agaricus necator.
5° *Agaric caustique*, agaricus pyrogalus.
6° *Agaric styptique*, agaricus stypticus.

Les différentes variétés de champignons n'ont pas une action vénéneuse identique ; cependant ils donnent généralement lieu aux symptômes suivants : vomissement, oppression, tension de l'estomac et du bas ventre, anxiété, tranchées, soif violente, cardialgie, dyssenterie, évanouissement, hoquet, trismus, convulsions, tremblement général et mort. Quelques variétés et surtout l'*oronge souris*, donnent lieu à un délire tantôt gai, tantôt furieux ; mais, le plus ordinairement, l'intelligence se conserve jusqu'au dernier instant de la vie.

A l'inspection du cadavre, on trouve le ventre très-volumineux, l'estomac et les intestins fortement contractés, phlogosés et parsemés de taches gangreneuses ; l'épiploon et le mésentère injectés ; le système veineux abdominal rempli de sang ; les poumons enflammés et gorgés de sang noir, les membranes du cerveau injectées, la substance cérébrale plus ou moins piquetée.

SEIGLE ERGOTÉ (*secale cornutum*).

Cette substance a un peu la forme d'un grain de seigle , mais développée trois ou quatre fois davantage ; sa couleur est violette , noirâtre ; son odeur forte , désagréable , corrosive. Elle agit d'une manière spéciale sur les contractions de l'utérus. Ses effets délétères ne sont pas toujours les mêmes ; tantôt elle produit des vertiges , des spasmes et des convulsions (*ergotisme convulsif*) ; d'autrefois , elle détermine la gangrène sèche de quelques membres (*ergotisme gangreneux*).

ALCOOL.

Liquide , incolore , d'une odeur *sui generis* , d'une saveur chaude , piquante , miscible à l'eau qu'il peut surnager ; volatil , brûlant avec une flamme bleuâtre. Il trouble les matières animales liquides qui renferment de l'albumine , et n'altère pas le café , la bière , le vin et le cidre.

Pour en constater la présence dans des mélanges , on soumettra ces mélanges à la distillation , au bain de chlorure de calcium , dans un appareil de Woolf ; mais dans un cas d'empoisonnement , il serait difficile d'en reconnaître la présence , parce qu'il est très-rapidement absorbé.

L'alcool amène l'ivresse , phénomène très-connu , et qui peut se terminer par la mort. Cet état morbide se partage en trois degrés : dans le premier , exaltation cérébrale ; dans le second , désordre de l'intelligence , qui n'est plus soumise à la raison et qui s'égare complètement ; envies de vomir , vertiges , chutes imminentes , somnolence , traits affaissés , déjections involontaires , perte absolue des sens , sommeil

profond et prolongé. Le troisième degré est caractérisé par
la congestion cérébrale ; abolition des sens , face livide , pâle,
respiration stertoreuse , bouche écumeuse , coma profond ;
peu à peu la chaleur s'éteint et la mort peut survenir au
bout de deux ou trois jours , sans que l'état du malade ait
changé.

CLASSE QUATRIÈME.

POISONS SEPTIQUES ou PUTRÉFIANTS.

Les poisons de cette classe occasionnent plus ou moins
promptement tous les signes de l'adynamie la plus profonde ;
abattement extrême , prostration des forces , lenteur et faiblesse de la circulation , altération des traits du visage, taches pétéchiales , puanteur de l'haleine et des déjections , hémorrhagies passives, syncope et mort : le plus ordinairement,
sans altérations des facultés intellectuelles.

A l'autopsie , on remarque des taches livides et gangreneuses sur différents points du canal digestif ; le cœur est
flasque et affaissé ; les gros troncs veineux sont gorgés d'un
sang noir et fluide , sans caillots fibrineux.

Cette classe comprend une multitude de substances , qui
peuvent s'introduire dans le corps par différentes voies ;
tels sont particulièrement : le gaz acide sulfhydrique , le mé-
phitisme des égouts , des fosses d'aisance ; les venins des ser-
pents et des insectes venimeux ; les viandes putréfiées , le
pain moisi , le fromage gâté , etc.

L'étude de l'action de ces substances ne peut intéresser le
Médecin Légiste , qu'afin de le prémunir contre une erreur
qui le porterait à attribuer à l'ingestion de quelques-unes
d'entre elles , des symptômes d'empoisonnement qui recon-
naîtraient une autre cause.

CONDUITE A TENIR

DANS LES CAS D'EMPOISONNEMENT.

———

Tout état morbide général et grave, développé avec rapidité et sans causes appréciables, peut faire soupçonner un empoisonnement.

Toutefois, le Médecin qui est appelé à donner des soins à un malade, qui présente des symptômes suspects, doit se tenir en garde contre une erreur ou une prévention, et ne pas se presser de conclure à l'empoisonnement. Il se rappellera que des lésions organiques anciennes peuvent se terminer par une maladie très-aiguë ; et que des affections aiguës et violentes, telles que le choléra asiatique et sporadique, les perforations de l'estomac, l'iléus, l'étranglement intestinal et le méléna, présentent des groupes de symptômes morbides qu'on peut facilement confondre avec ceux de l'empoisonnement. Cependant si les causes indiquées de la maladie ne lui suffisent pas pour expliquer son invasion brusque, sa marche rapide et sa gravité, il doit s'empresser de faire part à l'Autorité judiciaire des doutes qui se sont élevés dans son esprit. Il doit en même temps avoir la précaution de faire conserver les matières rejetées, les boissons que l'on administre au malade et les vases dont on s'est servi ; il doit surtout noter avec le plus grand soin la marche et les symptômes de la maladie, afin de pouvoir la rapporter plus facilement à sa véritable cause et en mieux constater la nature.

En cas de mort, la connaissance des symptômes servira à l'expert à diriger ses recherches dans le sens d'un empoisonnement par telle ou telle classe de poison, et à lui indiquer la voie par laquelle le poison aura pu être introduit.

Examen cadavérique. — On commence par recueillir avec le plus grand soin toutes les matières suspectes, qui se rencontrent dans le domicile de la personne empoisonnée ; on a la précaution de ramasser, au moyen d'un linge ou d'une éponge, celles qui seraient répandues sur le sol ou sur les meubles, et on met le tout dans un vase à part ; s'il y a des substances animales capables de se putréfier, on y ajoute un peu d'alcool étendu de partie égale d'eau ; on met à part les draps, les serviettes, les vêtements qui pourraient être tachés, soit par des liquides répandus, soit par le fait du vomissement.

Après avoir décrit l'attitude du cadavre, sa physionomie qui peut porter l'empreinte de la souffrance, les taches de différentes sortes répandues sur sa surface, on en fait l'ouverture d'après les procédés ordinaires, en ayant soin d'examiner tous les viscères, afin de constater les effets immédiats et consécutifs du poison.

Mais on porte une attention particulière aux organes de la digestion. Ceux-ci étant mis à découvert, on fait à la partie moyenne de l'œsophage, à l'extrémité pylorique de l'estomac et sur le rectum, deux ligatures bien serrées et distantes d'environ un pouce. Alors, on enlève le canal intestinal de bas en haut, en incisant les mésentères et les replis du péritoine qui les fixent aux autres organes ; on place le tout sur un linge propre et l'on divise chaque portion entre les ligatures. On examine la surface externe des parties, après l'avoir essuyée avec soin. On ouvre ensuite chaque portion isolément, dans un vase plat, on écart leurs replis et on note les changements physiques, chimiques et pathologiques que leurs parois ont pu éprouver ; on examine leurs colorations diverses, l'injection des vaisseaux, les épaississements et ramollissements de tissus, les ulcérations, perforations, etc. ; on recherche, au moyen d'une loupe, si, à la surface de la membrane muqueuse, il n'existe pas quelque matière pulvérulente ou cristallisée, libre ou adhérente. On introduit chaque organe, ainsi que les matières qu'il contenait, dans un vase à large ouverture et d'une dimension appropriée. S'il existe une perforation, on recueille les liquides épanchés dans l'abdomen et on les met dans un vase à part. On lave avec de l'eau distillée tous les vases dont on a fait usage ; on met cette eau de lavage avec l'organe et on y ajoute assez d'eau alcoolisée pour que le tout soit submergé. On a la précaution de garder dans un vase à part, quelques onces de l'alcool dont on s'est servi, pour s'assurer de son état de pureté, si l'on élevait quelque doute à ce sujet.

Toutes ces matières devant être soumises à une analyse chimique ; l'expert se gardera bien d'en distraire aucune partie, soit pour faire sur les lieux des expériences au moins inutiles, soit pour en donner à des animaux dans le but de s'assurer si elles sont délétères.

Enfin, on fixe sur chaque vase, une étiquette expliquant l'origine et la nature des matières qu'il contient, et le tout est remis entre les mains du magistrat qui y appose les scellés.

Examen chimique. — Les poisons les plus énergiques peuvent ne laisser aucune trace de leur action sur les tissus avec lesquels ils ont été en contact ; d'ailleurs, les lésions cadavériques offrent tant de variétés et peuvent tenir à tant de causes différentes que, dans le plus grand nombre des cas, elles ne peuvent fournir que des données incertaines. Il suit de là que, pour que l'expert puisse affirmer qu'il y a eu empoisonnement, il est nécessaire que l'analyse chimique vienne constater d'une manière positive, la présence du poison.

Les preuves chimiques du poison sont de la plus haute importance; elles s'acquièrent au moyen de diverses opérations que l'on fait subir au corps suspect, et qui ont pour objet de développer des phénomènes appréciables, en général, par la vue et par l'odorat.

Ces opérations exigent des connaissances chimiques très-approfondies et une habitude de manipulation qui en rendent la pratique très-difficile; aussi les tribunaux ne s'adressent-ils ordinairement qu'à des personnes qui font de la chimie l'objet de leurs travaux habituels.

Avant de commencer son travail, l'expert, chargé d'une opération de chimie légale, se procurera tous les objets qui lui seront nécessaires. Il aura soin que ses réactifs soient parfaitement purs, afin que leurs effets ne soient pas douteux et incertains; les réactifs liquides seront plutôt concentrés qu'affaiblis, parce que alors leur action est plus prompte et plus sure, et que d'ailleurs il pourra toujours les étendre; il n'en versera que quelques gouttes à la fois, pour ne pas altérer, ou même annuller complètement les résultats.

Il n'entreprendra ses expériences que devant une autorité judiciaire compétente, et, chaque fois qu'il interrompra ses opérations, il aura soin de faire appliquer les scellés sur les vases qui renferment les matières suspectes, afin qu'il soit bien démontré que rien n'a été changé pendant l'intervalle.

Dans l'examen des matières suspectes, il n'opèrera jamais que sur une petite quantité à la fois, afin de pouvoir recommencer les mêmes épreuves, en entreprendre d'autres, ou laisser à de nouveaux experts la possibilité de les vérifier.

Il aura soin de ne rejeter ni perdre aucun produit; il réunira dans un vase à part ceux qui ne lui servent plus, pour qu'à la fin des expériences , il puisse en retirer tout le poison qu'ils contiennent.

Pour s'épargner beaucoup de temps et d'incertitudes , il notera au fur et à mesure les résultats de ses observations ; il n'aura plus qu'à mettre ses notes en ordre pour composer son rapport.

Lorsqu'il aura reconnu la nature du poison , il fera des contr'épreuves , en soumettant une préparation semblable à l'action des mêmes réactifs , pour s'assurer s'il obtiendra les mêmes produits.

Enfin , il se rappellera que la loi lui fait une obligation de garder le secret; et quels que soient les résultats et les conclusions de ses expériences , il ne devra jamais les faire connaître d'avance.

Il ne peut entrer dans le plan de cet ouvrage de rendre un compte détaillé des nombreuses opérations auxquelles le chimiste doit se livrer pour expertiser un poison ; cependant je crois devoir indiquer succinctement la marche qui est le plus souvent adoptée par les experts , lorsque la question est posée d'une manière générale , c'est-à-dire , lorsque rien n'indique à quelle espèce appartient le poison à rechercher. Cette marche a bien l'inconvénient de ne pas embrasser tous les poisons connus ; mais au moins elle s'adresse à ceux qui sont le plus généralement employés et que l'on peut se procurer le plus facilement.

Lorsque les recherches s'appliquent à des substances vénéneuses sans mélange et que leurs caractères physiques ne suffisent pas pour les faire reconnaître ; on opère différemment , suivant qu'elles sont liquides ou solubles dans l'eau , solides et insolubles. Les premières sont acides , neutres ou alcalines.

PREMIÈRE SECTION.

POISONS SOLUBLES.

Acides ou neutres. — Lorsque la liqueur que l'on étudie ,
rougit le papier de tournesol , ou est sans action sur ce réactif , elle peut contenir :

Chlore liquide , ou eau de javelle , caractérisés par leur
    odeur et leur propriété de détruire toutes les couleurs
    végétales.

Acides Sulfurique.
       Azotique.
       Chlorhydrique.
       Phosphorique.
       Hydriodique.

Sulfate de zinc.

Chlorure d'étain.

Acide arsénieux.

Emétique.

Azotate de Bismuth.

Deuto-acétate de cuivre.

Deuto-sulfate de cuivre.

Acétate neutre de plomb.

Bi-chlorure de mercure.

Sulfate de mercure.

Cyanure de mercure.

Azotate d'argent.

Clorure d'or.

A. Parmi ces poisons, les suivants précipitent par la potasse à l'alcool, à la température ordinaire.

Sulfate de zinc . . .	en blanc.
Chlorure d'étain . . .	en blanc.
Emétique	en blanc.
Azotate de bismuth . .	en blanc, *oxide*. *(un excès de potasse dissout facilement le précipité.)*
Deuto-acétate de cuivre. Deuto-sulfate de cuivre.	en bleu.
Acétate neutre de plomb	en blanc.
Bi-chlorure de mercure. Sulfate de mercure . .	les proto-sels, en noir.
Azotate de mercure . . Cyanure de mercure . .	les deuto-sels, en jaune-serin.
Azotate d'argent . . .	en olive.

Les précipités colorés sont faciles à reconnaître ; mais il faut constater à quel sel appartiennent les précipités blancs. Ils ne peuvent être que de *zinc*, d'*étain*, d'*antimoine*, de *bismuth* ou de *plomb*.

L'*acide sulfurique* formera avec le zinc, un sulfate soluble, qui ne sera pas précipité par un excès d'eau, et qui donnera, par le sous-carbonate de potasse, un précipité blanc d'oxide de zinc, soluble dans la potasse ou dans la soude caustique.

L'*acide azotique* bouillant n'aura d'action ni sur le peroxide d'étain, ni sur celui d'antimoine, qui resteront sous forme de poudre blanche dans la liqueur. On les séparera facilement l'un de l'autre par l'acide chlorhydrique.

Le même acide dissoudra facilement les oxides de bismuth et de plomb ; mais l'azotate de bismuth sera précipité par l'eau en blanc (*blanc de fard*), et celui de plomb évaporé et calciné donnera un oxide jaune fusible (*litharge*).

B. Si la liqueur essayée n'a pas précipité par la potasse, elle contiendra :

Les acides Sulfurique.

> Azotique.
>
> Chlorhydrique.
>
> Phosphorique.
>
> Hydriodique.
>
> Arsénieux.

Chlorure d'or.

On reconnaîtra ces divers composés, en soumettant la liqueur à l'action des réactifs indiqués aux articles où il en est question d'une manière spéciale. (*V. p.* 227 *et suivantes*).

POISONS SOLUBLES ALCALINS.

Lorsque la liqueur à analyser verdit le sirop de violette, et ramène au bleu le papier de tournesol rougi par un acide, elle peut contenir une des substances suivantes :

Ammoniaque et *sous-carbonate d'ammoniaque*. Très-volatils et reconnaissables à l'odeur.

Chaux et *baryte*. Précipitent en blanc par l'*acide carbonique* ; la baryte forme avec l'*acide sulfurique* un précipité insoluble dans un excès d'acide.

Sulfhydrate sulfuré de potasse. Laisse dégager une odeur d'œufs pourris, et déposer du soufre par l'*acide azotique*.

Arséniates et *arsénites solubles*. Donnent des flocons de sulfure jaune d'arsenic, lorsque l'on verse dans la liqueur de l'acide *sulfhydrique*, et que l'on chauffe, en ajoutant quelques gouttes d'acide *chlorhydrique*.

Potasse, *sous-carbonate de potasse*, etc. Si la liqueur précipite en jaune-serin, par le chlorure de platine.

Soude. Si elle forme du sel marin avec l'acide chlorhydrique.

DEUXIÈME SECTION.

POISONS INSOLUBLES DANS L'EAU.

Phosphore.

Iode.

Oxide noir d'arsenic.

Kermès (*oxi-sulfure hydraté d'antimoine*).

Soufre doré (*oxi-sulfure sulfuré d'antimoine hydraté*).

Chlorure d'antimoine (l'eau le transforme en oxichlorure
   blanc insoluble).

Verre d'antimoine (*oxide d'antimoine sulfuré vitreux*).

Oxides de cuivre.

Oxides de plomb.

Sous-carbonate de plomb.

Sulfure de mercure.

La plupart des corps de cette section peuvent être distingués par leur couleur et leurs autres propriétés physiques ;
mais les procédés suivants laisseront moins de doutes.

On fait chauffer le corps avec un peu de charbon et de
potasse caustique, ou bien avec de la crême de tartre séchée
et pulvérisée, dans un petit tube de verre fermé à une de
ses extrémités.

L'*arsenic* et le *mercure* métalliques se volatilisent et vont
se condenser sur les parois du tube. On reconnaît qu'ils
étaient à l'état de sulfure, si, en versant sur le résidu quelques gouttes d'acide chlorhydrique ou azotique, il se dégage
de l'acide sulfhydrique gazeux.

S'il ne s'était pas formé de sulfure de potasse, et que l'on
eût obtenu de l'arsenic métallique, on en conclurait que ce
corps était à l'état d'oxide noir.

On reconnaît que l'on opérait sur le *sulfure d'antimoine*, si, pendant la calcination du mélange contenu dans le tube de verre, aucun métal ne s'est volatilisé, et que la potasse soit passée à l'état de sulfure ; dans ce cas, le métal se trouve réduit.

Les métaux de tous les autres composés sont également réduits ; l'essai de la potasse indiquerait si le composé était un chlorure ; dans ce cas, quelques gouttes d'acide azotique en dégageraient le chlore.

POISONS VÉGÉTAUX.

Lorsque la substance à examiner est insoluble, et qu'elle ne présente pas les caractères des poisons minéraux, on en introduit une très-petite portion dans un tube de verre fermé à une extrémité ; on place dans son extrémité ouverte une lanière de papier *rougi* de tournesol et l'on chauffe l'extrémité fermée ; la matière est végéto-animale, si elle se décompose ; si elle donne de l'huile empyreumatique ; si elle ramène au bleu le papier de tournesol rougi, et si enfin elle laisse dans le tube un résidu charbonneux.

Dans cette dernière supposition, c'est un des alcalis végétaux suivants :

Morphine, Brucine, Strychnine, Emétine, Vératrine, Atropine, Delphine, Solanine.

On traite la substance par l'acide azotique ; si elle se colore en rouge, c'est la morphine, la brucine, la delphine ou la strychnine (parce qu'elle est presque toujours impure). Le mélange se colore-t-il en violet par le proto-chlorure d'étain, brucine ; devient-il noir et charbonneux, c'est de la delphine ; la morphine est fusible, sans se décomposer ; la strychnine n'est pas fusible.

Si la substance mêlée avec l'acide azotique, prend une

teinte verdâtre sans rougir, c'est la solanine ; si elle est insoluble dans l'éther, c'est l'émétine ; dans le cas contraire, c'est la vératrine ou l'atropine ; celle-ci fond par la chaleur et se volatilise ; la vératrine fond sans se volatiliser.

Si la substance ne présente pas les caractères d'un alcali, on recherche si ce n'est point de l'acide cyanhydrique (seul acide végétal dont l'action vénéneuse soit énergique), en versant un excès d'eau de chaux dans la dissolution, et en soumettant ensuite celle-ci aux épreuves chimiques indiquées, *pag.* 269.

Analyse des poisons contenus dans le tube digestif. Voici la marche le plus souvent suivie par les experts, lorsque la nature du poison n'a pu être indiquée dans les questions posées par les magistrats.

1° On examine avec soin l'odeur et la couleur des liquides ; on recherche s'ils sont acides ou alcalins, en tenant compte de la production de l'ammoniaque par la putréfaction et de celle des acides formés pendant la vie, chez un individu affecté de pyrosis. La coloration des liquides en noir peut faire soupçonner un empoisonnement par les acides sulfurique ou acétique concentrés ; celle en jaune, par l'acide azotique ; celle en bleu, par le sulfate d'indigo.

2° S'il existe des indices de la présence d'un acide, il faut séparer les liquides, laver l'estomac, introduire les liqueurs et les eaux de lavage dans un appareil distillatoire, dont la cornue est placée dans un bain de chlorure de calcium, et rechercher si l'acide est fixe ou volatil. Le produit de la distillation peut contenir un acétate, un sulfite, un chlorure ou un azotate de potasse, dont on déterminera la nature. Si, après la distillation, le liquide restant dans la cornue était encore acide, c'est qu'on aurait affaire à un acide fixe, sulfurique, phosphorique, arsénique.

3° Quand la liqueur de l'estomac contient un alcali, on cherche quelle en est la nature.

4° Si l'on n'a aucune raison de croire à l'existence d'un acide ou d'un alcali, on coupe par petits morceaux les parois
de l'estomac ; on les introduit dans un matras ; on y réunit les
liquides qui étaient contenus dans cet organe, l'on ajoute
même un ou deux verres d'eau distillée, et on soumet le
tout à l'ébullition sur un bain de sable ; on la soutient pendant une heure ; on laisse refroidir et l'on filtre, en se ser-
vant, pour toute opération de filtrage, de papier lavé à l'a-
cide chlorhydrique étendu d'eau.

On rapproche ensuite les liqueurs par évaporation jusqu'à
siccité ; on reprend le résidu par l'eau distillée, on filtre de
nouveau et on soumet la moitié du liquide à un courant d'a-
cide sulfhydrique. On abandonne le mélange à lui-même,
pendant vingt-quatre heures, après y avoir versé un peu
d'acide chlorhydrique. Si au bout de ce temps, il s'est formé
un précipité, on en détermine la nature.

5° Si le résultat est négatif, on traite l'autre moitié du
liquide par l'acétate de plomb, jusqu'à ce qu'il ne se forme
plus de précipité. On sépare la partie liquide, du dépôt qui
s'est formé, et l'un et l'autre sont traités par un courant d'a-
cide sulfhydrique, après avoir préalablement mêlé de l'eau
avec le dépôt. On recherche s'il existe de la morphine, en
évaporant la liqueur jusqu'à siccité, reprenant par l'alcool
le résidu de l'évaporation, rapprochant de nouveau à siccité
et traitant le résidu par les réactifs. On recherche si le liquide qui surnage le dépôt contient de l'acide méconique,
en procédant aux mêmes opérations. Au lieu d'acétate de
plomb, on se sert avec plus d'avantage et de sureté d'azotate d'argent ; l'opération est la même.

6° Si la liqueur que l'on vient d'analyser n'a donné aucun
résultat, il faut prendre le résidu des liquides provenant de l'é-
bullition de l'estomac, les matières solides qui ont été épuisées
par l'eau et celles qui sont restées sur le filtre ; on traite le

tout par l'alcool , afin de voir s'il ne céderait pas à ce véhicule un alcali végétal , dont on déterminerait la nature.

7° Enfin , dans le cas où ces procédés d'analyse auraient été impuissants à déceler l'existence d'un poison , il faudrait encore , pour répondre négativement , procéder à l'incinération de toutes ces matières dans un creuset de porcelaine ; reprendre la cendre par l'eau , puis par l'eau régale d'abord pure , à laquelle on ajoute ensuite de l'eau ; filtrer et traiter par l'acide sulfhydrique , pour y rechercher un poison métallique. Enfin , rechercher par le procédé de Marsh , les préparations arsénicales et antimoniales absorbées. (*Voy. pag.* **248** *et suivantes*).

CHAPITRE XX.

MODÈLES DE RAPPORTS.

Je me suis occupé dans le cours de cet ouvrage, des nombreuses questions qui forment l'étude de la Médecine Légale ; j'ai fait connaître ses difficultés et les moyens offerts par la science pour les surmonter. Mais il ne suffit pas que l'expert soit convaincu, il faut qu'il fonde sa conviction sur des preuves claires et positives, afin de la faire partager à ceux qui sont appelés à décider du sort des accusés ; et comme son rapport est véritablement la fin et le terme de ses opérations, il faut qu'il le rédige avec assez d'ordre et de clarté, pour que les juges n'aient pas d'explications à demander, et les défenseurs d'objections à faire.

C'est pour aider l'expert à atteindre ce but que j'ai cru devoir présenter quelques histoires particulières propres à donner une idée de la forme et de la disposition méthodique qui, seules, font apprécier un rapport et le rendent intelligible.

Tout ce qui dépend de l'organisme est tellement variable, tellement mobile que chaque cas particulier exige presque une application différente des principes de la science ; on ne doit donc pas s'attendre que les modèles d'actes médico-légaux qui suivent, et dont la plupart sont tirés de ma pratique, comprennent tous les faits qui peuvent se rencontrer dans les questions qu'ils représentent ; mais chacun d'eux offre, autant que possible, un exemple des questions les plus importantes, et qui se présentent le plus souvent.

PREMIER RAPPORT.

Défloration et viol.

Nous soussignés, Docteurs en Médecine de l'Université de Turin, domiciliés à . . . . ., sur la réquisition de M. l'Assesseur-Instructeur près le Tribunal de . . . . ., nous nous sommes transportés, aujourd'hui, 17 juillet 18.., à huit heures du matin, Rue de . . . ., N° . . . ., afin de visiter la fille de M. B***, âgée de seize ans, que l'on nous a dit avoir été violée, la veille au soir, à dix heures.

Etant arrivé chez M. B**, l'on nous fit entrer dans la chambre de Mademoiselle B***, que nous trouvâmes au lit et se cachant la figure. On nous raconta que la veille elle s'était laissée entraîner, sous de faux prétextes, dans la chambre de M. T**, qui, après lui avoir fait des propositions qu'elle avait rejetées, en avait abusé, après l'avoir frappée et maltraitée, et l'avoir menacée de la mort.

Ayant obtenu de la jeune fille la permission de la visiter, nous remarquâmes qu'elle était assez formée pour son âge, mais très-délicate, et paraissant très-craintive ; tout annonçait que sa santé habituelle était bonne.

Nous avons remarqué sur les bras, la poitrine et les membres inférieurs, plusieurs ecchymoses récentes ; quelques-unes étaient réunies, et présentaient aux bras l'impression des doigts, tandis qu'elles étaient plus larges et séparées sur

les cuisses, où elles avaient été, à ce qu'il paraît, déterminées par l'impression du poing et des genoux.

Ayant fait coucher Mademoiselle B*** sur le bord de son
lit, il fut facile de constater que toute la vulve était tuméfiée, et il s'en écoulait un liquide muqueux et d'un blanc
jaunâtre, les grandes lèvres étaient rouges et comme acco-
lées, les petites étaient gonflées, très-rouges, et offraient
des traces de déchirures encore sanguinolentes, et recouvertes de mucus.

L'hymen avait été déchiré, les lambeaux étaient distincts
et sanglants; la muqueuse vaginale, profondément ridée,
était enflammée et contuse; toutes ces parties étaient douloureuses, et des taches rougeâtres, répandues sur les pubis,
les fesses et la partie supérieure et interne des cuisses, indi-
quaient des violences récentes.

Ayant demandé à examiner les vêtements que portait la
veille la demoiselle B**, on nous les apporta; la chemise
était teinte de sang dans plusieurs endroits; et l'on obser-
vait également des taches grisâtres, peu épaisses, mais assez résistantes, qui rendaient le linge raide et comme empesé. Les ayant mouillées, elles répandirent une odeur
spermatique très-prononcée, et en les approchant du feu,
elles prenaient une teinte fauve très-distincte : voulant ne
laisser aucun doute sur les caractères de cette matière, nous
en recueillîmes une petite quantité dans une capsule de
verre. Elle formait des flocons et des espèces de nuages, au
milieu de l'eau distillée qui les tenait en suspension, et qui
était devenue alcaline; nous la fîmes évaporer, et il resta
un résidu de couleur fauve, qui, repris à froid par quelques gouttes d'eau distillée, ne fut dissous qu'en partie, et
laissa une substance d'un gris jaunâtre et comme glutineuse,
qui disparut, en ajoutant à la liqueur un peu de potasse
caustique; faits qui nous ont paru de nature à ne laisser aucun doute sur la présence du sperme.

Aussi croyons-nous pouvoir conclure de l'existence des contusions et des ecchymoses observées, de l'état sus-mentionné des parties génitales, et des taches de sang et de sperme répandues sur les vêtements, qu'un viol a été commis sur la personne de Mademoiselle B**.

En foi de quoi, nous avons donné le présent rapport.

II. RAPPORT.

Grossesse.

Nous soussignés, Docteurs en Médecine, domiciliés à..., en vertu d'une ordonnance de M. F**, nous sommes rendus à ..., chez Madame B*, à l'effet de déterminer si elle est enceinte, et dans le cas de l'affirmative, à quelle époque remonte la grossesse.

Après avoir fait connaître à Madame B** l'objet de notre mission, nous l'avons interrogée sur les circonstances qui ont précédé et accompagné son état. — Elle nous a appris qu'elle avait été réglée à l'âge de quatorze ans; que depuis cette époque jusqu'au 27 mars 1835 (dix ans écoulés), elle n'avait jamais éprouvé de dérangement dans sa menstruation; qu'ayant eu des rapports avec M. F**, elle avait vu disparaître ses règles peu de temps après; que depuis cinq mois elles ne s'étaient pas montrées; qu'elle avait d'abord éprouvé des malaises, de l'inappétence, des nausées, etc. (suit l'ensemble des symptômes généraux d'un début de grossesse); que peu-à-peu ses seins étaient devenus plus volumineux, que son ventre avait grossi graduellement, et que, depuis six semaines environ, tous les malaises s'étaient dissipés et que sa santé était devenue plus florissante que jamais; enfin, que, depuis un mois, elle sentait son enfant exécuter des mouvements dans la matrice.

La peau de l'abdomen ne présente pas d'indice de grossesse ancienne ; le ventre est saillant et développé en avant. En appliquant la main sur l'abdomen , on sent dans la région hypogastrique une tumeur arrondie qui remplit le bassin , et vient faire saillie à-peu-près au milieu de l'espace qui sépare le nombril du pubis. Le doigt introduit dans le vagin , on sent manifestement l'utérus développé. Le col est porté en arrière ; en imprimant une secousse de bas en haut à cet organe , on éprouve en quelques secondes la sensation d'un corps qui vient retomber sur le doigt ; les mouvements actifs du fœtus sont peu sensibles à la main appliquée sur le ventre ; cependant nous en avons eu une fois le sentiment ; le stéthoscope appliqué entre l'ombilic et la crête des os des îles , nous a fait reconnaitre les pulsations du fœtus , dont la vitesse n'avait aucun rapport avec le pouls de la mère ; et nous avons apprécié un bruit de soufflet dans le côté droit de l'abdomen , qui se reproduisait à chaque pulsation de l'artère radiale.

Conclusion. — 1° Madame B** est enceinte ; 2° sa grossesse peut dater de cinq mois environ.

III. RAPPORT.

Infanticide. Accouchement récent.

Je soussigné L.-P. F**, Docteur en Médecine, domicilié à.. A...., ensuite du serment que je viens de prêter entre vos mains , et de l'examen que j'ai fait de la fille B*** , vous dis et rapporte que j'ai constaté les circonstances suivantes :

1° Les mamelles sont dures , gonflées , bosselées ; leurs mamelons saillants et brunâtres ; en exerçant une légère pression , j'en ai fait jaillir une petite quantité d'un liquide séreux, de couleur jaunâtre ; les parties de la chemise qui leur correspondent ne présentent aucune espèce de tache.

2° Le ventre est souple et ridé ; la ligne blanche est sensiblement écartée vers sa partie moyenne, et depuis ce point jusqu'au pubis, elle présente une coloration brunâtre.

3° Il s'écoule par les parties génitales un liquide sanguinolent, visqueux, qui offre évidemment l'odeur forte et propre aux lochies ; la partie interne des cuisses, et les parties génitales, sont largement tachées par le même liquide.

4° Les parties génitales externes sont tuméfiées et très-dilatées dans toute leur étendue ; la commissure postérieure de la vulve présente une déchirure profonde et encore saignante ; les grandes lèvres sont d'une couleur rougeâtre tirant sur le bleu.

5° Le vagin est élargi et déplissé. Le col de la matrice est effacé en partie ; les bords de son orifice amincis et sans résistance ; il donne issue au liquide sanguinolent dont j'ai parlé au N° 3, et il est tellement souple et dilaté que j'ai pu facilement y introduire deux doigts et pénétrer jusque dans la cavité de la matrice. En plaçant l'autre main sur l'épigastre, j'ai senti que le corps de la matrice est ferme, arrondi et volumineux et qu'il dépasse le pubis.

6° Le bassin est large et bien conformé ; il est bien disposé pour un accouchement facile.

7° La dite fille B** ne présente ni fièvre, ni oppression, ni aucun autre symptôme de maladie.

Je puis vous assurer qu'aucune maladie, autre que l'accouchement, ne peut produire cet ensemble, cette série de circonstances que j'ai observées, et par conséquent je conclus :

1° Que la fille dont il s'agit est accouchée récemment, ce qui est bien constaté par l'état des mamelles, la nature de l'écoulement qui a lieu par les parties génitales, l'état de ces parties, de la matrice et du ventre.

2° Que l'accouchement date à peine de deux jours, ce qui est prouvé par la déchirure toute récente de la fourchette, par l'absence de la fièvre qui ne s'est pas encore déclarée et par l'état des mamelles qui ne sécrètent pas encore assez de lait, pour qu'il s'en écoule facilement par les mamelons.

Procédant ensuite à l'examen du cadavre de l'enfant, j'ai remarqué ce qui suit :

1° Cet enfant, du sexe masculin, sans aucune difformité, pèse sept livres ; sa longueur est de dix-neuf pouces ; ses cheveux sont châtains et touffus, ils ont environ un pouce de longueur ; ses ongles sont bien conformés.

2° Le cordon ombilical est coupé à neuf pouces de l'abdomen, par une section franche et évidemment faite avec un instrument tranchant ; il n'est ni flétri, ni lié, et son insertion correspond à la moitié du corps.

3° Toutes les articulations sont flexibles ; la face est rosée et boursouflée ; les yeux sont fermés, ainsi que la bouche ; la langue est légèrement tuméfiée et son extrémité dépasse un peu les arcades alvéolaires ; la bouche est pleine de mucosités roussâtres, ainsi que les fosses nasales ; le thorax est bombé et saillant. La surface du corps est salie par de la terre sur plusieurs points ; on n'y observe aucune tache de sang.

4° A la partie supérieure, moyenne et un peu postérieure de la tête, existe une tuméfaction avec infiltration sanguine et séreuse du tissu cellulaire ; cette tuméfaction est le résultat du travail de l'accouchement.

5° A la partie antérieure et inférieure de la poitrine, un peu à gauche de la ligne médiane, existe une plaie transversale de la longueur de trois lignes, se dirigeant de bas en haut, sous la peau, jusqu'à un pouce au-dessus de son ouverture, et se terminant sur la partie moyenne du sternum.

Le tissu cellulaire qui avoisine le trajet de la dite plaie est légèrement infiltré de sang, et il me parait évident qu'elle a été faite pendant la vie de l'enfant.

Au dessus du mamelon du côté gauche ; à un pouce plus haut et un peu en arrière ; enfin, au bord antérieur de l'aisselle, existent trois plaies de mêmes nature, dimension et direction que la précédente et n'ayant intéressé que la peau.

Ces quatre plaies ont des bords unis et me paraissent avoir été faites avec la pointe d'un instrument tranchant et perçant, tel qu'un canif ou une branche de ciseaux. Je pense qu'elles ont toutes été faites avec le même instrument, et je ne puis affirmer si les trois dernières ont été faites sur le vivant, vu leur peu de profondeur.

6° Le scrotum est énormément tuméfié ; il est trois fois plus volumineux que dans son état normal ; une infiltration sanguine et séreuse occupe toute l'étendue du tissu cellulaire de cette partie ; les testicules ont dépassé l'anneau et ne présentent aucune lésion.

7° A l'ouverture du crâne, il s'écoule un sang noir et fluide ; les vaisseaux du cerveau sont injectés ; les plexus choroïdes sont rouges et saillants.

8° Ayant fait l'ouverture de la poitrine, j'ai trouvé : les poumons très-développés, bien conformés et gorgés de sang noir et écumeux ; le cœur rempli de sang noir, ainsi que toutes les veines de la poitrine et du cou ; le trou de botal établissant encore la communication entre les deux ventricules.

Ayant détaché ces viscères, pour faire l'épreuve hydrostatique, j'ai remarqué : 1° que, pressés entre mes mains et incisés avec un scapel, les poumons crépitent dans toute leur étendue ; 2° que le cœur, le thymus et les poumons, plongés dans un vase aux trois quarts plein d'eau, surnagent complètement ; 3° que les poumons entiers ou coupés par morceaux et pressés dans un linge surnagent fortement, ainsi que leurs fragments. Le larynx et la trachée artère n'offrent rien de particulier.

9° Les viscères contenus dans le bas ventre sont sans altération et bien conformés ; le gros intestin est entièrement rempli de méconium.

Je conclus de ces diverses observations :

1° Que cet enfant est né viable, à terme et bien constitué ; ainsi que le démontrent sa longueur et sa pesanteur, la longueur des cheveux, la perfection des ongles et le point d'insertion du cordon ombilical.

2° Qu'il est né par la tête et que l'accouchement a pu se faire sans le secours de personne ; mais qu'il a probablement duré plusieurs heures, comme le démontrent la tuméfaction du vertex et la déchirure des parties génitales de la mère.

3° Qu'il a exécuté un grand nombre de respirations pleines et entières ; les épreuves décrites au N° 9 n'en laissent aucun doute.

4° Qu'il est mort peu de temps après sa naissance ; comme le démontrent l'état du cordon ombilical et la présence du méconium dans le gros intestin.

5° Que les plaies par instrument perçant, observées sur les parois de la poitrine, n'ont eu aucune influence sur la mort du dit enfant.

6° Que la lésion du scrotum a été le résultat d'une forte pression, ou peut-être d'une torsion exercée sur cette partie, par les doigts d'une personne ; mais, quoique étant de nature à déterminer des accidents graves, si l'enfant avait vécu, elle n'a pu être la cause de la mort.

7° Que le dit enfant est mort asphyxié, ainsi que le démontrent l'engorgement des poumons, l'abondance de sang noir que contenaient le cœur et le système veineux, la tuméfaction de la langue et le boursouflement de la face.

8° Que l'asphyxie a été occasionnée soit par le froid, soit *plus probablement*, par submersion, comme me le paraît démontrer l'absence complète de taches de sang sur la surface du corps.

IV. RAPPORT.

Prévention d'infanticide.

Je soussigné L.-P. F**, Docteur en Médecine, domicilié à..
vous dis et rapporte qu'ensuite de l'examen que je viens de
faire de la fille N**, j'ai reconnu les circonstances suivantes :

1° Les seins sont peu volumineux et nullement douloureux;
la peau n'est ni crevassée, ni parsemée de veines variqueu-
ses ; les glandes mammaires ont un très-petit volume; les
mamelons sont peu saillants et sans auréoles ; je n'ai pu en
faire jaillir aucune espèce de liquide.

2° Les parois de l'abdomen ne présentent pas de lignes
éraillées ; il n'existe ni taches brunes le long de la ligne
blanche, ni vergetures aux aines et aux cuisses.

3° Les grandes et les petites lèvres ne sont ni tuméfiées,.
ni rouges, ni excoriées ; la fourchette est intacte ; le mu-
seau de tanche présente sa forme accoutumée ; il n'est ni
tuméfié, ni large, ni irrégulier ; la matrice est dans sa position naturelle, et son fond ne dépasse pas l'arcade du
pubis ; enfin, il s'écoule par le vagin un peu de sang qui ne
présente nullement l'odeur des lochies ; il est évident que
c'est un reste de l'écoulement menstruel.

D'où je conclus que la fille dont il s'agit n'est pas récemment accouchée et qu'il n'existe même aucun signe d'un accouchement antécédent.

V. RAPPORT.

Homicide volontaire.

Je L.-P. F**, vous dis et rapporte, ensuite du serment
que je viens de prêter entre vos mains, que le cadavre que
j'ai examiné est celui d'une jeune femme fortement consti-
tuée, de la taille de cinq pieds, trois pouces ; ses vêtements
sont en désordre et couverts de sang ; ses cheveux sont
épars ; ses mains sont ensanglantées, ainsi que sa figure ; il
existe quelques taches cadavériques sur le côté gauche du
tronc, côté sur lequel elle était couchée ; la langue sort un
peu de la bouche ; les quatre dents incisives supérieures ont
été détruites par la carie ; le ventre est légèrement proéminent.

A la partie supérieure du cou, existe une plaie transversale et légèrement oblique de gauche à droite et de haut
en bas, de la longueur de quatre pouces et trois lignes, et
profonde de deux pouces et trois lignes vers sa partie moyenne ; cette plaie a plus d'étendue à droite qu'à gauche ;
mesurée depuis ses deux angles jusqu'à la partie moyenne du larynx, elle a trois pouces de longueur du côté droit
et un pouce et trois lignes du côté gauche. Les lèvres de
la dite plaie sont écartées l'une de l'autre de trois pouces au
moins, et cet écartement augmente ou diminue, suivant
que la tête, qui est mobile, est renversée ou fléchie. La dite
plaie a intéressé la peau, séparé le larynx d'avec la base de
la langue, entre le bord supérieur du cartilage thyroïde et
l'os hyoïde, divisé complètement le pharynx et pénétré dans
l'intervalle qui sépare le corps de la seconde vertèbre cervi-
cale d'avec la troisième ; les artères carotides et les veines jugulaires sont intactes et situées sur les côtés de la plaie ;

le sang qui inondait le cadavre paraît avoir été fourni par la section des artères thyroïdiennes supérieures.

La section de la peau est passablement unie, mais il n'en est pas de même de celle des chairs, qui paraissent déchirées plutôt que coupées, ce qui me fait présumer que l'instrument vulnérant n'était pas bien tranchant et qu'il a agi plutôt en pressant qu'en coupant ; je pense que cet instrument pourrait bien être une hache ou une serpe ; je crois en outre que le coup a été porté avec beaucoup de vigueur et pendant que la victime était couchée sur le sol ; un instrument semblable n'ayant pu pénétrer aussi profondément sans un point d'appui solide.

Le cerveau est dans son état normal ; les poumons sont pâles, le cœur est presque vide de sang ; l'estomac, les intestins, le foie, la rate et les reins ne présentent aucune lésion. La matrice est très-développée, et l'ayant ouverte, j'ai trouvé dans son intérieur, un fœtus du sexe féminin, bien conformé, de la longueur de neuf pouces, et n'ayant encore ni ongles, ni cheveux.

Je conclus de ces diverses observations :

1° Que la femme dont il s'agit était enceinte d'environ cinq mois ; 2° qu'elle est morte des suites de la blessure qu'elle a reçue à la partie supérieure du cou ; 3° qu'elle a pu vivre encore quelque temps après avoir été blessée, mais qu'elle a perdu immédiatement l'usage de la voix ; 4° que la dite blessure était nécessairement mortelle ; 5° qu'elle ne peut être attribuée ni à un suicide, ni à un accident ; 6° enfin, qu'elle a été le résultat d'un homicide volontaire.

VI. RAPPORT.

Submersion pendant la vie.

Je soussigné, Docteur en médecine, domicilié à...., en vertu d'une ordonnance de M. l'Avocat-Fiscal près le Tribunal de..., me suis rendu, aujourd'hui, neuf mai mil huit cent trente-cinq, à...., à l'effet de procéder à l'examen et à l'ouverture du corps de la nommée B**, retirée de la rivière de..., le sept de ce mois, et de déterminer quelle est l'époque de la mort ; si elle est due à la submersion ; ou si, au contraire, elle ne pourrait pas avoir été produite par toute autre cause. Là, en présence de M. N**, syndic de la commune, j'ai procédé à cet examen et observé les faits suivants.

La rigidité cadavérique a disparu ; il n'existe pas à l'extérieur des traces de violences, telles que contusions, plaies ou autres lésions. La figure ne porte pas l'empreinte de la souffrance ; les machoires sont serrées l'une contre l'autre ; la langue est placée derrière les arcades dentaires ; la peau du sternum est dans l'état naturel. L'épiderme des mains a changé de couleur, il est blanc à la surface palmaire des doigts et légèrement plissé ; cet état toutefois est limité aux doigts, et la paume de la main est dans l'état normal ; rien de particulier à l'épiderme de la plante des pieds. La base de la langue et le larynx sont injectés et rouges ; la membrane muqueuse qui tapisse la trachée artère et le larynx est légèrement rosée ; dans l'intérieur de ces conduits, existe en abondance une écume ou mousse écumeuse rosée, à bulles très-fines, très-divisées ; cette écume ne s'étend pas au delà des deux premières divisions des bronches ; mais, en pressant le tissu pulmonaire, on fait sortir par les ouvertures des divisions des bronches , de la mousse aqueuse. Tous ces conduits sont lubréfiés par l'eau , mais ce liquide n'y existe pas à l'état isolé.

Les poumons sont parfaitement sains , très-développés et remplissent la cavité de la poitrine ; leurs bords antérieurs se croisent même l'un sur l'autre, après la section du médiastin antérieur. Les cavités gauches et droites du cœur contiennent un sang très-fluide ; il en existe une plus grande proportion à droite qu'à gauche , et il s'en échappe une quantité notable , en pressant sur le ventre. L'estomac contient environ la moitié d'un verre d'eau , et il ne renferme point d'aliment, ni de traces de vin. Les portions d'intestins qui sont situées profondément sont colorées en rouge (effet cadavérique) ; l'ovaire gauche présente une vésicule ou kyste séreux, du diamètre d'un pouce environ , de manière à constituer une tumeur de la grosseur d'un petit œuf de poule.

Le foie est gorgé de sang ; la rate et les reins sont à l'état normal. Le cerveau est lubréfié par de la sérosité ; sa substance est un peu piquetée de sang ; ses vaisseaux sont peu gorgés.

Conclusions.— 1° La mort date de trois jours environ. 2° Il y a tout lieu de croire qu'elle est due à la submersion. 3° Le corps peut avoir séjourné dans l'eau de quinze à vingt heures.

VII. RAPPORT.

Asphyxie par strangulation.

Je soussigné , etc. , etc. , sur la réquisition de M. l'Avocat-Fiscal, en date du ... , me suis transporté aujourd'hui, dans le bois de ...., à l'effet de visiter le corps du nommé B", âgé de 18 ans que l'on a trouvé suspendu à un arbre, et de constater quelle a été la cause de sa mort. Arrivé au dit lieu, et en présence de MM. F** et D**, conseillers, j'ai apperçu le corps étendu au pied de l'arbre dont on l'avait détaché six heures auparavant ; je le fis transporter avec soin dans la maison de ..., et là, en présence des personnes sus-nommées, j'ai procédé à son examen.

La figure était décolorée, les lèvres légèrement tuméfiées, mais déchirées et sanglantes ; les deux incisives moyennes supérieures étaient vacillantes, et leurs gencives, sanglantes et comme mâchées ; l'incisive moyenne gauche inférieure était cassée près de sa racine, tandis que la moyenne droite était presque entièrement sortie de l'alvéole, et renversée en dedans, au dessous de la langue, qui en conservait l'empreinte ; les incisives latérales étaient aussi un peu ébranlées, et du sang s'était épanché dans la bouche. On remarquait un peu de terre mêlée au sang qui recouvrait toute cette plaie.

Les cheveux ayant été rasés, j'ai apperçu une ecchymose assez forte vers la protubérance occipitale externe, et une incision ayant été pratiquée sur ce point, j'y ai trouvé du sang épanché.

Il existait à la partie inférieure du cou, à deux pouces au dessus des clavicules, un sillon circulaire de cinq à six lignes de largeur, sur trois ou quatre de profondeur, interrompu, sur la partie latérale droite du cou, par une dépression ovalaire plus marquée, qui avait été produite par la présence du nœud coulant, comme il a été facile de s'en convaincre en appliquant de nouveau la corde qui avait servi à suspendre le corps. Les bords du sillon étaient de couleur violette, et dans ce point, la peau paraissait sèche et amincie, brunâtre et comme tannée.

Les téguments du tronc et des membres n'offraient aucune

solution de continuité , mais étaient parsemés de plaques livides , et il existait plusieurs ecchymoses sur les cuisses et les avant-bras , ainsi qu'à la région postérieure du bassin. Le pénis était flasque et volumineux.

Le corps ayant été ouvert , j'ai constaté une congestion cérébrale peu considérable ; le tissu cellulaire correspondant au sillon circulaire du cou était infiltré de sang , et l'os hyoïde était fracturé ; les veines jugulaires et thyroïdiennes étaient gorgées d'un sang noir et fluide ; les cavités droites du cœur étaient également très-distendues.

Les poumons étaient sains et sans adhérences , brunâtres à leur surface et dans leurs lobes inférieurs ; l'incision en laissait écouler une sérosité rougeâtre et écumeuse , que l'on retrouvait également dans les bronches et la trachée artère.

Tous les organes contenus dans la cavité abdominale étaient sains ; l'estomac, rempli de matières alimentaires non chymifiées , offrait une coloration rosée. La vessie était vide et contractée.

D'après ces diverses circonstances observées attentivement , je crois pouvoir conclure :

1° Que la cause de la mort est la strangulation déterminée par le lien que l'on a trouvé serré autour du cou , et que le défaut de coloration ou d'injection de la face provient de ce que le corps a été détaché de l'arbre six heures au moins avant la visite ; ce qui a donné le temps à ces phénomènes de disparaître.

2° Que la position du lien , à la partie inférieure du cou , au lieu d'appuyer sur l'os maxillaire et les apophyses mastoïdes , rend excessivement probable que le sieur B** n'a été suspendu qu'après avoir été étranglé.

3° Que cette présomption se change en certitude , lorsque l'on considère les plaies de la bouche et l'enfoncement des dents ; les ecchymoses de la partie postérieure de la tête et celles que l'on rencontre sur diverses parties du corps ; qu'il est probable qu'un pied a été appuyé sur la bouche du sieur B**, terrassé, et que c'est dans cette position qu'il a été étranglé.

VIII. RAPPORT.

Suicide par suspension.

Le cadavre que je viens d'examiner en votre présence, est celui d'une femme âgée de soixante ans, de la taille de quatre pieds dix pouces et d'une faible constitution; on n'observe ni traces de violences extérieures, ni désordre dans ses cheveux et ses vêtements.

A la partie supérieure, droite et antérieure de la tête, existe une cicatrice demi-circulaire, de la longueur de trois pouces, et résultant d'une plaie à lambeaux qui provenait d'une chute et pour laquelle j'avais été appelé à lui donner des soins, il y a six mois.

La face est pâle ; les yeux fermés, ainsi que la bouche ; la langue est bleuâtre et dépasse de près d'un pouce les arcades dentaires ; les membres sont raides et contractés.

On voit à la partie supérieure du cou, un sillon de cinq à six lignes de largeur, sur trois ou quatre de profondeur et dont la partie moyenne, située entre le larynx et l'os hyoïde, se prolonge sur les côtés, en passant sous les angles de la machoire inférieure et se terminant derrière les apophyses-mastoïdes. La corde qui a servi à suspendre le corps s'adapte parfaitement au dit sillon dans toute son étendue. Les bords du sillon sont légèrement tuméfiés, surtout supérieurement, et la peau qui en forme le fond est sèche, amincie, brunâtre et comme tannée. Le tissu cellulaire correspondant est infiltré de sang ; les veines jugulaires et thyroïdiennes sont gorgées d'un sang noir et fluide.

Les poumons sont sains et sans adhérences , brunâtres à leur surface et dans leurs lobes inférieurs ; l'incision en laisse écouler une sérosité rougeâtre et écumeuse ; les bronches et la trachée artère en contiennent également. Le cœur ne présente rien de remarquable ; ses cavités gauches sont complètement vides ; les droites sont remplies de sang noir et caillé. Tous les autres organes sont dans leur état normal.

D'après ces diverses circonstances observées attentivement, je crois pouvoir conclure :

1° Que la mort a été causée par la strangulation, au moyen de la corde que l'on a trouvée autour du cou , et que le défaut de coloration et d'injection de la face provient de la promptitude de la mort chez une femme âgée et débile ;

2° D'après la direction des traces de strangulation et l'absence de toute violence extérieure , que la suspension a été volontaire et que par conséquent la mort doit être exclusivement attribuée à un suicide.

IX. RAPPORT.

Aliénation mentale. Prévention de vol.

Je soussigné L.-P. F. , Docteur en Médecine , ensuite du serment que je viens de prêter entre vos mains , vous dis et rapporte que , pour obéir à votre invitation en date du... , je me suis rendu plusieurs fois aux prisons de cette ville , dans le but de constater l'état mental de M. D**.

J'ai pris auprès du concierge et de quelques détenus , des renseignements sur sa conduite et ses habitudes actuelles. Ils m'ont unanimement déclaré que sa conduite était bonne , et ue ses habitudes ne pouvaient donner lieu à aucune remarque particulière.

J'ai eu plusieurs conversations avec lui , soit seul , soit en présence de ses compagnons de captivité ; je lui ai adressé chaque fois une série de questions propres à fixer son attention sur les principaux évènements de sa vie, sur sa position actuelle et ses projets pour l'avenir. Les détails circonstanciés dans lesquels il est entré sur la plupart de ces objets, m'ont fourni la preuve qu'il est capable d'attention, de mémoire et de raisonnement, au même degré qu'un autre homme de son âge et de son éducation.

Cet examen ne suffit pas sans doute pour m'engager à déclarer que M. D** a toujours été exempt de tout désordre dans les idées, mais il est suffisant pour conclure qu'il n'est pas *actuellement* atteint d'aliénation mentale.

X. RAPPORT.

*Réponses à différentes questions sur l'état mental
d'un individu prévenu de meurtre.*

Première Question. *B. C. est-il affecté d'aliénation mentale ?*

Nous soussignés, etc., nous sommes rendus plusieurs fois, ensemble ou séparément, dans les prisons de cette ville, à l'effet d'examiner le détenu B. C., et de constater s'il est atteint d'une variété quelconque d'aliénation mentale.

Dans les conversations que nous avons eues avec lui, ses facultés intellectuelles ne nous ont nullement paru altérées ; nous avons reconnu qu'il est capable d'attention, de mémoire et de raisonnement au même degré qu'un autre homme de son âge et de son éducation.

L'expression de sa figure, ses gestes, sa contenance et sa démarche ne présentent rien de particulier.

D'où nous concluons que l'individu dont il s'agit n'est affecté d'aucune espèce d'aliénation mentale ; qu'il est capable d'agir avec discernement , et qu'il doit par conséquent être responsable de ses actions.

DEUXIÈME QUESTION. *Pensez-vous qu'un sentiment violent chez cet individu , tel que celui de la colère, de la vengeance, pourrait lui enlever tout sentiment rationnel, au point d'effacer complètement à ses yeux , le caractère de tel ou tel acte qu'il pourrait émettre ?*

La colère excitée par une grande injustice ou par des provocations violentes et multipliées , peut donner lieu , chez un homme à passions vives et exaltées , à un délire furieux, et le priver complètement de la raison. Nous ne pouvons pas déterminer si les injures qu'avait essuyées B. C. étaient suffisantes pour exciter sa fureur ; mais nous affirmons que , pendant les relations que nous avons eues avec lui , nous lui avons reconnu un caractère doux et patient.

TROISIÈME QUESTION. *Cette surexcitation pourrait-elle être graduelle et aller progressivement pendant l'espace de quelques quarts d'heure ?*

Sans doute la colère peut arriver graduellement jusqu'à la fureur ; mais nous pensons que plus il s'écoule de temps entre la provocation et les actes d'une colère furieuse , moins ces actes sont involontaires ; car la colère exaltée par la réflexion n'est plus de la fureur ou du délire , c'est de la vengeance.

QUATRIÈME QUESTION. *Le résultat d'un pareil état serait-il d'amener oubli ou souvenir incomplet des faits qui auraient eu lieu ?*

Nous ne croyons pas qu'une exaltation morale , quelque violente qu'on la suppose , puisse avoir pour résultat l'oubli, même partiel , des faits qui auraient eu lieu.

CINQUIÈME QUESTION. *Cet état serait-il aggravé par une dose de boisson plus qu'ordinaire , mais qui n'aurait pas amené l'ivresse ?*

Nous concevons difficilement qu'une demi-ivresse puisse déterminer un délire furieux porté au point d'effacer complétement aux yeux de celui qui en est atteint , le caractère des actes auxquels il pourrait se livrer.

SIXIÈME QUESTION. *Peut-on admettre que chez un homme de la constitution et du caractère de B. C. , une ivresse absolue ou un état presque analogue amenât prostration , anéantissement des facultés intellectuelles ; et qu'il pût ainsi commettre un double meurtre , sans comprendre la portée de cette action ?*

Il existe sans doute des individus chez lesquels une ivresse absolue ou presque absolue, occasionne un état de fureur qui peut augmenter par la contrariété et même par des hallucinations , au point de les rendre incapables d'apprécier la moralité et les conséquences de leurs actions. Nous n'avons aucune raison de croire que B. C. soit dans ce cas ; ce que nous connaissons de sa constitution et de son caractère ne nous fournit aucune donnée propre à nous faire présumer qu'il puisse être dominé par l'ivresse , jusqu'à devenir incapable de comprendre la portée d'un meurtre.

XI. RAPPORT.

Empoisonnement par l'acide arsénieux.
(Exhumation trente-deux jours après la mort).

Nous soussignés , Docteurs en Médecine , domiciliés à ...,
ayant été appelés , le 30 juillet 18.., par M. D", Juge d'instruction , pour savoir si l'on pouvait espérer de reconnaître
qu'un homme mort le 30 juin de la même année et inhumé
le lendemain , eût péri empoisonné , nous avons répondu
que cela n'était pas impossible. En conséquence , nous nous
sommes transportés , le premier août , à sept heures du matin , au cimetière de... , où l'on a procédé à l'exhumation.

Le cadavre recouvert d'une chemise et enveloppé d'un linceuil était enfermé dans une bière en chêne , que l'on avait
enterrée dans une tombe particulière , à cinq pieds de profondeur. A peine le cercueil fut-il ouvert , qu'il s'exhala une
odeur tellement fétide , que nous crûmes convenable de faire
retirer le corps , et de le laisser exposer à l'ombre pendant
quelques minutes.

L'identité n'ayant pu être constatée qu'à dix heures du
matin, il fut facile d'observer que le cadavre avait augmenté
sensiblement de volume pendant qu'il était resté à l'air. A
dix heures on le transporta dans une salle de dissection ; là
il fut découvert avec rapidité , et dépouillé du linceuil et de
la chemise , avec lesquels une grande partie de l'épiderme
se détacha.

On nous dit que l'individu était âgé d'environ quarante-
cinq ans, qu'il était fort gros et qu'il avait succombé à une
maladie qui n'avait duré que quarante heures. Sa stature
était d'environ cinq pieds ; la tuméfaction du cadavre était
extrême. La peau était d'un brun noirâtre au crâne , autour
des lèvres et au cou ; grisâtre à la poitrine , d'un blanc sale

à l'abdomen et d'un brun noirâtre au scrotum, lequel était distendu par des gaz, au point de présenter le volume d'une tête d'adulte. La peau du tronc et des membres n'était pas sensiblement ramollie ; l'épiderme était détaché ou s'enlevait avec facilité ; en arrachant celui qui recouvre les pieds, on enlevait en même temps les ongles.

L'ouverture du cadavre ayant été faite suivant les règles de l'art, une ligature fut appliquée sur l'œsophage et le rectum ; et tout le tube digestif, dont la membrane péritonéale était saine, fut enlevé avec précaution, et réservé à des recherches ultérieures.

Le foie, la rate, les uretères, la vessie et le pancréas n'offraient rien de remarquable ; les reins étaient ramollis et réduits en une espèce de putrilage.

Le larynx, la trachée artère et les bronches étaient dans leur état naturel ; les poumons étaient d'un brun violacé, crépitants et infiltrés par des gaz ; le cœur était un peu volumineux et chargé de graisse ; ses cavités droites ne contenaient aucune trace de sang liquide ou coagulé ; les différentes parties de cet organe offraient un grand nombre de granulations blanchâtres, semblables à du sablon.

Les os du crâne étaient très-fragiles et se brisaient en grands fragments ; la dure-mère d'une couleur verdâtre en était détachée ; sa consistance n'était pas sensiblement diminuée ; il était impossible de reconnaître la pie-mère et l'arachnoïde. Le cerveau, très-affaissé, était converti en une espèce de bouillie grisâtre et fluide à sa surface, et d'un blanc cendré aux parties médullaires ; le cervelet présentait le même aspect.

Le tube digestif, qui avait été séparé, fut ouvert avec toutes les précautions nécessaires pour recueillir les matières qu'il pouvait renfermer. L'œsophage était presque dans l'état naturel ; l'estomac était énormément distendu par des gaz, et ne contenait aucun aliment ; sa consistance ne paraissait pas diminuée, et sa membrane muqueuse était tapissée d'une couche assez épaisse de mucosités jaunâtres. Il y avait au voisinage des orifices œsophagien et pylorique, et de la portion splénique, des traces manifestes d'inflammation ; on voyait aussi près du pylore quelques ecchymoses que l'on faisait disparaître en grattant légèrement. Les altérations étaient aussi évidentes qu'elles auraient pu l'être, si le cadavre avait été ouvert le lendemain de la mort de l'individu. La membrane interne du duodénum était également tapissée de mucosités jaunâtres ; on en voyait aussi dans les autres portions de l'intestin grêle, mais elles diminuaient au fur et à mesure que l'on avançait vers la fin de l'iléum, où l'on apercevait quelques grains blanchâtres et durs ; le cœcum, le colon et le rectum paraissaient dans l'état naturel.

Passant ensuite à l'examen chimique des matières recueillies dans le canal digestif, nous nous sommes livrés aux essais suivants :

1° En ayant pris une partie, nous l'avons fait bouillir dans un matras avec de l'eau distillée, et après avoir filtré la liqueur, nous l'avons essayée par le papier de tournesol rougi par un acide, dont la couleur n'a pas été sensiblement altérée.

2° Y ayant ajouté quelques gouttes d'une solution de potasse à l'alcool, il ne s'est pas formé de précipité.

3° L'ammoniaque versée goutte à goutte dans une partie du liquide, n'a déterminé aucun nuage, aucun dépôt.

4° L'acide sulfhydrique y fait naître des flocons jaunâtres qui nous ont paru être du sulfure d'arsenic.

5° Afin de vérifier nos doutes, nous avons pris une autre portion de la liqueur, et nous y avons versé quelques gouttes d'une solution de deuto-sulfate de cuivre ammoniacal, il s'est produit un précipité vert.

6° Reprenant alors la portion de la liqueur dans laquelle nous avions ajouté de la potasse caustique , et y versant de l'azotate d'argent , il s'est formé peu à peu un précipité jaune , qui a augmenté lorsque nous avons soumis le liquide à l'ébullition.

7° Nous avons pris une nouvelle quantité des matières que nous avions trouvées dans le tube digestif, et nous avons projeté sur un charbon incandescent quelques-uns des grains blanchâtres dont nous avons précédemment parlé. Ils se sont volatilisés sous forme d'une fumée blanchâtre , qui répandait une odeur alliacée ; cette fumée , reçue sur une lame de cuivre , tenue à trois ou quatre pouces de distance , y adhérait sous forme de poudre blanche très-fine.

8° Ces essais avaient suffi pour nous faire reconnaître l'acide arsénieux (oxide blanc d'arsenic), mais voulant obtenir l'arsenic métallique , nous avons fait dessécher au bain-marie les matières retirées de l'intestin , et les ayant mêlées à la poudre de charbon et un peu de potasse caustique , nous les avons calcinées dans un petit tube de verre , sur les parois duquel nous avons vu l'arsenic métallique venir se déposer, dans le cours de l'opération.

9° Il nous restait à savoir si ce poison se trouvait combiné et adhérent à la membrane muqueuse ; pour nous en assurer , nous en avons pris une portion , et après l'avoir desséchée à une douce chaleur , nous l'avons projetée par parcelles dans un matras à long col , contenant de l'azotate de potasse fondu ; il nous fut facile , après cette expérience , de nous assurer que le résidu contenait de l'arséniate de potasse.

D'après ces faits observés attentivement , nous nous croyons en droit de conclure :

1° Que la décomposition putride n'était pas assez avancée pour masquer les altérations que nous avons pu reconnaître et signaler ;

2° Que la mort a été certainement causée par l'emploi de

l'acide arsénieux, dont l'analyse chimique nous a démontré la présence en assez grande quantité.

Tel est notre rapport que nous certifions conforme à la vérité et aux principes de l'art.

FIN.

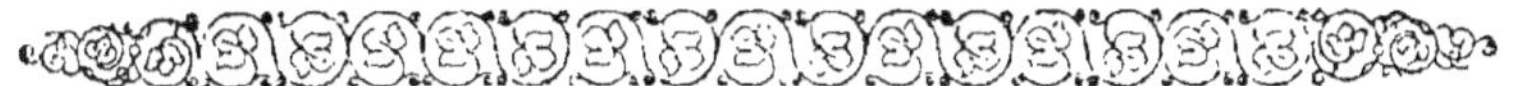

TABLE DES MATIÈRES.

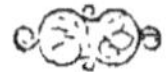

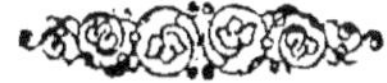

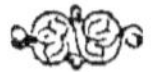

L'Auteur de cet ouvrage déclare vouloir se prévaloir des droits accordés par les lois qui régissent la propriété littéraire et avoir rempli les formalités prescrites.

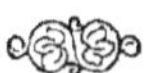

Vu, est permise l'impression.

Anneci, le 25 juillet 1841.

Pour M. le Juge-Mage,

MAURIS, Asses^r.

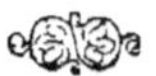